CÓMO ANALIZAR A LAS PERSONAS, PSICOLOGÍA OSCURA Y PROTECCIÓN CONTRA LA MANIPULACIÓN + DOMINIO DEL LENGUAJE CORPORAL 4 EN 1

LA GUÍA PARA APRENDER A LEER A LAS PERSONAS RÁPIDAMENTE Y TÉCNICAS CONTRA LA PERSUASIÓN OSCURA Y EL CONTROL MENTAL

WESTLEY ARMSTRONG

DEVON HOUSE
PRESS

CONTENTS

CÓMO ANALIZAR A LAS PERSONAS Y DOMINIO DEL LENGUAJE CORPORAL 2 EN 1

PSICOLOGÍA OSCURA Y PROTECCIÓN CONTRA LA MANIPULACIÓN 2 EN 1

CÓMO ANALIZAR A LAS PERSONAS Y DOMINIO DEL LENGUAJE CORPORAL 2 EN 1

UNA GUÍA PRÁCTICA PARA LEER RÁPIDAMENTE A LAS PERSONAS, AUMENTAR LA INTELIGENCIA EMOCIONAL (IE) Y PROTEGERTE CONTRA LA MANIPULACIÓN DE LA PSICOLOGÍA OSCURA

INTRODUCTION

¿Cuántas veces alguien te ha dicho algo, pero quiso decir una cosa completamente diferente? Las palabras son fáciles de decir, yo puedo decirte lo que quiera. ¿Pero cómo sabes si estoy siendo honesto? ¿Cómo saber si tengo un motivo oculto, quizás incluso uno malo? ¿Cómo puedes saber cuándo un político está tratando de engañarte? ¿Cómo se puede distinguir a un estafador de un comerciante honesto?

¡Puedes leerlo! "Espera", puedes decir, "leemos palabras, y me acabas de decir que las palabras se pueden manipular..." Sí, las palabras pueden ser manipuladas, de hecho, muy a menudo lo *son*. ¡Pero no solo leemos palabras! También leemos sonrisas, labios, manos, incluso pies... aunque no me refiero a la lectura de la palma de la mano... ¡Lo que quiero decir es analizar el lenguaje corporal y ese enorme conjunto de señales no verbales que producimos todo el tiempo!

¿Sabías que la mayor parte de lo que "decimos" no es verbal? Técnicamente deberíamos decir "comunicamos", pero el caso es que el 60% de lo que comunicamos en promedio es no verbal. Solo el 40% de la comunicación se compone de palabras (escritas, habladas, cantadas...)

Entonces, ¿no te parece extraño que en todos nuestros estudios de comunicación (desde aprender a hablar hasta aprender inglés, estudiar periodismo y leer a Shakespeare) básicamente todo lo que aprendemos es a leer palabras?

No es de extrañar que haya tantos malentendidos. *¡Solo aprendemos a darle sentido al 40% de todo lo que comunicamos!* Ahora, imagínate si pudieras entender el 60, 70 o incluso el 80% de lo que la gente realmente te está diciendo.

Y antes de continuar, hagamos una pausa un segundo... Puede que estés pensando, "Sí, pero leer el lenguaje corporal y las señales no verbales es mucho trabajo..." Te comprendo completamente. El lenguaje verbal de por sí ya puede ser complicado para algunas personas. Imagínate políticos o agentes de seguros... Tuercen las palabras, usan términos extraños, juegan con la ambigüedad... Bien, pero...

...Leer la comunicación no verbal no tiene por qué ser una molestia ni una tarea difícil. No estarás sacando un cuaderno y anotando todos los signos todo el tiempo... Como todas las cosas que aprendes, si lo "digieres" bien, se convertirá en una segunda naturaleza para ti. Se volverá algo espontáneo, sin esfuerzo, automático... Como conducir un coche de hecho...

Es principalmente una cuestión de tomar conciencia de lo que está "más allá de las palabras y codificado en gestos" y equiparte con un buen conjunto de "herramientas de lectura". ¡Luego todo es cuesta abajo!

Y de hecho, las personas que son buenas para leer el lenguaje corporal lo hacen todo el tiempo y de forma natural, casi inconscientemente. Estadísticamente, las mujeres son mejores que los hombres en esto. Pero hay más... Todo el mundo lo hace hasta cierto punto, pero no siempre somos muy conscientes de ello...

Piénsalo... ¿Recuerdas algún momento en que alguien te dijo algo, pero simplemente no lo creías, porque "algo no estaba bien?" ¿Quizás eso te ahorró unos dólares o incluso algo peor, como una mala relación? Pero aún no puedes darle una explicación a "esa cosa que no hizo clic..." Eso es porque no era una palabra, ni una oración... ¡Era una señal no verbal que leías sin darte cuenta!

Y te contaré un secreto... Yo también era muy malo para leer el lenguaje no verbal. Y, de hecho, cuando era niño estaba frustrado. La gente se aprovechaba de mí con regularidad y, bueno, me enfrenté a grandes decepciones. Pero luego, cuando estudié psicología en la universidad, me di cuenta de que la mayor parte de lo que sucede en nuestra mente no es consciente, ¡y mucho menos verbal! Me di cuenta de que, si algo es irracional, no puede ser verbal. Las palabras expresan pensamientos racionales... Pero ¿qué hay de todo pensamiento creativo, emocional y simplemente no racional?

Luego estudié pedagogía y aprendí que un buen maestro no es el que dice las palabras adecuadas... sino el que transmite conceptos a través de muchos medios de comunicación. Y que solo una minoría de estudiantes tiene una forma de aprendizaje principalmente verbal. Algunos tienen naturaleza de aprendizaje visual, otros cinestésica (basada en el movimiento), etc.

Gracioso, ¿no? La comunicación verbal ni siquiera es el método de aprendizaje natural más común, pero confío en que tu experiencia en la escuela fue una de, cómo describirla, ¿muchas palabras y verbosidad?

Entonces, cambié mi curso de estudio después de mi título. Me di cuenta de que era una persona muy racional. Pero quería aprender todo sobre "el otro lado de la inteligencia y el comportamiento humano". Y pasé años investigándolo...

¿Las consecuencias? Bueno, para empezar, cuando era muy racional, era presa fácil de engaños y estafadores... *Después de aprender a analizar la comunicación no verbal, se volvió mucho más difícil engañarme.* Ahora, piénsalo, ¡no lo soy! Entonces, si eres como yo era en el pasado, si la gente deshonesta puede "olerte a la distancia" o incluso si te engañan de vez en cuando... Tú también te evitarás muchos problemas.

¡Y no tomes mis palabras como leídas (perdón por el juego de palabras)! No estoy simplemente diciendo que analizar la comunicación no verbal tiene efectos positivos masivos en tu vida. ¡Es ciencia! Hay muchos estudios que podría citar, pero uno reciente sobre cómo, por ejemplo, esto puede cambiar tus relaciones familiares es 'La comunicación no verbal de las emociones positivas: un enfoque familiar de emociones' por la psicóloga Disa A. Sauter de la Universidad de Ámsterdam, que apareció en la revista de psicología *Emotion Review* en julio de 2017. ¡Este estudio concluye que la mayoría de las emociones positivas se comunican solo de manera no verbal! Piensa en la felicidad que nos estamos perdiendo...

Pero *los beneficios se acumularán para ti como lo hicieron para mí* si aprendes a analizar la comunicación no verbal... Hay tantos tipos que no sabría por dónde empezar...

¡Tus relaciones sociales mejorarán mucho! Esto incluye tus relaciones con otras personas importantes (amigos, familia, pareja, etc.), pero también con personas a las que "acabas de conocer" o con las que tienes encuentros casuales.

Y sí, *también con tus compañeros en la escuela o en el trabajo...* Y esto puede marcar *una gran diferencia en tu calidad de vida...* Piénsalo, ¿qué haces en cuanto llegas a casa? La mayoría de la gente se queja de tal o cual colega, amigo de la escuela, maestro o, más frecuentemente, ¡jefe! Ellos pueden hacer de nuestra vida una miseria. Y si puedes eludir su comunicación verbal, entonces serás tú quien esté a cargo.

¿Quieres un poco más? *¡Tu vida profesional mejorará mucho!* De hecho, la verás cambiar ante tus ojos. Nuevamente, si solo comprendes las señales verbales en el trabajo, te perderás toda una esfera de comunicación e información que podrías utilizar para tu trabajo y tareas reales, para tus colegas y (¿por qué no?) para tu carrera.

Crecerás en la estima de la gente. Sí, porque cada vez que perdemos una pista, cada vez que malinterpretamos un punto (incluso los ocultos), en realidad quedamos en ridículo. Sí, nuestros amigos y familiares son comprensivos... pero lo que importa es el efecto acumulativo... Y no te olvides, la gente recuerda estos pequeños eventos de manera subconsciente.

Te volverás más inteligente. Especialmente, te volverás más inteligente emocionalmente. Es posible que hayas oído hablar de esto, porque es un tema muy importante en psicología y desarrollo personal en estos días. La inteligencia emocional se basa en gran medida en la comunicación no verbal. *Las personas con buena inteligencia emocional son en promedio más felices y exitosas que las que carecen de ella.*

Como consecuencia, *tu calidad de vida se disparará. Serás más feliz, más confiado, perderás mucho menos tiempo resolviendo problemas que no habías previsto* y tendrás mejores relaciones.

Por último, pero no menos importante, *no serás manipulado fácilmente.* Llamemos a las cosas por su nombre... Cuando miras un anuncio, estás expuesto a una imagen o un clip corto hecho por un experto en manipulación y con muchos medios a su disposición... Estamos siendo manipulados todo el tiempo.

Cada vez que compras algo y después de un tiempo dices: "¿Por qué demonios lo compré?" la respuesta es siempre la misma: ¡te han manipulado para hacerlo! *Los políticos son manipuladores profesionales.* Esto no es nada nuevo. ¡Lo han sido desde los tiempos de la Grecia clásica! Sus discursos fueron obras maestras de la manipulación de multitudes... Ahora simplemente mejoraron y tienen mayores medios.

Pero espera, ¿sabes que los políticos (como actores y actrices) están literalmente entrenados para usar el lenguaje corporal y la comunicación no verbal? ¡Es una de las partes más importantes de su formación y éxito! "Parece presidencial", decimos, porque él (o ella) aprendió a pararse, mirar, moverse, usar las manos, etc. de una manera que proyecta confianza y calma.

¡Tienes razón! Los políticos y los estafadores profesionales están un paso por delante. Pero déjame contarte un secreto: incluso para ellos es muy difícil, de hecho imposible, ocultar sus verdaderos pensamientos. Un pequeño giro en los labios de Bill Clinton arrojó profundas dudas sobre su "cara seria" y su defensa en el caso de Mónica Lewinsky...

Y debes haber visto a psicólogos analizar la comunicación no verbal de las personas en la televisión. Tú también puedes hacerlo ahora. Y si los políticos y los estafadores tienen una ventaja, ¡es una razón más para comenzar pronto!

Hablando de eso... ¿Sabes cuándo el próximo manipulador, estafador o colega deshonesto llamará metafóricamente a la puerta de tu vida? No, ¡pero puede que sea mañana!

¿Te das cuenta de que cada día que pasas sin ser capaz de analizar el lenguaje corporal de las personas y otros signos es un día en el que pierdes mucha felicidad y confianza?

¿Cuánto tiempo estás dispuesto a esperar antes de hacer algo para mejorar esas relaciones que tanto te frustran? E incluso las buenas relaciones tienen momentos frustrantes, ¡todos lo sabemos!

Ahora, piénsalo honestamente: *podrías estar en camino de resolver todos estos problemas en minutos...* O podrías posponerlo y perder un tiempo valioso.

Y *este libro está realmente basado en investigaciones reales; es científico en todo lo que dice.*

Pero ¡*este libro también es una buena lectura!* Es cierto que hay ciencia sólida detrás de todas las *estrategias, habilidades e incluso ejercicios* de este libro. Pero es posible que hayas adivinado que queremos que esta experiencia sea placentera, incluso alegre. Te dije que estudié pedagogía a nivel de posgrado (la ciencia de la enseñanza y el aprendizaje). ¿Y conoces la regla número uno del aprendizaje? Estadísticamente, ¡*las personas aprenden mejor cuando se divierten!* Ahí va otro mito urbano sofocante por la ventana... las lecciones no tenían por qué ser aburridas en la escuela...

Y *este libro también es práctico.* Al final, debes aprender a *analizar el lenguaje no verbal de las personas, ¡no sobre eso!* Hay actividades y ejercicios que puedes realizar sin perturbar tu vida diaria. Son breves, pero también "no invasivos". Déjame explicarte... Están diseñados para que puedas hacerlos mientras realizas tu vida diaria... Cuando estás de compras, cuando estás en el autobús, etc. No quiero tomarte más tiempo del necesario.

Verás cambios reales y visibles en tu vida. La promoción en el trabajo quizás no sea inmediata, pero verás mejoras en las relaciones, la confianza y en la calidad general de tu vida.

¡Es triste que el análisis de la comunicación no verbal no se enseñe en la escuela! *Piensa en cuántas vidas mejoraría...* Pero bueno, no debemos llorar sobre la leche derramada, sino que deberíamos intentar hacer algo con nuestras deficiencias...

Y ahora que ya sabes qué hacer, y sabes que está a solo un clic de distancia, ¿te deseo una buena lectura?

FUNDAMENTOS DEL LENGUAJE CORPORAL

¿POR QUÉ EL LENGUAJE CORPORAL?

Si aún necesitas convencerte sobre la importancia del lenguaje corporal, permíteme mostrarte una cita del escritor, entrenador y consultor Allen Ruddock:

"Tu cuerpo se comunica tan bien como tu boca. No te contradigas."

— ALLEN RUDDOCK

Hay dos puntos que podemos obtener de esta declaración:

1. Que si comprendes el lenguaje corporal, también comprenderás cuándo las palabras de las personas no coinciden con su comunicación no verbal.
2. Que si comprendes el lenguaje corporal, puedes mejorar tu comunicación no verbal y volverte más convincente, confiado, confiable e incluso respetado.

Es una situación en la que todos ganan. Si eres consciente del lenguaje corporal de otras personas, también te vuelves más consciente del tuyo. Es lógico, ¿no?

Pero déjame hacerte una pregunta. ¿Crees que es más fácil ser consciente de:

1. ¿Tu propio lenguaje corporal?

o

2. ¿El lenguaje corporal de otras personas?

¿Has decidido? Ahora, aquí está la verdad. Es mucho más fácil estar al tanto del lenguaje corporal de otras personas. Y esto es principalmente lo que nos preocupa. Pero también verás mejoras en el tuyo. No es completamente automático. Lo que significa que no aplicarás automáticamente todo lo que has aprendido sobre otras personas. Todos sabemos que la persona más difícil de observar es uno mismo.

Pero *te volverás más consciente de tu propio lenguaje corporal*, que es necesario para luego corregirlo.

Ahora bien, ¿por qué entender el lenguaje corporal? ¿Sabes lo que dicen sobre las entrevistas de trabajo? ¿Sabes que el panel decide si consigues el trabajo o no en los primeros 60 o incluso 30 segundos? "Buena pérdida de tiempo", puedes pensar... Estoy de acuerdo. Pero digamos que no todo se decide en el primer minuto más o menos...

Es más probable que decidan si eres finalmente elegido en esos pocos segundos... Pero lo que nos interesa es esto: ¿cuántas palabras dices realmente en los primeros 30 segundos?

La respuesta es muy pocas, y ninguna de ellas tiene ninguna relevancia para el trabajo. Suele ser así:

El panel: "Buenos días."

Tú: "Buenos días."

El panel: "¿Encontraste bien el lugar?"

Tú: "¡Oh, sí!"

Fin de los 30 segundos...

Entonces, su decisión sobre todo tu futuro no puede basarse en estas palabras, ¿verdad? De hecho, se basa en el gran conjunto de *señales no verbales que damos cuando conocemos a alguien.*

Veremos que hay momentos en los que la comunicación no verbal se acelera. Y uno de estos momentos es cuando conoces gente nueva o inicias una interacción, en cualquier caso. Mientras ellos deciden si tu forma de pararte, caminar, dar la mano, incluso vestirte o mirar alrededor del salón les da la "impresión correcta" de que eres un candidato válido... bueno, ¡tú puedes hacer lo mismo con ellos!

Puedes ver si realmente les gustas, si confían en ti, si están interesados o están pensando en el próximo candidato... *No te lo dirán; pero te lo mostrarán.*

Hablamos brevemente sobre esto en la introducción, pero aquí hay algunas razones clave por las que *¡el lenguaje corporal moldea e incluso determina nuestra calidad de vida!*

El lenguaje corporal es clave para las relaciones sociales

Piensa en ese compañero de escuela por el que nadie se preocupó... Ese alhelí... Mira su lenguaje corporal. ¿Quieres apostar a que él o ella tenía la mayoría de estas cosas en diversos grados?

- Hombros caídos
- A menudo bajaba la mirada
- Ropa gastada o poco interesante (accesorios, zapatos, peinado, etc.)
- Postura encorvada
- A menudo se cruzaba de brazos
- Pies apuntando hacia adentro (ok, es posible que no lo hayas notado)

Básicamente, el "lenguaje corporal de tu amigo" le dijo a la gente que se mantuviera alejada. No es de extrañar que lo hicieran... Y esto no es necesariamente porque esa persona (¡ahora sientes pena, lo sé!) realmente lo quisiera. Nuestras mentes son más complejas que eso... Quizás todo se debió a una falta de confianza... Quizás simplemente significó, "Mantente alejado a menos que seas la persona más confiable y libre de prejuicios del mundo".

Sí, en la mayoría de los casos ese lenguaje corporal significa exactamente eso... Pero no lo sabemos. Especialmente cuando éramos adolescentes... ¿Cuántas personas han conocido adolescentes horribles porque no podíamos leer sus señales reales? En mi opinión, aquí hay una gran razón para aprender el lenguaje corporal...

Y si fueras uno de esos, entonces realmente sabes lo que quiero decir...

El lenguaje corporal afecta tu éxito (en el trabajo, pero no solo allí)

Hay más en la vida que el trabajo. Hay relaciones familiares, amigos, pasatiempos, etc. Y el lenguaje corporal influye en el éxito que tengas en todo esto. Aquí, tanto el análisis del lenguaje corporal como el uso de un lenguaje corporal positivo pueden marcar una gran diferencia en tu vida.

Sabemos implícitamente que "las personas exitosas *lucen exitosas*", ¿no es así? Ahora, ¿recuerdas al alhelí en tu clase? ¿Cuántas personas exitosas se quedan atrás? Y soy un holgazán por naturaleza, así que lo digo por experiencia personal.

Permíteme darte un consejo personal de corazón, de hecho... Si te encorvas, corrígelo por todos los medios. ¡Por favor, por favor, hazlo! ¡Tu vida cambiará como no lo habrías soñado!

Y esto nos lleva al siguiente punto...

El lenguaje corporal te hace "seguro o vulnerable"

Hablando de encorvarse y de tu forma de caminar, ¿sabes que las personas que caminan con los hombros hacia afuera tienen muchas menos probabilidades de ser asaltadas o agredidas en un callejón oscuro? Entonces, *¡el lenguaje corporal puede incluso mejorar tu seguridad física!*

Ves cómo incluso los criminales actúan sobre el lenguaje corporal... Y estoy seguro de que lo sabes. Buscan a alguien que "parezca vulnerable" y así es como (consciente o inconscientemente) eligen a sus víctimas.

Una vez más, ¡y viceversa! Tú también puedes detectar a alguien con malas intenciones por su lenguaje corporal. Sígueme... A menudo "evaluamos las intenciones de las personas" utilizando las herramientas equivocadas. Muy a menudo son prejuicios que los medios de comunicación y la sociedad nos imponen como:

- Personas con aspecto descuidado
- Personas que se ven "diferentes" de una forma u otra
- Hombres jóvenes y altos
- Personas con tatuajes
- Personas con cicatrices
- Desafortunadamente, incluso personas con una piel más oscura que la nuestra

Esto solo conduce a la perpetuación de estereotipos y prejuicios. ¿Qué tal si supieras cómo saber si alguien realmente *tiene intenciones negativas y agresivas* independientemente de estos prejuicios?

Echemos un vistazo a la naturaleza para obtener una lección. ¿Alguna vez has visto a un león caminar en medio de una manada de cebras y que a estas simplemente no les importe? Por supuesto que lo has visto.

Entonces, las cebras no tienen prejuicios contra los leones. Pero tan pronto como el león tiene hambre, su actitud y lenguaje corporal cambian, ¡y las cebras comienzan a correr!

Verás, incluso la naturaleza usa el lenguaje corporal como una herramienta de supervivencia... Y nosotros todavía no... Sin embargo, *a los funcionarios bien capacitados (como los agentes del FBI y la CIA) se les enseña literalmente a detectar los signos del lenguaje corporal que muestran una amenaza oculta.*

¡No hay ninguna razón por la que no debas conocerlos también!

El lenguaje corporal te hace menos "crédulo"

Juguemos a este juego... José y Sarah van al mercado a comprar víveres... José es muy cuidadoso, tiene los ojos fijos en las manzanas, papas, calabacines y tomates que está comprando... Sarah, por otro lado, cuando está comprando algo, no lo mira... No... ella mira a su alrededor y en particular, mira hacia arriba, al comerciante o al vendedor.

¿Quién terminará con las mejores ofertas? ¡Lo más probable es que mientras José mira sus tomates, el comerciante deshonesto se sienta perfectamente seguro! Sí, esa es la palabra. Seguro. La mejor manera de evitar la queja de alguien es mirarlo directamente a los ojos. Entonces, José puede estar pensando que las manzanas se ven bien mientras el comerciante deshonesto está arreglando la balanza...

Pruébalo incluso como un juego. Llama a un amigo y trata de hacerle una broma... Por ejemplo, ofrécele una copa de vino (o un café) y luego trata de llevártelo... Pero mirándolo directamente a los ojos...

¿Puedes sentir lo difícil que es? Literalmente te sentirás congelado, o como si tuvieras una enorme energía en tu cuerpo que debes vencer...

Ahora mira hacia otro lado y ya sientes que solo necesitas decir algo como: "¡Oye, hay una ardilla!" ¡Y el truco está hecho!

Observar el lenguaje corporal de la persona con la que estás haciendo un trato es la mejor manera de conseguir un buen trato (o abandonar el trato si no confías en él/ella).

¡El lenguaje corporal es divertido!

Permíteme aplicar un toque personal como la última razón por la que aprender la comunicación no verbal es algo bueno. Es realmente divertido leer cómo la gente se mueve, se para, sonríe, sus pequeños gestos extraños... Realmente llena tu día con hermosos detalles. En mi opinión, te hace amar la psicología y el comportamiento humano aún más...

Y te convierte en un buen escritor, si tienes ambiciones literarias... Solo piensa en lo que los grandes escritores tienen en común, una atención al detalle sobre el lenguaje corporal... *El lenguaje corporal es la mejor manera de presentar un personaje...*

Oh, me estaba olvidando: ¡Poirot de Agatha Christie! Por supuesto, ¡los grandes detectives también son grandes lectores del lenguaje corporal!

HISTORIA DEL LENGUAJE CORPORAL

Juguemos otro juego, ¿de acuerdo? Bien, te daré algunos nombres conocidos y debes decirme qué tienen estas personas en común. Newton, Darwin, Einstein, Marie Curie, Freud, Galileo, Mendel... Por supuesto, todos tuvieron un gran papel en la historia de la ciencia...

Como todas las ciencias, incluso el lenguaje corporal tiene una historia. Mucha gente argumentará que comenzó en el siglo XVII, pero yo soy un inconformista y diré que, de alguna manera, podemos impulsarlo mucho antes de eso. Quizás no como un *"estudio consciente y racional de cómo las personas se comunican de forma no verbal"*, sino como la *"conciencia y representación simbólica de cómo las personas se comunican de forma no verbal"*. Al final de cuentas, no comenzamos la historia de la física con Newton (¡nos remontamos al menos a Zenón, uno de los primeros filósofos griegos!)

De todos modos, lo que quiero decirte con esto es que las civilizaciones han sido culturalmente conscientes del lenguaje corporal, incluso si lo vieron desde una perspectiva menos científica que la actual. Entonces, ¿hasta dónde podemos llegar? Mira un jeroglífico, tan atrás en el tiempo, ¡sí! ¿Notas que la forma en la que se posiciona el cuerpo tiene un significado simbólico y expresivo? Lo sé, no te lo dicen en la escuela, pero en el arte egipcio, das con la mano izquierda y recibes con la derecha. Este es un hábito todavía muy fuerte en muchas culturas alrededor del mundo.

Sin embargo, esto no fue solo un "ritual". La mano izquierda está conectada con el lado derecho del cerebro, el lado menos racional y más emocional del cerebro. Dar con la izquierda significa dar "con el corazón". Es una señal de honestidad.

El hecho es que los egipcios nos dejaron un gran conjunto de "gestos estandarizados", incluso ritualizados, pero ningún libro de texto de análisis real. Entonces, en su caso, no podemos hablar de un análisis consciente del lenguaje corporal (no que sepamos).

Pero esto sigue ocurriendo a través del arte hasta los tiempos modernos. Verás en la mayoría de las pinturas que la importancia de las personas está representada por la *proxémica*. Aquí es donde las personas se relacionan entre sí, y es una de las cosas que usamos para analizar la comunicación no verbal.

Entonces, los reyes están más altos que sus súbditos en casi todas las pinturas. Los protagonistas van en el medio, de pie, y no es casual que se sienten, etc. Pero nuevamente, esto no es un análisis científico; solo muestra que la conciencia del lenguaje corporal nunca ha vacilado a lo largo de los siglos, en realidad, milenios.

Sin embargo, es cierto que comenzamos a mirar el lenguaje corporal de una manera racional, empírica y científica general a principios del siglo XVII. Por supuesto, ese fue un momento en el que la ciencia comenzaba a afirmar su método. En 1605, un famoso filósofo inglés (funcionario civil, agente secreto, etc.) publicó un libro *El avance del aprendizaje* (el título completo en inglés es *Of the Proficience and Advancement of Learning, Divine and Human*) y en él se alega que fue el primero en vincular el significado de las palabras con el de los gestos, con una famosa afirmación:

"Como la lengua habla al oído, así el gesto habla al ojo."

— FRANCIS BACON

Como todos los campos científicos, el análisis del lenguaje corporal necesita una hipótesis de partida (como "el mundo es redondo") y luego necesita encontrar evidencia en datos reales. Aquellos fueron el comienzo de esta nueva ciencia, y ese fue el punto de partida.

Para nosotros, la declaración de Bacon puede parecer totalmente concedida y de sentido común. Pero cada idea debe ser verificada y luego probada o refutada con hechos y datos científicos, incluso los más obvios. Y de hecho, pasaron décadas antes de que alguien tomara la declaración de Sir Francis Bacon lo suficientemente en serio como para verificar su teoría con datos.

Era el año 1644 y un doctor (médico) y filósofo inglés, ahora olvidado, miró una sola parte de nuestro cuerpo, nuestra mano, y se dispuso a describir todos sus gestos y su significado. Su nombre era John Bulwer y el libro tenía un título extraño, *Chirología, o el lenguaje natural de la mano,* o en inglés *Chrinologia, or the Naturall Language of the Hand* ("naturall" con una doble L; esa era la "ortografía elegante" de la época).

En ciencia, a menudo comenzamos con una larga lista de correspondencias y patrones. Entonces, Carl Linnaeus es un padre fundador de la biología, porque pasó años categorizando plantas y animales (inventó el doble nombre latino que todavía usamos hoy en día).

En el título del libro de Bulwer, sin embargo, hay más que una lista que confirma que un cierto gesto corresponde a un cierto significado, lo que prueba la afirmación de Bacon... Existe la idea de que todos los gestos con las manos son naturales ...

Esto es importante por diferentes motivos:

1. Establece que los gestos con las manos no son un producto social y cultural, sino que son totalmente espontáneos.
2. Establece que los gestos con las manos siempre tienen el mismo significado.

Ambas afirmaciones, que descubriremos más adelante, no son completamente correctas. Ahora sabemos que *algunos gestos son productos culturales* (¡y los italianos lo prueban todo el tiempo!). Pero en ese momento, la ciencia estaba en las garras de un debate de un siglo (milenios): *la naturaleza vs la crianza*. Este debate continúa hoy en día (¿la inteligencia es genética o cultural, o qué tal el "gen del cáncer"? ¿O es solo la contaminación y el medio ambiente lo que la causa?).

Hoy en día la ciencia tiende a tomar una posición intermedia en este debate: hay algunos factores naturales (genéticos, etc.) así como factores ambientales (cultura, contaminación, etc.).

Este debate es tan fundamental para la ciencia y existe desde hace tanto que todavía tenemos dos escuelas... Y a lo largo del tiempo, incluso grandes figuras de la ciencia participaron en el debate, y uno en particular, Charles Darwin, usó el lenguaje corporal incluso como evidencia de su famosa Teoría de la Evolución.

Era el año 1872, 13 años después de que Darwin publicara su controvertido *El origen de las especies* (título completo en inglés *On the Origin of Species by Means of Natural Selection, or Preservation of Favoured Races in the Struggle for Life...* ¡El título de un libro no entraba en un tweet en ese entonces!) De todos modos... Debes haber visto esas pinturas de caras de chimpancés que expresan emociones como seres humanos. ¡Esta imagen se hizo famosa e incluso fue un escándalo mundial!

¿Por qué? En pocas palabras, Darwin escribió un libro, *La expresión de las emociones en el hombre y en los animales (The Expression of Emotions in Man and Animals),* donde utilizó expresiones faciales para mostrar las similitudes entre humanos y animales. Cuanto más cerca estábamos de su árbol evolutivo, más similares eran las expresiones faciales. Y esto se utilizó como evidencia de su famosa teoría.

Como nota, este es el libro que nos hace creer que Darwin dijo que "los humanos provienen de los simios", mientras que en realidad nunca dijo eso, y se negó a decirlo toda su vida. Entonces, el análisis del lenguaje corporal finalmente se convirtió en el centro de atención de la ciencia, con un libro que sacudió al mundo académico de la misma manera que "Like a Virgin" sacudió la cultura popular en los años 80.

¿Ves que Darwin tomó la posición de Bulwer? Siguió su ejemplo y dijo que "debido a que los seres humanos y los animales relacionados naturalmente se expresan con expresiones faciales similares", debe significar que "las expresiones faciales se producen de forma natural y no cultural". Esto es lo que dijo para nosotros, para los psicólogos y para quienes estudian el lenguaje corporal.

En realidad, dijo lo contrario para la biología: "porque las expresiones faciales se producen de forma natural", entonces el hecho de que sean similares entre los humanos y otras especies significa que "los humanos y otras especies están estrechamente relacionados". Desde el punto de vista de la filosofía de la ciencia, este es un argumento circular. Se prueba una teoría con otra teoría no probada.

De hecho, hoy en día sabemos que no todos los gestos son congénitos o de origen natural. En Bulgaria, asienten hacia los lados para decir "sí" y hacia arriba y hacia abajo para decir "no" ... El resto del mundo hace lo contrario... No hay nada en el ADN que haga que esto sea así, por lo tanto, debe ser un gesto cultural.

Pero la ciencia no está fija en el tiempo, y las cosas mejoraron desde el punto de vista del lenguaje corporal... Mientras Darwin hablaba de simios y humanos, apareció otra figura destacada en la historia de la ciencia, la filosofía y sobre todo la psicología: el Dr. Sigmund Freud. Su impacto en la psicología y el psicoanálisis es colosal, pero también nos dio un concepto que necesitábamos urgentemente para comprender el lenguaje corporal:

"La mente es como un iceberg; flota con aproximadamente una séptima parte de su volumen sobre el agua."

— (SIGMUND FREUD, *EL INCONSCIENTE*, 1915)

Bonita metáfora, pero ¿qué significa para nosotros? Significa que la fuente principal de nuestro comportamiento no es nuestra voluntad y mente conscientes, ¡sino nuestro inconsciente! Esto es enorme en términos de lenguaje corporal.

Freud nos permite alejarnos del debate bastante académico de naturaleza versus crianza hacia nuevas fronteras cuando se trata del análisis del lenguaje corporal. Verás, ahora que sabemos que la mayoría de nuestros gestos, expresiones faciales, etc. no son "intencionados", no están "planificados" y ni siquiera son conscientes, podemos usar estos gestos y expresiones para mirar detrás de la fachada que la gente pone al hablar.

Podemos analizar el lenguaje corporal para mirar más allá de lo que la gente quiere que creamos y "leer" lo que realmente quiere decir. El análisis del lenguaje corporal se convierte entonces en la principal herramienta que la gente tiene para entender lo que la gente realmente siente, piensa, quiere, etc. Básicamente, ahora podemos distinguir una sonrisa falsa de una sonrisa real, al nivel más simple...

¡La suerte vuelve a golpear y está lleno de estrellas! Cuando Hollywood estaba encantando a millones con sus películas populares, los actores y actrices tuvieron que aprender a hablar, ¡pero sin audio! De hecho, las primeras películas fueron mudas y los actores tuvieron que mejorar sus expresiones faciales y lenguaje corporal para comunicarse con su audiencia.

Tomaron prestado en gran medida la larga tradición del teatro, y se puede ver que las expresiones faciales y los movimientos de las primeras estrellas de cine son algo exagerados y estilizados... Pero les dio a los profesores de teatro una gran oportunidad de estudiar expresiones faciales reales y gestos naturales, un banco de datos del comportamiento humano que todavía forma la base de los estudios modernos.

Eran los primeros años del siglo XX, pero luego llegaron dos guerras horribles y la ciencia estaba ocupada con el "esfuerzo de la guerra". Pero cuando la Segunda Guerra Mundial llegó a su fin, el mundo se encontró con una nueva cara asombrosa...

Era la década de 1950, esa década que podemos describir con esos anuncios pastel de lavadoras y aspiradoras... Y esos anuncios están llenos de análisis del lenguaje corporal... El ama de casa que "sonríe a la cámara", el marido que vuelve del trabajo y levanta a sus hijos para darles un abrazo, ¡sonriendo irrealmente, por supuesto!

Y mientras las empresas contrataban a profesionales que nos decían con gestos y expresiones faciales por qué estaríamos más contentos con una lavadora en lugar de con la nueva mezcla para pasteles, un antropólogo estadounidense llamado Ray Birdwhitshell estaba financiando la *kinésica*, la ciencia de leer "expresiones faciales, gestos, posturas y caminata, y lenguaje corporal y de brazos visibles".

Básicamente, él es el padre del análisis del lenguaje corporal. A estas alturas, teníamos todo lo que necesitábamos para un campo científico en toda regla:

- Una *teoría sólida* sobre la que construir el campo.
- Una *gran cantidad* de datos para estudiar.

Lo que realmente importa a partir de ahora es el creciente conjunto de evidencias recopiladas y la precisión del análisis que los profesionales de todo el mundo han estado aprendiendo y mostrando.

El lenguaje corporal se puede utilizar tanto en los tribunales como en el psicoanálisis. Se ha convertido en una forma confiable de entender lo que sucede "detrás de escena" cuando los políticos u otras personas famosas están bajo escrutinio...

Mientras tanto, sin embargo, la larga discusión entre naturaleza y crianza ha continuado. Entonces, el zoólogo Desmond Morris publicó *El mono desnudo (The Naked Ape)* en 1967, donde afirmó que los humanos recurren al comportamiento animal cuando están bajo presión. Observó el comportamiento de la gente en las ciudades para hacerlo. Esto, por supuesto, quería probar el hecho de que el lenguaje corporal es completamente natural.

Desafortunadamente, "animalista" es una definición muy personal, en sí misma cultural... Pero esos eran tiempos en los que la ciencia se inclinaba hacia la teoría de "todo está motivado genéticamente", e incluso nuestro campo sintió ese cambio.

Y fue en la década de 1970 cuando los psicólogos estadounidenses Paul Ekman y Wallace Friesen produjeron un cuerpo de trabajo largo, articulado y consistente que resultó en el *FACS (Facial Action Coding System)* o *Sistema de Codificación de Acción Facial.* Esto es muy importante porque nos brinda una especie de "diccionario de expresiones faciales", que incluye formas claras de detectar el engaño. Puedes comprender lo útil que ha sido esto para los investigadores de todo el mundo.

Pero también es importante que observaran los patrones transculturales y las similitudes de estas expresiones. Las mismas no son iguales en todas las personas de todo el mundo. Y las similitudes son más fuertes donde las identidades culturales son más similares. Entonces, salieron con una síntesis del debate naturaleza versus crianza. Según ellos, hay signos universales (un código universal no verbal) pero también códigos culturales que lo "enmascaran", lo tapan o lo cambian.

Entonces, llegando al presente, ¿dónde estamos ahora? Estamos en un muy buen lugar en cuanto al análisis del lenguaje corporal... *Tenemos una gran cantidad de datos para analizar toda la comunicación no verbal*, desde las expresiones faciales hasta la proxémica y mucho más.

También sabemos que los métodos analíticos que utilizamos funcionan. Estamos seguros porque ha sido probado una y otra vez durante décadas y los resultados son confiables.

¿Y qué ha pasado con el tema naturaleza vs crianza en la historia de los estudios del lenguaje corporal? Digamos que los académicos se están llevando "bastante bien". Todavía discuten, y esa parece ser su naturaleza (un juego de palabras, de nuevo...) pero discuten menos.

Básicamente, hay dos modelos que los académicos utilizan para describir las diferentes teorías:

- *El modelo de equivalencia cultural,* que cree que la *principal causa del lenguaje corporal es natural...*
- *El modelo de ventaja cultural,* que establece que las personas culturalmente similares comprenden mejor el

lenguaje no verbal de los demás. Entonces, *la cultura es clave para el lenguaje corporal.*

En 2008, Jessica Tracy y Richard Robins publicaron un interesante estudio titulado "The Nonverbal Expression of Pride: Evidence for cross cultural recognition" (La expresión no verbal del orgullo: evidencia del reconocimiento intercultural) (*Journal of Personality and Psychology*). En él, alegan que el orgullo y la vergüenza tienen el mismo lenguaje corporal general en todo el mundo. Esto es importante porque es posible que estemos comenzando a encontrar arquetipos del lenguaje corporal, y en la ciencia y especialmente en la psicología, descubrir un conjunto de arquetipos es un gran paso lleno de oportunidades para desarrollos futuros.

¡TEN CUIDADO!

Ahora sabes que el análisis del lenguaje corporal es una ciencia seria, con una larga historia y algunos contribuyentes muy, muy famosos como Freud y Darwin. Sin embargo, como las matemáticas o la física, o la psicología misma, ¡es un arma de doble filo! Entonces... ¡Ten cuidado!

Ten cuidado porque *cuando tienes una herramienta poderosa a tu disposición, como el análisis del lenguaje corporal, tienes responsabilidades.*

Es como cuando eres un periodista, un político o un agente de servicios sociales... Tienes el poder de cambiar la vida de las personas. Bueno, yo diría que más que el "poder desnudo" (qué concepto tan repugnante) deberíamos mirarlo así: *tienes la responsabilidad de usarlo con el respeto de los demás, si no es por su propio bien.*

¡Imagínate un médico que utiliza sus conocimientos para herir a sus pacientes! Puede ocurrir, por supuesto, pero literalmente hacen un juramento de no hacerlo. Los psicólogos también tienen un código profesional. Establece que *nunca utilizarás tus conocimientos o habilidades para dañar a nadie.* Y vas a aprender algunos de estos conocimientos y habilidades... Así que, úsalos sabiamente pero sobre todo de manera responsable.

Ten cuidado porque *puedes cometer errores.* Y no me refiero solo a las primeras etapas. Incluso los grandes expertos en sus campos cometen errores. Napoleón perdió en Waterloo y, sin embargo, fue el mayor general del planeta Tierra. Einstein cometió errores famosos como científico. Pero Einstein era un hombre honesto y los admitió.

Pero cuando tu error ya ha tenido algunas consecuencias, admitirlo es inútil. Imagina que malinterpretas el lenguaje corporal de un amigo y abandonas esa amistad. Años después descubres que estabas equivocado. Bien, puedes admitirlo tanto como quieras, ¡pero eso no te devolverá a tu amigo! Podrías intentar reconciliarte, y eso requeriría hablar un poco e intentar convencer. Pero, ¿cuáles son las posibilidades de que ustedes dos tengan una amistad tan buena como antes? E incluso entonces, los años perdidos se perderían para siempre, no se puede volver atrás en el tiempo. ¿Qué tal si tu amigo fallece antes de que se reconcilien?

Ten cuidado, *porque se trata de la vida de las personas, incluida la tuya propia.*

Juguemos a un "juego especular". Esto es bastante común en psicología. Te mostraré. Imagina que tu jefe realmente no te ha favorecido en el trabajo porque no entiende tu personalidad. En realidad, esto es muy común, y si no te está sucediendo ahora, puede haber sucedido en el pasado y es muy probable que suceda en el futuro...

Es muy probable que hayas perdido o que pierdas en un futuro oportunidades debido a este error de "lectura de personalidad". Y eso significa renunciar a esas vacaciones de tus sueños... No es poca cosa... O ver a otros dar pasos en su carrera mientras tú te quedas atrás... La frustración sigue... A largo plazo, esta es una de las principales causas de depresión...

Ahora, demos vuelta el espejo... Tú eres ese jefe. Y todos somos "jefes" en algunas áreas de nuestras vidas. Yo soy el jefe en la cocina de casa, por ejemplo. ¿Te das cuenta del impacto que podría tener en la vida de otras personas, incluso en las personas cercanas a ti? ¿Tu familia, tus amigos?

Ten cuidado, *porque analizar el lenguaje corporal no es algo que deba subírsete a la cabeza.* Siempre debes mantener un enfoque humilde y modesto de tu conocimiento. Saber más que otras personas no te hace mejor que ellas ni te otorga ningún derecho sobre ellas.

Ten cuidado, *porque siempre hay más que puedes aprender.* Llegarás a un nivel excelente con este libro, lo prometí y sucederá. Pero recuerda que hay personas que tienen más experiencia que tú, incluso que yo, en realidad. Es un poco como con todo, con la historia... Sabes mucho, pero alguien sabrá más que tú... Entonces, en caso de que tengas dudas, consulta a personas más experimentadas al respecto.

Los psicólogos, psicoterapeutas, psicoanalistas, etc. suelen ser muy buenos para leer el lenguaje corporal. No tengas miedo de preguntarle a un amigo que tenga una de esas profesiones si no estás seguro acerca de un análisis. Por supuesto, también hay otras personas que pueden ayudarte. Y esto me lleva al siguiente punto.

Ten cuidado, *un análisis apresurado nunca es un buen análisis. Deja siempre abierta la puerta de la duda.* Un análisis puede ser bueno, convincente, incluso tremendamente convincente, pero siempre existe la posibilidad de que te hayas perdido algo. Un buen profesional siempre mantiene abierta la opción de "Me equivoqué". No de la otra manera. Las personas que están seguras de todo lo que hacen no son profesionales, son matones y muy probablemente con problemas personales...

Ten cuidado, *porque hay diferencias culturales.* De nuestra breve historia del análisis del lenguaje corporal, tú sabes que la idea de que todos tenemos el mismo lenguaje corporal en todo el mundo ha sido abandonada. En los países árabes, por ejemplo, no se señala con las manos; eso es grosero. Imagínate a uno de ellos leyendo nuestro lenguaje corporal y sin tener en cuenta el "lenguaje" cultural...

Ten cuidado, *porque no puedes ver todo.* Verás principalmente a las personas desde un punto de vista, en un momento determinado y en un lugar. A veces, hay partes del cuerpo que no puedes ver y tu análisis puede cambiar si las vieras.

Sin embargo, el momento también importa. ¿Quizás alguien parece inquieto y nervioso y lo interpretas como deshonestidad? Una conjetura razonable por lo que sabes. Pero, ¿qué tal si te dijera que esta persona está esperando un resultado importante de una prueba de salud? ¿O una llamada telefónica de su pareja después de una pelea fuerte? ¿O que simplemente está a punto de perder el autobús a casa y tú lo estás reteniendo?

Veremos cómo *el contexto es parte integral del análisis.* Pero ten en cuenta que nunca conocerás "todo el contexto", eso es humanamente imposible, así que piensa en consecuencia.

¿Qué significa en la práctica? *¿Significa que debes evitar analizar el lenguaje corporal?*

Yo no lo creo. Necesitas entrenar; necesitas aprender. Sin embargo, significa que:

- *No debes actuar sobre tu análisis a menos que sea necesario y estés seguro de ello.* Si sospechas que alguien está a punto de burlarse de ti y deseas cortar la conversación, ¡hazlo! Pero antes de quitarle una oportunidad a alguien (un trabajo, por ejemplo) sobre la base de tu análisis, piénsalo dos veces.
- *Debes tener especial cuidado cuando se trata de emociones y de la vida de otras personas.* Si tu análisis simplemente te dice que no compres ese teléfono en particular porque el comerciante no fue honesto, tienes toda mi simpatía. Si deseas cambiar una relación según tu análisis, debo pedirte precaución.

- *Distingue entre analizar el lenguaje corporal y actuar sobre él.* La belleza de la escuela es que puedes aprender sobre el mundo sin las consecuencias... Aprendes sobre una guerra sin actuar en consecuencia... Lo mismo debería ser con aprender sobre el lenguaje corporal, aprender a leerlo, practicarlo, etc. Pero no actúes sobre ello, especialmente cuando se trata de relaciones. Hazlo sólo cuando estés casi 100% seguro.

En una nota triste, hablando de la escuela... la única área en la que no estamos protegidos por la simulación (aprendemos sobre la historia sin realmente iniciar una, sobre la gravedad sin estrellar un avión, etc.) es en las relaciones sociales... Aprendemos sobre los amigos y el amor viviendo relaciones reales... ¡No hay simulación allí!

Pero este último punto queda como pensamiento final... Desde el punto de vista de un psicólogo, saber acerca de la mente humana, la sociedad, cómo analizar a las personas, etc. es hermoso... Pero *nada se compara con la belleza y lo sagrado en sí mismo de los sentimientos y pensamientos humanos, la experiencia y por supuesto las relaciones.*

Sé profesional y pon estos valores en primer lugar.

2

LA CIENCIA DETRÁS DEL LENGUAJE CORPORAL

¿Quién estudia el lenguaje corporal? Quiero decir, ¿a qué campo pertenece? A estas alturas, debes saber que el análisis del lenguaje corporal no es una "práctica aleatoria" sin valor científico. Como dijimos, incluso lo utilizan investigadores, agentes de inteligencia, etc. Básicamente, *hay una ciencia sólida detrás del análisis del lenguaje corporal*.

En el capítulo anterior analizamos brevemente la historia de esta ciencia. Pero puede que estés un poco confundido porque hay psicólogos, biólogos (¡en realidad Darwin era un teólogo!), antropólogos, etc. Entonces, ¿dónde recae el análisis del lenguaje corporal?

Como la mayoría de los desarrollos científicos, *se basa en muchos campos y disciplinas, pero en su conjunto, recae relativamente dentro de la psicología.*

Los principales campos con los que se relaciona son:

- Psicología
- Sociología
- Antropología
- Lingüística
- Semiótica
- Biología
- Neurología

Pero no debemos olvidar los aportes de las artes, como el teatro, la pintura, el cine... Y sí, la psicología a menudo ha utilizado las artes en sus estudios, basta pensar en cómo Freud utiliza la literatura en *La interpretación de los sueños...* Pero no solo la psicología. El vínculo entre las artes y la ciencia es más profundo de lo que pensamos, y estoy pensando en física y matemáticas en particular...

Pero estoy divagando... Veamos cuáles son los fundamentos científicos clave del análisis del lenguaje corporal, uno por uno. Esto puede sonar un poco teórico. Te prometo que empezaremos a "ensuciarnos las manos" con análisis prácticos. Pero lo necesitarás. Lo necesitarás para desarrollar tus habilidades, pero también para estudiar más si lo deseas.

Para empezar, existe una *correspondencia regular y constante entre algunos signos no verbales y su significado,* por ejemplo:

- *Sonreír* – felicidad
- *Encorvarse* – inseguridad o malestar físico

- *Contacto visual* – confianza e interés
- *Falta de contacto visual* – desconfianza o desinterés
- *Mirar hacia arriba* – pensar, hacer una pausa para pensar
- *Mirar hacia abajo* – evitar la confrontación y el conflicto (algunos pueden leerlo como sumisión, y puede serlo a veces; pero el significado central real es "No quiero pelear").
- *Movimiento ocular lateral* – a menudo significa que "quieres salir" de esa conversación o situación.
- *El tamaño de la pupila nos puede decir muchas cosas sobre los sentimientos internos y los estados mentales* - una pupila grande significa que te gusta lo que estás viendo o experimentando, si se achica, significa lo contrario. Las pupilas dilatadas suelen ser también un signo de consumo de drogas (tanto legales como ilegales).
- *Dar un paso atrás* – tomar distancia emocional; esto puede significar desaprobación o simplemente la necesidad de tener "tu espacio".

La lista continúa... Por ejemplo, hay toda una rama que se ocupa de los *apretones de mano*s... Hablando de eso, los apretones de manos pueden ser una de las cosas más importantes en las entrevistas. Ya que estamos en el tema… Firme pero no fuerte, apretado pero formal, no cálido en el sentido de "estoy con la familia", como lo hace el Papa ¡y por supuesto sin doble mano! La mano doble en los apretones de manos muestra familiaridad, calidez y protección.

En resumen, *el análisis del lenguaje corporal es parte de la psicología, pero está vinculado con otras ciencias y tiene sus propias ramas y campos.* ¡Algunos tan especializados como apretones de manos, gestos con las manos o movimientos oculares!

Veremos todas estas ramas a medida que avancemos, pero por ahora veamos dos con nombres que suenan extraños: *háptica y proxémica.*

HÁPTICA

Apuesto a que pocas personas han escuchado esta palabra en el contexto correcto, y significa *"la rama del lenguaje corporal que estudia cómo la gente toca y qué significa".* Por supuesto, el tacto es una parte muy importante del lenguaje corporal.

La háptica en particular tiene *fuertes influencias culturales.* ¡Mira la diferencia entre un japonés que ni siquiera se da la mano y un francés que besa a sus amigos (de cualquier sexo) cada vez que se encuentran! A los británicos no les gusta tocarse unos a otros, mientras que los italianos lo hacen todo el tiempo... Así que mi consejo es que estés muy atento al peso cultural que lleva la gente cuando analizas la háptica.

Luego están las personas que son "sentimentales", a las que les gusta tocar y que las toquen, y otras a las que no. Este es un asunto psicológico y personal muy complejo. Puede depender de muchas cosas, incluidas las experiencias pasadas, la educación, la confianza en tu propio cuerpo, etc.

Un momento de reflexión: ¿ves ahora que necesitas antropología, sociología y psicología (factores culturales, sociales y personales) para analizar correctamente la háptica?

Y aquí hay una división clave:

- *Tocarte a ti mismo*
- *Tocar a los demás*

Cuando hablamos o nos comunicamos, *a menudo nos tocamos. La mayoría de las veces lo hacemos de forma involuntaria.* A continuación, se muestran algunos gestos típicos, por ejemplo:

- Rascarte la cabeza
- Tocarte la nariz
- Frotarte las manos
- Tocarte el pecho
- Rascarte la pierna

Existe un error generalizado, y es que cada vez que te tocas al hablar muestras malestar o incluso engaño. ¡No, eso está mal! Puedes rascarte la pierna porque en realidad te pica. De lo contrario, por ejemplo, es mucho más probable que signifique incertidumbre que engaño.

Frotar las manos ha sido tomado por las películas, el drama y la cultura popular para describir el comportamiento de los comerciantes deshonestos que están a punto de engañarte... ¡Pero eso no es ciencia! ¡Eso es fantasía! *Frotarte las manos es un signo de emoción.* Por lo general, significa anticipación, pero a veces también "¡Oh, bien!" el descubrimiento de una buena noticia.

El significado de *tocarte la nariz* también se ha convertido en parte de la cultura popular. Pregunta y te dirán que significa "¡Te estoy diciendo una mentira"! ¡Esa es una de esas tontas simplificaciones que no ayudan a la reputación de esta ciencia!

En primer lugar, *nunca leas un signo de nariz por sí solo. Con la nariz, siempre necesitas otros signos para interpretar.*

En segundo lugar, tocarte la nariz suele ser una *señal de que no confías en lo que escuchas.* Exactamente lo contrario.

Por último, recuerda que la nariz es una parte muy sensible de nuestro cuerpo y muy a menudo la tocamos o rascamos solo porque nos pica un poco o está seca... ¡No confundas un resfriado con una mentira!

Hasta ahora, podemos ver que existe una gran diferencia entre la ciencia real del análisis del lenguaje corporal y las creencias populares al respecto...

Un uso muy interesante de los expertos en lenguaje corporal háptico de todo el mundo proviene de la Reina Isabel II. Es parte de su postura, pero ¿has notado cómo sostiene sus propias manos frente a su regazo? Eso se ha señalado como una señal impresionante...

De hecho, la aísla en su posición de superioridad sobre los demás. Tomarse de la mano muestra igualdad, pero ella no puede ser vista como "igual", por lo que solo toma sus propias manos. Luego le da (muestra) sus nudillos a la audiencia. Eso significa "mantente alejado". Y finalmente resuelve un problema para personas muy poderosas: ¿qué hacer con las manos? Con demasiada frecuencia estas revelan tus inseguridades, miedos, pensamientos subconscientes... De esta manera, nadie puede "leer la mente de la Reina a través de sus manos".

De hecho, se lo considera uno de los signos de autoridad más impresionantes.

Compara eso con George W. Bush, quien a menudo se metía las manos en los bolsillos y estiraba los codos. Eso escondía sus manos, y parecía un pavo real tratando de parecer más grande de lo que realmente era... Una demostración de poder, seguro, pero que para el ojo experto mostraba un enorme abismo de inseguridad.

La forma en que nos tocamos revela grandes señales sobre nosotros. Y podemos desarrollar nuestras propias formas de tocarnos a nosotros mismos, de parecer más confiados, tranquilos, seguros de nosotros mismos, positivos, etc. Pero aprende del error de Bush Jr.; ¡puede ser contraproducente!

Hablemos ahora de *tocar a los demás*. Esto está muy influenciado por la cultura y la personalidad, como dijimos. Pero aparte de esto, *la forma en la que tocamos a los demás depende en gran medida de lo a gusto que estemos con ellos.*

Por ejemplo, los analistas del lenguaje corporal notaron que muy a menudo, al comienzo de una relación romántica entre personas que no han sido amigas antes, hay *contacto indirecto*. ¿A qué nos referimos con eso? Nos referimos a que las personas tocan los objetos, la ropa, los accesorios, etc. de los demás, en lugar de tocar sus cuerpos.

Es más, a menudo la pareja masculina en una pareja heterosexual quien se mueve primero y toca un objeto que pertenece a la mujer. El primer toque real puede marcar la diferencia... Si es la mano, da una idea de respeto, igualdad, amistad, etc. Eso sería ideal. Y para las personas que están tan inclinadas personalmente, debería ser algo natural.

Si el primer toque es en la pierna, habrá señales sexuales muy fuertes y puede mostrar que la persona está interesada principalmente o solo sexualmente. Los hombros también son comunes como "primer lugar para tocar", ya que tocarlos puede dar una sensación de protección.

Hay tantas variables a considerar cuando estudiamos la háptica al tocar a otras personas.

- Quién toca a quién (primero)
- Cómo responde el otro
- Cuánto dura el contacto
- Qué parte del cuerpo toca qué
- Qué tan grande es la superficie de contacto
- Cuándo y por qué sucede esto
- Factores culturales y sociales

El caso es que *tocar a las personas es siempre una cuestión de negociación social, emocional e interpersonal.* Todos lo sabemos por experiencia. Solo piensa en el acto de contacto corporal más hermoso, pero a menudo difícil: ¡un abrazo!

Abrazar es un signo de empatía y cuidado básicamente como ningún otro. Deben ser muy íntimos y estar a gusto el uno con el otro para darse "un buen abrazo". Por supuesto, hay sociedades donde abrazar es común, otras donde es raro. En algunos países, los amigos se abrazan, en otros, especialmente los amigos varones, no (las amigas pueden hacerlo con más frecuencia, como se ve en muchos contextos sociales y culturales en Estados Unidos o Reino Unido).

El recuento "Mississippi" para abrazos puede no ser correcto, pero da una idea de *cuánto invertimos en un abrazo*. Y no hablo de dinero, sino de confianza, de intimidad, incluso de "rostro" (autoconfianza).

Entonces, la háptica nos ayuda a comprender dos cosas principalmente:

1. Cómo se sienten las personas sobre sí mismas
2. Cómo se sienten las personas entre sí

¡Y esta es solo una de las muchas ramas que veremos en este libro! Pero veamos otra ahora...

PROXÉMICA

La proximidad es muy importante para leer el lenguaje corporal. Y "proxémica" significa el *"estudio de dónde están las personas y cómo se mueven entre sí".* Esto incluye:

- La distancia entre personas
- La posición en relación con los demás (izquierda, derecha, atrás, adelante, etc.)
- Los niveles en los que se encuentran las personas (más alto, más bajo, igual)
- La dirección en la que las personas miran y giran (una hacia la otra, en dirección opuesta)

Imagínate dos personas espalda con espalda con los brazos cruzados... ¿Cómo lo interpretarías? ¿Que han tenido un gran desacuerdo o una pelea y no quieren hablar entre ellos, acaso? Es muy probable que tengas razón.

Imagina a dos personas enfrentadas. Ahora imagina si se inclinan hacia adelante, el uno hacia el otro. ¿No es eso un signo de "acuerdo", de interés mutuo, etc.? ¿Y qué tal si se reclinan? Eso puede mostrar "distancia", "desacuerdo"...

Es por eso que sentarse con los brazos cruzados en una entrevista de trabajo significa perder el control. Muestra que te alejas del panel, pero también que estás cerca de ellos (brazos cruzados) y si también cruzas las piernas, simplemente demuestras que tienes demasiada confianza y "los miras con desprecio". Y ellos se "mantendrán en contacto"... ¡sí, confía!

Pero la proxémica también estudia *cómo reaccionamos a las posiciones y movimientos de los demás.* Los actores pasan un tiempo prolongado educándose para reaccionar ante otros actores; de hecho, es una parte fundamental del aprendizaje de la actuación. Pero en un escenario, también exagerarás y, a veces, ritualizarás estos gestos de acción-reacción.

De hecho, en realidad, *tendemos a "restar importancia a nuestras reacciones" en la vida real.* Esto se vuelve más cierto en situaciones formales. Si estás en el pub o bar con amigos, es mucho más probable que tus gestos y movimientos sean mucho más grandes, mucho más "grandiosos" y mucho más dramáticos que durante una reunión con tu jefe. Por lo menos así lo espero...

"¿Qué es más difícil", puedes preguntar, "leer la proxémica en situaciones formales o informales?" La respuesta honesta es que, en situaciones formales, los signos proxémicos (y otros signos verbales) son más pequeños, "reducidos", si puedo usar esta palabra. Por otro lado, suceden menos cosas; no hay mucho "ruido de fondo" para captar las señales.

Lo contrario es cierto y depende de cuán formales o informales sean las situaciones. Desde una simple reunión informal entre conocidos y una despedida de soltero, por un lado, y desde una simple reunión de oficina bastante informal hasta ser nombrado caballero por la Reina de Inglaterra por el otro...

El hecho es que cuanto más informal es la situación, más personas se sienten desinhibidas y libres para moverse y gesticular, etc. Pero si los gestos y las expresiones faciales se vuelven más claros, definidos y "más grandes", también lo hace el "ruido de fondo" causado por otras personas moviéndose, hablando en voz alta, gesticulando, etc....

Ambas situaciones tienen sus dificultades. *En situaciones formales, tendrás que concentrarte en los detalles. En situaciones informales, tendrás que excluir todo lo que perturbe tu enfoque.*

Dicho esto, veamos algunos *principios básicos de acción-reacción proxémica*. Tomemos 3 ejemplos para ilustrarlos.

1. John y Sheila están sentados uno frente al otro. John se inclina con el pecho hacia Sheila y ella *lo imita*; ella también se inclina con el pecho hacia él.
2. John y Sheila están sentados uno frente al otro. John se

inclina con el pecho hacia Sheila y ella se inclina hacia atrás con el pecho, todavía frente a él.

3. John y Sheila están sentados uno frente al otro. John se inclina con el pecho hacia Sheila y ella se aleja de él, de modo que ya no lo mira.

Estas son situaciones sencillas de la vida cotidiana que debes haber presenciado muchas veces en tu vida... Pero ahora te pido que las mires desde la perspectiva de un analista del lenguaje corporal...

En el caso (a), tenemos la acción conocida como *espejo*. Esto siempre expresa *acuerdo, empatía, compromiso, aprecio e incluso, en algunos casos, atracción física o amor*. En este caso, sea lo que sea lo que esté pasando entre John y Sheila, sabemos que están "en la misma página".

Los charlatanes y timadores suelen utilizar *la imitación* o *el espejo* para ganar tu confianza, así que ahora lo sabes...

En el caso (b), Sheila no refleja lo que hace John. En cambio, *lo neutraliza*. Básicamente, ella no le permite acortar su distancia. Mantiene la misma distancia retrocediendo. Este es un signo de *timidez, discordia, desacuerdo, desconfianza o simple inseguridad e incertidumbre*.

Finalmente, en el caso (c), Sheila *se separa*. Básicamente, "sale de la dinámica física con John". Literalmente "sale" de su relación proxémica... Un poco como dejar una reunión a la mitad, o una fiesta si lo prefieres... En este caso, *Sheila se está sustrayendo de la autoridad de John.* No muestra simplemente desacuerdo: *se rebela, reclama su libertad.*

Como rara vez hay un cambio repentino entre "amor" y "odio" o "amigos" y "enemigos" en la vida real, rara vez hay un cambio repentino entre imitar o separarse en la conducta proxémica. Cuando sucede, todo parece tan visible y dramático. Como en esas viejas películas de Hollywood cuando una vieja tía autoritaria de repente le daba la espalda al pretendiente de su sobrina y se marchaba con un gran gesto...

Sucede, pero es raro. Las personas generalmente pasan de imitar a imitar menos, luego a neutralizar suavemente, luego más, luego intensamente, y solo si eso falla, la gente comienza a separarse. E incluso aquí, primero parcialmente y solo luego completamente.

Observa cuando la gente se encuentra en la calle y uno quiere irse... Primero verás movimientos retrocediendo, reclamando distancia. Luego un pequeño paso hacia un lado. Luego uno más grande, luego el tronco gira. En realidad, esto es reflejado por la otra persona la mayoría de las veces. De lo contrario, la cosa se vuelve vergonzosa ya que uno sostiene al otro por detrás, siendo "insistente" o "pegajoso"...

En muchos casos, otros entienden inconscientemente el uso de la proxémica para señalar estas cosas y todo el proceso se vuelve consensual... Casi parece un ritual de despedida que todos entendemos... Pero en realidad lo hacemos sin siquiera ser conscientes de ello ...

Por lo tanto, ten en cuenta que hay tres principios clave de acción-reacción y, de hecho, una vez más, obsérvalos en las personas con las que te encuentras todos los días. En la oficina, es posible que descubras cosas que se te habían escapado durante meses... Quizás hay "sentimientos" entre dos colegas (o los "sentimientos" se han ido) o tu jefe (o maestro) favorece a alguien (la imitación lo deja al descubierto muy a menudo).

Y ahora podemos pasar a un capítulo práctico... Quiero mostrarte algunas de las reglas clave e incluso los "trucos del oficio" del análisis del lenguaje corporal. ¡Y lo vamos a hacer ahora mismo!

3

LOS FUNDAMENTOS DEL ANÁLISIS DEL LENGUAJE CORPORAL

Fruncir el ceño, suspirar, mirarse a los ojos, rascarse, encorvarse... La lista de palabras que tenemos para el lenguaje corporal es enorme... ¿Por qué? En pocas palabras, hay muchas expresiones en el lenguaje corporal. Pero, ¿podemos intentar darle algún sentido a este enorme sistema de lenguaje que ignoramos con tanta frecuencia? Sí podemos. Y esto es exactamente lo que vamos a hacer.

Comencemos con un pequeño experimento... Piensa en tu maestro favorito en la escuela. Imagínatelo frente a ti, junto a la pizarra interactiva (¡o la pizarra común si eres de mi generación!) ¿Listo? Ten en cuenta la imagen. Ahora, todos teníamos profesores a los que no podíamos soportar ver (escuchar, etc.). Elige a tu maestro menos favorito.

¿Hecho? Genial... Ahora, dibuja los contornos de las dos imágenes que tienes en mente. Simplemente finge que tienes un gran marcador y dibuja sus siluetas. Si tu maestro menos favorito salió como una de esas figuras de tiza que los policías dibujan en la calle en las películas, ¡realmente no te agradaba! Bromas aparte, superponlas...

Apuesto a que tenían diferentes posturas... ¿Estoy en lo cierto? Por supuesto, porque los estudios demuestran que lo que más recuerdan los estudiantes de sus maestros de escuela son sus "payasadas", como su postura extraña, lenguaje corporal original, expresiones faciales, hábitos extraños de tono de voz. No las palabras reales, no las lecciones reales...

Pero si comparas las dos posturas de los dos profesores, una te dará una impresión positiva y la otra una negativa. Verás, ya "leíste" su lenguaje corporal. Y guardaste todo este conocimiento en tu subconsciente hasta ahora. Y con un simple análisis, ahora tienes una comprensión racional de su lenguaje corporal (o parte de él).

Este ejercicio nos dice mucho sobre el lenguaje corporal. Por ejemplo:

- Lo reconocemos incluso si no somos conscientes de ello.
- Reaccionamos incluso si no sabemos que estamos reaccionando.
- Influye en nuestra opinión sobre las personas.
- Lo recordamos durante mucho tiempo. ¡Más tiempo de lo que recordamos las palabras, de hecho!
- Las personas emiten signos de lenguaje corporal todo el tiempo.
- Algunos signos son positivos y otros son negativos.

Leer el lenguaje corporal es como abrir un libro lleno de secretos. Ese libro ha estado en el estante durante años y no lo hemos tomado... Es hora de que lo hagamos ahora...

LENGUAJE CORPORAL POSITIVO Y NEGATIVO

Empecemos por una distinción básica. *Lenguaje corporal positivo y negativo.* Y lo haremos con un pequeño experimento... Dime, de estos dos, ¿cuál es positivo y cuál es negativo?

1. Golpear la mesa con el puño
2. Sonreír

Por supuesto, estarás de acuerdo en que (a), "golpear la mesa con el puño" es negativo, mientras que (b), "sonreír" es positivo. Pero ahora agreguemos algunos más...

3. Fruncir el ceño
4. Tocarse la nariz
5. Golpear los pies
6. Inclinarse hacia atrás en una silla

Ahora las cosas se vuelven un poco menos sencillas, ¿no? Puedes pensar que fruncir el ceño es en general negativo, pero no tan negativo como golpear la mesa con el puño. Y yo estaría de acuerdo. Esto nos dice que hay *niveles de negatividad y positividad en el lenguaje corporal.*

La negatividad y la positividad están en una línea, en un gradiente, de muy negativo a muy positivo. En el medio, tienes "bastante negativo/positivo", "un poco negativo/positivo" y todas las calificaciones intermedias que desees usar...

Puedo escuchar tu pregunta, no te preocupes, "¿Existe un lenguaje corporal neutral?" ¡Gran pregunta en realidad!

La idea del *lenguaje corporal neutral* es interesante para mí... Déjame decirte por qué. Por lenguaje corporal neutral queremos decir "relajado" y "a gusto". Entonces, el lenguaje corporal, "neutral" es en realidad "positivo". Creo que esto nos dice mucho sobre el verdadero significado de la vida... Pero tal vez esto sea algo que discutiremos en un libro de filosofía...

Ahora, volvamos a lo positivo y lo negativo. ¿Qué nos hace medir la negatividad en el lenguaje corporal? Quiero decir, ¿qué actitud hace que el lenguaje corporal sea negativo? Aquí hay algunos ejemplos:

- *Agresión*: por supuesto, el comportamiento agresivo hace que el lenguaje corporal sea negativo.
- *Hostilidad*: puede ser menos abiertamente expresada que la agresión. Por lo tanto, será más difícil de detectar. Pero realmente hace una gran diferencia si puedes detectar la hostilidad en los que tienes delante de ti...
- *Distancia emocional:* esto a menudo se traduce en distancia física, como veremos luego.
- *Timidez y falta de confianza:* está relacionado con la distancia emocional y puede ser su causa, pero no es lo mismo. Un amigo puede tener muchos sentimientos por ti,

pero no confiar en ti en algunos puntos. Y sí, puedes entenderlo por el lenguaje corporal de tu amigo.

- *Desinterés:* puede que esto no sea tan negativo como la hostilidad o la agresión, pero sigue siendo negativo y descubrirlo te ahorrará muchas decepciones en la vida...

Estos son diferentes "tipos" de negatividad, o mejor dicho, diferentes "fuentes" de negatividad.

Entonces, lo que debes hacer cuando detectes la negatividad general en el lenguaje corporal de alguien es *averiguar cuál de estas emociones o actitudes expresa.* Comprender que tu entrevistador en una entrevista de trabajo no está interesado te dirá mucho sobre tus perspectivas de conseguir un trabajo. Sabes, cuando llegas a casa de una entrevista de trabajo y te preguntan: "¿Cómo te fue?" Por lo general, das una buena impresión, pero luego pierdes días estando ansioso... ¿Qué tal si pudieras decir racionalmente que no salió bien porque lo leíste en el lenguaje corporal del panel? Menos ansiedad, menos decepción, más tiempo para pasar a la próxima entrevista...

Verás, la gente de hoy en día a menudo tiene una mala actitud sobre "saber lo negativo"... Es un asunto sociológico. La sociedad se ha vuelto tan difícil y frustrante que, como mecanismo de defensa, muchos de nosotros preferimos "simplemente no saber". Pero si lo sabes racionalmente de antemano, no recibirás el golpe emocional cuando te den la noticia.

Emocionalmente, que alguien en una posición de poder te diga algo negativo o que lo sepas de antemano es muy diferente. El segundo te inmuniza contra la decepción, la frustración, la pérdida de prestigio.

Y te da más tiempo y energía para dedicar a tu próximo movimiento.

Hagamos una pausa para *reflexionar* un poco. Como pedagogo, de hecho, tengo que decirte que un buen alumno es un alumno reflexivo. Entonces, de vez en cuando haremos una pausa y pensaremos un poco... *¿Has notado que ya has comenzado a analizar el lenguaje corporal?* Analizar significa "dividir en partes"...

Entonces, lo que podemos decir sobre el *análisis del lenguaje corporal es que necesitamos entender cuál es la actitud (emoción, pensamiento, etc.) detrás de los signos no verbales.*

Y podemos comenzar con tres pasos:

1. *Divide entre positivo y negativo.*
2. *Decide el nivel o grado de positividad y negatividad.*
3. *Identifica la actitud central detrás del signo, gesto, etc.*

Es un poco como leer la mente, sí... Aunque una lectura honesta de la mente ...

"¿Pero qué hay de lo positivo?" ¡Puedo oírte! Hablando de lectura de mentes... Bien, lo dejé para el final para terminar con una nota positiva.

Aquí nuevamente, por supuesto, hay *niveles de positividad.* De "entusiasta", "enamorado" o "extático" a "desinteresado" y "no totalmente hostil"...

Pero, *¿qué causa un signo de lenguaje corporal positivo? ¿Cuáles son las actitudes detrás de esto?* Aquí están:

- *Empatía:* esta es, ampliamente, la actitud o sentimiento predominante detrás de toda positividad. Cuando las personas entienden lo que sientes, ya sea que expreses un problema o expreses alegría, se abrirán tanto emocional como físicamente (con el lenguaje corporal).
- *Confianza:* si la gente confía en ti, lo verás reflejado en la forma en la que se sientan, se mueven, sonríen, hablan, miran... Y esto es muy importante... ¡Piensa en los estafadores y en lo que pueden saber sobre nuestro lenguaje corporal! Volveremos a esto... Créeme (¡Me encantan los juegos de palabras!)
- *Interés:* si las personas están interesadas en lo que dices, mostrarán una apertura y positividad sobre tus ideas, sentimientos, etc. a través de sus cuerpos.
- *Acuerdo:* esto no es lo mismo que el interés. Comprender el acuerdo a través del lenguaje corporal te pone un paso adelante.
- *Relajación:* no puedes imaginar cómo el estar relajado cambia tu lenguaje corporal. De todas las actitudes (estados mentales) que influyen en el lenguaje corporal, la relajación es "el gran cambio". Verás, si simpatizas, confías, estás de acuerdo, etc.... ¡estás relajado! Si sientes agresión, etc., ¡no es así! Es como "la base de todas las actitudes positivas". ¿O la consecuencia de todas ellas? Digamos que ambas.
- *Seguridad:* tendremos que ver esto en detalle, porque hay

una diferencia clave entre el exceso de confianza o seguridad (que es agresiva) y la confianza o seguridad real (que es protectora). Las personas que tienen una confianza positiva tienen un lenguaje corporal afectuoso, como el de una madre o un padre. Las personas con exceso de confianza tienen un tipo de lenguaje corporal de "general del ejército"...

Si sabes qué signos proyectan positividad, puedes hacer dos cosas con esto:

- Puedes *aprender a leer los signos positivos*. Entonces, sabrás cuándo tu maestro o jefe *realmente* está de acuerdo contigo.
- Puedes *aprender a proyectar señales positivas*. Y esto te cambia la vida. Las personas que proyectan signos positivos tienen una vida mejor: tienen más respeto y estima, son más confiables, son más felices, reciben más información (sí, la gente habla abiertamente con personas positivas), tienen una mejor experiencia de vida e incluso mejores perspectivas de carrera.

Ahora hemos avanzado mucho. Pero hay más que decir.

LENGUAJE CORPORAL EN CONTEXTO

Tomemos un ejemplo del lenguaje verbal y la lingüística. Mira esta declaración en dos contextos:

1. "¡Qué lindo día!" (El sol brilla y hace calor).

2. "¡Qué lindo día!" (Está lloviendo, hace frío y el clima es miserable).

La oración es la misma, pero el *significado es exactamente lo contrario*. La segunda afirmación es irónica. Y no podemos entender la ironía sin algún tipo de contexto. ¡Sin embargo, la ironía cambia el significado de las declaraciones a su opuesto exacto!

Como hacemos con el lenguaje verbal, *necesitamos el contexto para entender el lenguaje corporal*. Necesitamos información contextual. Pero, ¿qué es el contexto exactamente?

El contexto es todo lo que "viene con" una señal, que puede ser inmediata (cercana y clara) o incluso muy remota. De hecho, puede ser otro signo no verbal.

Imagínate a los niños que vuelven a casa, sucios y embarrados. En la puerta los espera la madre, y tú ves lo siguiente:

- Ella tiene los puños en las caderas, en jarra.
- Ella está dando golpecitos con el pie.

¿Qué entiendes a partir de esto?

Tu *primera lectura* te diría que está enojada, que tiene una actitud y una postura de regaño, muy autoritaria e incluso impaciente.

Pero ahora quiero mostrarte el rostro de la madre: ¡y tiene una sonrisa radiante!

La sonrisa es contextual a los otros dos signos. Y ahora comprendes que ella también está jugando con los niños. ¿Con qué frecuencia lo hacemos para "fingir regañar"? En realidad, es una importante actividad social y educativa. No entraré en detalles, pero, por ejemplo, minimiza el papel de castigador severo que suelen tener los padres; les enseña a los niños que incluso eso es un papel, no algo que a los padres les guste hacer, mostrar ironía, etc.... ¡Hermoso!

Pero para lo que necesitamos aprender, hay un punto clave: *tu análisis es tan preciso como la integridad de los signos y los signos contextuales que recopilas.*

Es un poco como "jugar al detective", como Columbo, por ejemplo... Necesitas recopilar una gran cantidad de datos, de hecho, tantos como puedas y luego reconstruir el rompecabezas.

Por lo tanto, podemos estar de acuerdo en que *nunca debes interpretar un signo de lenguaje corporal de forma aislada. Léelos todos juntos, como letras diferentes de la misma palabra, o palabras en una oración...* Ninguno por sí solo puede darte el significado completo.

Si la sonrisa es otra señal no verbal y te da un contexto inmediato, ahora olvídate de que la viste. Ahora te daré otro tipo de información: *conoces la mentalidad y los valores culturales de la madre, y sabes que a ella no le importa que sus hijos se ensucien. De hecho, valora la libertad de los niños y el contacto con la naturaleza por sobre todas las cosas.*

Esta es una información muy importante que cambia toda la perspectiva, una vez más. *No vivimos en un vacío cultural.* Las cuestiones personales, sociales, familiares y culturales, e incluso las tradiciones, afectan todo lo que hacemos y expresamos.

Veámoslo de esta manera. Cuando no entiendes a alguien, muy a menudo acudes a un amigo de esa persona para obtener una "interpretación final". El "confía en mí, no lo decía en serio" de alguien que lo conoce bien... ¿Por qué? Esa oración se basa en conocer el contexto, que incluye la historia de la persona y sus valores...

"Espera", tal vez estés pensando, "¡No puedo saber el pasado de todos!" Tienes razón, y no lo necesitarás la mayor parte del tiempo. Si estás tratando de averiguar si ese asistente de tienda está tratando de engañarte, entonces no lo necesitarás.

Pero esto es para mostrarte hasta dónde podemos llegar con los datos que usamos y qué tan importante puede ser el contexto. Aun así, con el asistente de tienda, también querrás tener en cuenta otros factores contextuales, por ejemplo:

- ¿Es esta una tienda de renombre?
- ¿Has comprado allí antes?
- ¿Eres un cliente habitual?
- ¿El dependiente de la tienda es permanente o simplemente está reemplazando a alguien por un día?
- ¿Conoces al dependiente por fuera de la tienda?

Al igual que cuando lees un libro, es posible que necesites saber sobre la época en la que se desarrolla, la cultura de la que proviene, etc.... Lo mismo se aplicará al análisis del lenguaje corporal.

CONTEXTO Y AMBIGÜEDAD DEL LENGUAJE CORPORAL

Al comienzo de este capítulo, vimos una lista de signos no verbales, ¿recuerdas? Comenzamos con "dar un puñetazo en la mesa" y "sonreír" (¡asumiendo que es una sonrisa real!). Estos dos ejemplos son bastante *inequívocos*. Un poco como las palabras "bueno" y "malo", "amor" y "odio", "felicidad" y "dolor".

Pero luego agregamos "fruncir el ceño", "dar golpecitos con el pie", "tocarse la nariz" y "recostarse en una silla". Y estos no son inequívocos, de hecho, pueden ser *muy ambiguos fuera de contexto y por sí mismos.*

Dar golpecitos con el pie con música significa que te sientes a gusto y "metido en ello". Dar golpecitos con el pie sin música puede ser un signo de nervios (¿o tal vez que tienes una melodía en la cabeza?). Dar golpecitos con el pie mientras estás de pie puede ser un signo de desaprobación, pero al estar sentado puede ser un signo de aburrimiento.

Entonces, si estás en una reunión formal y golpeas con el pie debajo de la silla... apuesto a que estás aburrido... Pero si estás parado y mirando a alguien o en un lugar en particular, creo que estás mostrando desaprobación e impaciencia...

En este caso, *necesitas el contexto para resolver la ambigüedad de la señal no verbal.*

Fruncir el ceño puede ser un signo de perplejidad, pero también de preocupación... Si le dices a un amigo que tuviste una mala experiencia y ves su ceño fruncido, asumirás que está expresando empatía, una preocupación honesta sobre tu felicidad, salud, etc....

Si entregas tu tarea y tu maestro frunce el ceño, bueno, ¡eso no puede ser positivo!

Aquí nuevamente, es el *contexto el que nos dice cómo interpretar un signo no verbal.*

Todo sucede en contexto. Como lector del lenguaje corporal, eso marca la diferencia. Por ejemplo, *en un contexto formal*, las personas serán más rígidas, menos expansivas, menos expresivas. Y esto significa que *el lenguaje corporal se vuelve:*

- Más controlado y menos espontáneo
- Más limitado (gestos más pequeños, movimientos más pequeños, expresiones faciales menos expresivas)
- Más lento y más predecible (hay como un "guión" a seguir en situaciones formales)

En resumen, nuestro lenguaje corporal cambia según la situación:

- dónde estamos
- por qué estamos allí
- con quiénes estamos

Y todo esto es parte del contexto.

EL LENGUAJE CORPORAL COMO PRÁCTICA HOLÍSTICA

Volvamos a la madre que golpeaba los pies. Comenzamos desde su pie y terminamos en una lectura concluyente solo después de ver su rostro... Eso dice mucho sobre cómo leemos el lenguaje corporal. Verás, no es "lenguaje de pies" o "lenguaje de codo" por una razón. *Leemos el cuerpo entero, como un cuerpo expresivo continuo y coherente.*

Hay *ramas específicas del análisis del lenguaje corporal para la cara, la posición y la distancia, las manos, etc.... incluso para los ojos...* ¡Y las veremos muy pronto! Pero el significado viene solo después de observar todos los signos que emite una persona y luego juntarlos. Es como leer un libro... No solo lees verbos, o solo adjetivos o solo sustantivos, ¿verdad?

"¿Pero hay una dirección, un orden? ¿Por dónde tengo que empezar?" preguntas tú bastante correctamente... No, no lo hay. Pero hay un truco profesional que te enseñaré en un segundo.

La mayoría de las veces, *y la mayoría de los lectores de lenguaje corporal se ven atrapados por movimientos o gestos particulares,* exactamente como lo hace todo el mundo. Por lo tanto, es muy probable que el golpeteo de la mujer con los pies sea lo primero que notará un lector de lenguaje corporal tanto profesional como aficionado.

Esto es simplemente porque *hay gestos, expresiones y movimientos muy visibles que se destacan.* Es un poco como gritar, levantar la voz o reír en una comunicación verbal. No puedes dejar de notar estos signos.

La diferencia es que mientras todo el mundo lo nota, el lector experto en lenguaje corporal se "activa".

Déjame explicarte esto. ¿Qué harías, con tus propios ojos, si vieras a alguien dando puñetazos al aire? *Te acercarías al gesto, movimiento o expresión facial extraña, llamativa y anómala, ¿verdad?* Eso es lo más natural que se puede hacer. De hecho, es inconsciente, espontáneo, es un reflejo, una reacción instintiva.

Ahora déjame decirte lo que haría un lector de lenguaje corporal profesional... *Él o ella se alejaría del gesto, movimiento o expresión facial extraña, llamativa y anómala.* Exactamente lo contrario, y eso es lo que quiero decir con activar.

¿Por qué? ¿Cómo puedes ver las señales del resto del cuerpo si amplías un pequeño detalle? Es como la gente que practica deportes como el baloncesto... Ellos vigilan la pelota, pero mantienen su visión periférica en sus compañeros y adversarios... Están entrenados para hacerlo. O mientras te concentras en la pelota, alguien puede robártela...

Entonces, este es un secreto interno, un truco del oficio, pero quería que lo supieras. De esta manera, puedes comenzar con las herramientas, los medios, los hábitos y la actitud correctos que necesitas para volverte muy competente.

Y el primer ejercicio que te pediré que hagas es precisamente este. Sal (cuando tengas que hacerlo, ¡no te apresures solo por esto!) Ve a donde haya gente, tal vez cuando vayas de compras o vayas a la escuela o al trabajo...

¿Entendido? Cuando salgas, mira a las personas que te rodean. Si se mueven, algún movimiento o gesto en particular llamará tu atención. Sin embargo, en lugar de acercarte, "activa" y aleja tu zoom, ya listo para detectar cualquier otra señal que emita el cuerpo.

Y después de que hayas hecho esto, podemos reunirnos nuevamente para el próximo capítulo, donde aprenderemos sobre la naturaleza misma del lenguaje corporal, por qué reaccionamos de la manera en que lo hacemos...

4

¿POR QUÉ EL CUERPO REACCIONA COMO LO HACE?

LENGUAJE CORPORAL

¡**B**uuuuuu! ¿Te hice saltar? Probablemente no porque solamente estás leyendo esto. Pero si lo hubiera gritado a tus espaldas... La pregunta es, ¿por qué saltamos cuando alguien nos asusta?

Es un reflejo y uno muy visible. Como cuando el médico prueba tu reflejo con el martillo pequeño (o mazo) en tu rodilla. No puedes evitarlo. En este caso, el corazón mismo "salta un latido" (metafóricamente, en realidad late más rápido). Cuando el corazón se ve afectado, todo el cuerpo responde. Sientes un subidón de adrenalina. Tu mente se reinicia de repente y entra en modo de defensa. Tus nervios y músculos se ponen rígidos. A veces, incluso las vejigas tienen reacciones...

Este es un ejemplo evidente de que *no tenemos el control total de nuestras acciones y reacciones físicas.*

Pero, ¿qué tal si todo el tiempo te sucedieran episodios similares, pero mucho más pequeños y menos visibles? No apartas la mirada conscientemente cuando alguien te irrita la mayor parte del tiempo, ¿verdad? *Puedes hacerlo,* pero solo para *mostrar tu desaprobación.* Pero incluso si no quieres mostrarlo, tu cuerpo lo hará.

De hecho, *nuestro cuerpo tiende a responder a casi cualquier experiencia e incluso a cualquier emoción que tengamos.* Y aquí es de donde *proviene el lenguaje corporal natural.* Si eres feliz, sonríes. Si estás enojado, frunces el ceño. Si estás nervioso, tu cuerpo se pone rígido, etc.

"¿Pero qué hay de los actores y los políticos", te preguntas? Podríamos pasar horas hablando de la larga tradición de "mirar cómo se comunica el cuerpo para luego reproducirlo de la forma más natural posible". En cierto modo, *la capacidad de reproducir un lenguaje corporal aparentemente natural* es una de las cosas que hace que un actor sea convincente. Siglos atrás se ritualizaban y exageraban gestos que nadie tomaría como naturales hoy en día. En la época de Shakespeare, los actores no querían "parecer reales". Luego las cosas cambiaron y este arte se perfeccionó.

Y, por supuesto, charlatanes, timadores y políticos se subieron al tren y aprendieron a utilizar el *lenguaje corporal de la recitación.* Esta es una forma de *lenguaje corporal adquirido* que es muy consciente e intencional.

¿Y en el medio? ¿Es el *lenguaje corporal de recitación* la totalidad del *lenguaje corporal adquirido*? ¡No, en realidad no! Captamos el lenguaje corporal inconscientemente todo el tiempo. Existe una teoría en los estudios del lenguaje llamada *Teoría de la acomodación*. Significa que cuando nos gusta alguien, imitamos su lenguaje (tono, elección de palabras, incluso acento), pero también su comunicación no verbal (como el lenguaje corporal)... Ocurre lo contrario cuando no nos gusta alguien con quien estamos hablando.

Esto sucede todo el tiempo y seguro que te has encontrado usando "las palabras de un amigo", es decir, su lenguaje típico. De hecho, notamos las relaciones estrechas porque la gente comienza a "hablar igual y moverse igual"...

Entonces, en tu propio lenguaje corporal personal hay una *herencia cultural* que llevas contigo. Esa expresión facial de tu amado pariente, ese gesto de tu antiguo grupo de amigos... todos estos signos que adquiriste en el camino saldrán a la superficie de vez en cuando de manera subconsciente.

Entonces, hemos visto que existen al menos tres tipos de lenguaje corporal:

1. *Lenguaje corporal natural*
2. *Lenguaje corporal adquirido*
3. *Lenguaje corporal de recitación*

Volvemos al debate sobre la naturaleza vs la crianza... Bueno, ¡al final resultó ser más práctico y menos académico de lo que pensábamos!

ENTENDER LO QUE EL CUERPO TE DICE

Ahora que sabes que el lenguaje corporal tiene diferentes orígenes, puedes comenzar a hacer una distinción. Tomemos un ejemplo práctico... Imagina que eres un analista profesional del lenguaje corporal. Imagina que hay una política famosa en la televisión y está dando un gran discurso. Imagina que te piden que analices el discurso para averiguar "lo que esconde"...

Bien, ahora tendrás que averiguar:

- Lo que ella quiere que creas.
- Lo que realmente siente con respecto a lo que dice.
- Si existe alguna interferencia cultural que confunda la lectura.

Su cuerpo te está diciendo todas estas cosas al mismo tiempo. Y es tu tarea distinguirlas.

Si has visto a profesionales en el trabajo, tal vez hayas notado que a menudo dicen cosas como: "Él usó su mano de esta manera, pero al mismo tiempo frunció el ceño..." Encontrar *señales contradictorias* es en realidad una puerta al engaño. No necesariamente, no me malinterpretes. *No hay absolutos en las ciencias humanas.* No somos maquinas.

Pero verás, *leer los signos en conjunto puede darnos una pista de si la persona se siente consistente con lo que está comunicando o no.*

¿Y qué hay del lenguaje corporal que se adquiere culturalmente? A veces, este puede darnos simpatía o afiliación a un grupo cultural. Los raperos son un claro ejemplo. Sus gestos con las manos realmente nos dicen "Pertenezco a la tradición cultural del rap", con todos sus vínculos con comunidades urbanas, Negras, etc.

La forma en la que la gente cruza las piernas en el Reino Unido puede decirte si vienen de la clase alta o de la clase baja... Permíteme hacer una referencia cultural... ¿Alguna vez has visto la serie de televisión *The Jeffersons*, con un fantástico Sherman Hemsley como el inolvidable George Jefferson? ¿Recuerdas su icónico paso? ¿Qué te comunicó? Pues este les dijo a todos los espectadores que estaba "profundamente orgulloso de ser miembro de la comunidad Negra".

Cuando lees el lenguaje corporal, vuelves a casa con tres conjuntos diferentes de información sobre la persona:

- *Su origen cultural.* Esto puede ser relevante de acuerdo con lo que esté diciendo o, en algunos casos, es posible que debas eliminar estos signos como "ruido" porque confunden tu evaluación. Por ejemplo, si alguien te vende una aspiradora, es posible que desees centrarte en si es una estafa...
- *Lo que él o ella quiere que creas.* Averiguar qué gestos y signos no verbales se "plantaron" allí para convencerte te da una gran ventaja. Sin embargo, ten en cuenta que esto no significa que si alguien está "actuando" también está mintiendo. El político en cuestión, por supuesto, utilizará su entrenamiento en lenguaje corporal... El punto es averiguar

si su cuerpo está contando una historia diferente a la de sus labios.

- *Lo que dice el cuerpo involuntariamente.* Lo cual, por supuesto, confirmará o refutará lo que dice la persona.

Esto es muy importante cuando se compite con el lenguaje corporal... En muchos casos, es como "limpiar todo" hasta que realmente puedes ver la verdad... ¡Y en muchos casos, es mucha limpieza! Pero no siempre es así.

Observamos un ejemplo grande e importante. En realidad, si la gente entendiera cada vez que los políticos les mienten, estaríamos mucho mejor...

Pero en otras ocasiones, es posible que *desees leer el lenguaje corporal para ayudar a la persona.* Los psicólogos lo hacen todo el tiempo. Si le estás dando una mala noticia a alguien, no puedes esperar que la persona responda honestamente todo el tiempo...

Puede haber muchas razones para esto:

- La persona está en shock.
- No tienen una relación de confianza.
- Es posible que la persona no quiera molestarte con su dolor...

Si tienes que darle una mala noticia a alguien, fíjate siempre en su lenguaje corporal. Es posible que la persona necesite mucha más ayuda de lo que realmente admite. Cualquier signo de *cierre*, especialmente frente a su pecho y estómago, es en realidad un signo de dolor extremo en estos momentos. Tu amigo necesita consuelo.

Agacharse o inclinarse hacia adelante también es una mala señal... Es posible que tu amigo se esté rindiendo o, literalmente, esté "asumiendo el peso de la situación"...

Sin embargo, la peor señal puede ser la mirada en blanco y el rostro inexpresivo. Eso es un signo de shock emocional...

Una vez más, el contexto es muy importante en estas situaciones. Incluso puedes esperar una reacción bastante rígida y distante cuando un médico le da una mala noticia a un paciente. Por eso no debe ser el médico quien la dé, sino un psicólogo... Pero si ocurre en una relación amistosa, debes esperar un pedido de ayuda en el lenguaje corporal. Incluso un abrazo...

REFLEJO HUMANO, ¿INEVITABLE O NO?

Algunas personas son como estatuas de mármol. Parece que nunca emiten señales no deseadas. Quizás lo más impresionante de todo esto es nuestra antigua conocida, la Reina de Inglaterra. Puede parecer que es *posible controlar totalmente los reflejos humanos y el lenguaje corporal inconsciente.*

En este caso, por supuesto, sería muy difícil descubrir las mentiras y las trampas. ¿Pero es realmente posible? ¡La respuesta es sí y no!

Sí, es posible controlar los reflejos naturales. No, no es posible controlarlos por completo.

De hecho, gran parte del lenguaje corporal por el que pasan los políticos (y actores) no implica expresar señales no verbales, sino reprimirlas. "Entrar en el personaje" significa "convertirse en una pizarra en blanco" y eso implica calmar el cuerpo hasta un punto en el que no tiene que expresarse de forma no verbal.

Los actores y actrices lo hacen todo el tiempo. Afortunadamente, la mayoría de los políticos y agentes de seguros no son tan buenos actuando. Pero aun así se entrenan para evitar el lenguaje corporal espontáneo.

Para hacer esto, necesitas un entrenador que verifique cómo te mueves, gesticulas, etc. y que luego te diga que "pares esto y pares aquello" hasta que se vuelva fácil y natural para ti ocultar tu lenguaje corporal.

Pero nadie puede hacerlo perfectamente y todo el tiempo. Hay algunos obstáculos:

- *Algunas áreas del lenguaje corporal son más difíciles de ocultar, otras imposibles. Especialmente los ojos no se pueden controlar fácilmente y las caras tampoco.*
- *Requiere esfuerzo y energía ocultar tu lenguaje corporal natural. La gente puede hacerlo por un tiempo breve pero no todo el tiempo.*
- *Los eventos repentinos e inesperados pueden hacer surgir repentinamente el lenguaje corporal natural.*

De hecho, los discursos políticos son casi siempre filmados a distancia, cortos y controlados, no hay un repentino abucheo.

Mira a la Reina de nuevo. Ella ha estado entrenando para esto toda su vida... Pero, aun así, rara vez la verás de cerca, y rara vez cuando está dando un discurso. Sus apariciones son muy breves. Todo está bajo control todo el tiempo.

Habiendo dicho esto, quiero darte un consejo... Imagina que estás en medio de una transacción con un tipo que realmente oculta bien su lenguaje corporal natural... ¿Qué puedes hacer?

- Puedes cansarlo si tienes tiempo. De esta manera, sus defensas y energía caerán, y resurgirá el lenguaje corporal natural.
- Puedes *sorprenderlo*. No hay necesidad de decir "¡buuu!", sino que puedes implementar un gesto, oración, propuesta repentina e inesperada, etc. Y prepárate para leer su lenguaje corporal inmediatamente después de sorprenderlo...

EL CUERPO HUMANO

Leer el lenguaje corporal también significa concentrarse en diferentes partes del cuerpo al mismo tiempo. Piénsalo; no es fácil leer los pies y los ojos simultáneamente. Por eso, en primer lugar, *debes mantenerte a una distancia decente al leer el lenguaje corporal*. Esto también se debe a que, si estás muy cerca de la persona que estás analizando, literalmente interferirás en su lenguaje corporal. No lees el lenguaje corporal en los ascensores...

Entonces, ¿dónde puedes pararte?

- No debes estar demasiado lejos, porque necesitas ver los ojos de la persona.

- No debes estar demasiado cerca, porque necesitas ver todo el cuerpo y dejar que la persona se sienta segura.
- Ni siquiera debes estar directamente frente a esta persona. Puedes convertirte en el centro de atención de la persona.
- Aproximadamente a 10 pies de distancia ligeramente hacia la izquierda o hacia la derecha (aproximadamente 30 º) está bien.

Ahora que sabes dónde posicionarte, ¿qué te parece si echamos un vistazo a algunas áreas clave del análisis del lenguaje corporal? Todas parecen palabras técnicas, y lo son. Pero te explicaremos todo en términos simples y aprenderás los conceptos básicos de estos campos.

KINÉSICA

La kinésica es el estudio del movimiento dentro del lenguaje corporal. No solo nos comunicamos cuando estamos de pie, con expresiones faciales y gestos. *También nos comunicamos a través de movimientos.*

La forma en que caminas, la forma en que corres, cuándo y a dónde vas... En qué dirección giras... Hay tantos aspectos del movimiento que la lista podría continuar por días. También hemos visto que la kinésica es importante en la proxémica (cómo nos mantenemos y nos movemos en relación con los demás). Todos los diferentes campos del análisis del lenguaje corporal están vinculados, por supuesto.

Pero veamos algunos elementos centrales de la kinésica...

- *La dirección del movimiento.* ¿En qué dirección va el movimiento? ¿Va hacia alguien o se aleja de alguien? ¿O quizás de algo?

- *La velocidad del movimiento.* Huir no es lo mismo que marcharse. Y alejarse lentamente no es lo mismo que alejarse apresuradamente.

- *El tamaño del movimiento.* Salir totalmente de la habitación es una señal clara de que tienes la intención de terminar una interacción, incluso pacíficamente... En cambio, simplemente alejarse puede significar que deseas detener la interacción, pero no todavía. Lo lejos que te muevas importa, por supuesto.

- *La acentuación del movimiento.* Con esto queremos decir cuán grande, teatral, exagerado, etc. es el movimiento. Y esto puede mostrar cualquier intención (si la persona quiere hacer un gesto dramático) cuando se pretende, pero falta total de control si es natural.

- *La complejidad del movimiento.* Simplemente caminar no es lo mismo que caminar y saltar, o caminar y saludar, o caminar y menear la cabeza. Necesitamos analizar los movimientos en toda su complejidad.

A estos, por supuesto, debemos agregar los diferentes tipos de movimientos, como:

- Caminar
- Sentarse, ponerse en cuclillas, etc.
- Ponerse de pie

- Mover las manos (saludar etc.)
- Mover los brazos
- Mover la cabeza

La lista es larga... Algo interesante, por ejemplo, es cruzar las piernas. Esto puede ser un signo de tranquilidad, un signo cultural o incluso un signo de malestar según cómo lo hagas.

Es un signo de tranquilidad porque levantas un pie del suelo. Estás menos "conectado a tierra". Por lo general, cuando nos sentimos inseguros, queremos sentirnos en contacto con el suelo tanto como sea posible.

Puede ser un signo cultural. Basta pensar en la diferencia entre apoyar el tobillo en la rodilla, un signo de gran confianza, a menudo utilizado por los hombres e incluso mal visto cuando las mujeres lo hacen en algunas culturas. Ahora compara con alinear las rodillas una encima de la otra. En Gran Bretaña es común, pero entre hombres de clase media y alta y entre todas las mujeres. Los hombres de la clase trabajadora no lo usan a menudo...

Puede ser un signo de angustia, especialmente si el pie levantado tiende a caer sobre la otra pierna. Este es un signo bastante común en las mujeres especialmente, y muestra que la mujer se está "cerrando por completo", incluso que se siente sexualmente amenazada, o al menos que quiere cortar la esfera sexual del encuentro.

Mantente siempre atento a cómo se mueven las personas y descubrirás mucho más de lo que imaginas...

OCULESICS

Hablando de estar atento, *la oculesics es la rama del análisis del lenguaje corporal que estudia los movimientos oculares.* En realidad, es un subcampo de la kinésica. Sabes que los ojos se mueven, pero ¿alguna vez los has observado? ¡Se mueven todo el tiempo!

Por supuesto, su movimiento es limitado en el espacio (a menos que también cuentes el enfoque ocular), pero hay muchas otras cosas a tener en cuenta en el movimiento ocular:

- La dirección
- Si se repite, si es constante
- La linealidad (los ojos pueden girar, por ejemplo)
- La duración del movimiento
- El foco

Hablando del último, hay dos *direcciones clave de enfoque*:

- Enfoque interior
- Enfoque exterior

Piénsalo detenidamente y notarás que cuando las personas miran "dentro de sí" o hacia fuera, puedes notar la diferencia. Un enfoque externo es penetrante, un enfoque interno se desvanece.

Por otra parte, el lugar donde alguien enfoca la vista es, por supuesto, muy importante. El famoso mirar un reloj durante una reunión (romántica) lo dice todo. Pero también es importante la frecuencia del *cambio de enfoque.* Si estás en una cita romántica y miras a otra persona una vez, es posible que tu pareja no lo note, no preste atención o te perdone. Empieza a hacerlo un poco más a menudo y no estoy seguro de que tu cita termine en un escenario de "felices para siempre"...

Todo el mundo cambia de enfoque de vez en cuando. Pero hacerlo constantemente muestra *interés en alguien o en algo.*

Mientras estemos aquí, te contaré un secreto de actuación... Los actores siempre miran *por encima de las cabezas de la audiencia.* También los buenos profesores... ¿Por qué? Tienen que evitar el *contacto visual,* que es demasiado poderoso para sostener, especialmente si, por así decirlo, estás contando una historia, una especie de "mentira"... Te resultará difícil mantenerte en el personaje y mirar a la audiencia a los ojos.

Entonces, a veces, incluso en una conversación muy franca y honesta, la gente mira hacia otro lado, cambia de enfoque. Pero eso es como "tomar un descanso, un respiro". Mantener el contacto visual es realmente muy difícil.

Y sobre este tema, no... Si puedes mirarte a los ojos con alguien durante tres segundos, no significa que estén necesariamente enamorados el uno del otro. Otro mito urbano sobre el lenguaje corporal que tenemos que disipar.

Veamos algunos movimientos oculares típicos.

- Mirar hacia arriba. Esto puede significar muchas cosas. Desde la desesperación, hasta el hecho de que estás pensando, la incredulidad, la confusión, etc.

- Mirar hacia abajo. Esto suele mostrar decepción y voluntad de evitar el contacto visual. También puede mostrar vergüenza y falta de confianza en sí mismo.
- Mirar a los lados brevemente. Esa suele ser una forma de tomar un pequeño descanso, tal vez para pensar o reflexionar.
- Mirar a los lados con intención. Eso suele ser una señal de que la persona está realmente muy interesada en alguien o en algo más.
- Movimiento lateral repetido. Esto suele ser una señal de que la persona está intentando alejarse de esta interacción.

Y este es posiblemente el mayor mito urbano que tenemos que disipar. No... los ojos hacia arriba y hacia la izquierda no significa que alguien está diciendo la verdad, y los ojos hacia arriba y hacia la derecha no significa que la persona está mintiendo ... Investigadores reales lo han desacreditado y han demostrado que es erróneo... Lamento que no sea tan fácil.

La clave para comprender si alguien miente es encontrar una contradicción entre lo que dice verbalmente y lo que dice su cuerpo. No hay "una señal reveladora" de mentira... Y veremos esto en el próximo capítulo.

En cambio, *la secuencia de cambios es importante.* Volvamos a nuestra cena romántica que no empezó muy bien. Jack vio a Rose apartar la mirada hacia la otra mesa y no hacia la comida... Hay un hombre muy guapo allí...

Ahora, Jack se preocupa, pero ya no pasa... Por supuesto, Jack puede pensar que fue una coincidencia.

En el siguiente escenario, Rose mira hacia allí una vez más... Si antes no sabía que había un hombre guapo, ahora demuestra que le gustó la sorpresa... o al menos esto puede ser lo que piensa Jack.

Pero, ¿qué tal si Jack la mira a los ojos mientras ella mira al hombre de la otra mesa?

Imagina que mueve los ojos y mira a Jack directamente a los ojos...

Ahora imagina que mueve sus ojos al otro lado primero, luego hacia la mesa y solo más tarde mira a los ojos de Jack.

Estarás de acuerdo en que, en el primer caso, podemos estar bastante seguros de que Rose no tiene "nada que ocultar". Pero su comportamiento, en realidad la secuencia de cambios de ojos en el segundo caso, nos deja dudas al respecto. Dudas que tendremos que investigar, como analistas del lenguaje corporal.

Hemos visto dos subcampos importantes del análisis del lenguaje corporal que puedes agregar a los dos que ya hemos visto: háptica y proxémica.

Estos cuatro campos juntos te brindarán un buen marco para trabajar.

Por supuesto, hay campos específicos, para todas las diferentes partes del cuerpo, y pronto los veremos.

Antes de pasar al siguiente capítulo, donde aprenderemos a interpretar el lenguaje corporal a la luz de lo que dice la gente y lo que nos dice su cuerpo, recapitulemos y veamos cuántas áreas (ramas) del análisis del lenguaje corporal conoces hasta ahora.

- *Háptica* – que estudia "cómo las personas se tocan" a sí mismas y a los demás.
- *Proxémica* – que estudia "cómo las personas se paran y se mueven entre sí".
- *Kinésica* – que estudia "cómo se mueve la gente".
- *Oculesics* –que estudia los "movimientos oculares".

Tenlos en cuenta porque los necesitarás a continuación, cuando lleguemos al capítulo que has estado esperando... ¡el de detección de mentiras!

5

¿LO QUE ALGUIEN DICE ES LO MISMO QUE LO QUE EN REALIDAD HACE?

Mayla llega a casa de su nuevo trabajo. Empieza a hablar con su marido sobre su primer día de trabajo, pero tiene la impresión de que no le está prestando atención, así que dice:

"¿Estás escuchando, Chris?"

Y él responde: "Sí, por supuesto, Mayla, soy todo oídos," mirando por la ventana...

Tú entiendes. Lo que dice Chris no coincide con lo que dice su lenguaje corporal. Cuidado, esto no es una pista para sacar conclusiones precipitadas. Pero es una *"brecha entre dos realidades que debemos investigar".* Considérate principalmente un investigador, no un juez. Y en cualquier caso, el valor de un juicio depende de la precisión de la investigación.

En este capítulo, nos centraremos en esta brecha (o falta de)... Veremos diferentes formas de comunicación y qué discrepancias pueden decirnos sobre el significado real detrás de las palabras (y también detrás de los gestos).

CÓMO SE COMUNICAN LOS HUMANOS

Mira el *David* de Miguel Ángel. Mira la *Mona Lisa* de Leonardo. Escucha la *Novena Sinfonía* de Beethoven. Lee una novela o ve una obra de Shakespeare... Todas estas son formas de comunicación. Las palabras escritas, las palabras habladas, incluso los ruidos extraños que hacemos son comunicación. Pero también lo son las líneas, los colores, las sombras, la perspectiva en las pinturas. Y también lo son las notas, el ritmo, el tempo en la música... En el lenguaje cinematográfico, el zoom, el corte, los primeros planos, la fotografía, la banda sonora... son todas formas de comunicarse.

¡La comunicación es mucho más que un libro de gramática de cualquier idioma! Sin embargo, es cierto que *los seres humanos dependemos en gran medida de la comunicación verbal.* Mucho más que otros animales. Por ejemplo, los peces se comunican con colores y movimientos muy a menudo. Algunas aves se comunican cantando, otras exhibiendo sus plumas o incluso realizando danzas rituales... Otros animales son muy verbales, por otro lado (gatos, delfines, elefantes, ballenas, etc.).

Y bailar puede ser un muy buen ejemplo para usar. Piensa en bailar. Piensa en *cómo bailas. La mayoría de nosotros vemos, vivimos y usamos la danza como una forma de expresarnos libremente.* La mayoría de nosotros no hacemos splits; la mayoría de nosotros no hacemos plié, sauté, etc... Bailamos de forma espontánea y natural.

Pero si bailas con regularidad, pronto aprenderás tal vez a bailar el vals, twist, o rock 'n' roll (eso es realmente difícil) o tango (¡también difícil!) Luego, si progresas, pasas al tango figurativo, etc. Por supuesto, para ser bailarín de ballet debes empezar a aprender todos esos movimientos cuando eres un niño.

Pero, ¿qué nos dice esto? Nos dice que nos comunicamos naturalmente a través de la danza. Pero cuanto más aprendemos sobre ella, nos volvemos más experimentados y luego incluso profesionales. Cuanto más aprendemos "nuevos signos", nuevas "palabras", nuevas "unidades de comunicación", así como nuevos estilos entre otras cosas, podemos expresar más porque tenemos más herramientas.

Y esto es cierto para el arte, el canto, la actuación... ¡todas las formas de comunicación de hecho! Piénsalo. Puede que no seas un gran cantante, pero todos podemos tararear una melodía (incluso fuera de tono, claro) cuando estamos felices. No, puede que no seas tan buen cantante como Aretha Franklin o Natalie Dessay. ¡Pero tenían un enorme talento natural y estudiaron y practicaron!

Del mismo modo, nunca pintarás tan bien como Leonardo o Caravaggio, pero puedes hacer dibujos sencillos. Y cuanto más practiques la pintura, más te equipararás con "palabras de pintura", "frases de pintura", etc....

Verás, las plantas incluso se comunican a través de los olores. Y algunos animales entienden ese idioma. Nosotros también entendemos si algo está bueno para comer o no por su olor. Entonces, esa es otra forma de comunicación, pero en nuestro caso es solo pasiva. Es decir, lo recibimos, lo "leemos". Bueno, algunas personas pueden "hablarlo" también en lo que creen que es una situación divertida...

Lo que importa es que *cuando decimos "lenguaje" la mayoría de nosotros queremos decir "lenguaje verbal", pero hay muchos idiomas que "leemos y hablamos" todo el tiempo, cada uno con su estructura, sus "palabras".*

Estos lenguajes, o formas de expresión, se pueden dividir en *visuales y auditivas,* principalmente. Los humanos tenemos una vista bastante buena (y dependemos de ella más que todos los demás sentidos) y un oído por debajo del promedio (es bueno, pero no coincide con el de la mayoría de los mamíferos). Los tiburones también tienen la capacidad de detectar electromagnetismo, un sentido que aparentemente no tenemos... Los perros tienen un sentido del olfato increíble...

Lo que nos dice esto es que *nuestros principales medios de comunicación dependen de nuestros sentidos mejor desarrollados.* Los gatos, por ejemplo, tienen una audición impresionante y se comunican incluso en frecuencias que no podemos escuchar (como los delfines). Los perros solo se comunican visualmente a corta distancia, porque su vista es pobre, pero los lobos aúllan para hablar con otros lobos a millas y millas de distancia. No podemos hacer eso, y nuestro sentido del oído es mucho más débil que el de ellos...

¿Cuántas formas utilizan los humanos para comunicarse? La lista es enorme, pero se divide principalmente en visual y auditiva:

Lenguajes visuales:

- Pintura
- Esculturas
- Palabras escritas
- Simbolismo visual
- Signos matemáticos (son una forma de comunicación)
- Baile
- Lenguaje corporal

Lenguajes auditivos:

- Palabras habladas
- Música
- Canto
- Silbidos

Luego, también tenemos *formas de comunicación que mezclan la visual y la auditiva*, como:

- El teatro
- El cine
- La ópera
- El ballet
- Muchos conciertos hoy en día, ya que Madonna transformó los conciertos de una experiencia principalmente auditiva a una visual y auditiva.

Finalmente, *algunas formas de comunicación también tienen una naturaleza kinestésica.* Esto significa que utilizan *movimientos corporales y gestos para expresar ideas, sentimientos, etc.* Por ejemplo:

- La actuación
- La danza y el ballet
- La ópera
- La mímica
- El malabarismo y artes similares
- La patineta, la natación sincronizada
- ¡El lenguaje corporal!

Y hemos cerrado el círculo.

Todos estos tienen un medio de comunicación (manos, pies, movimiento, óleo sobre lienzo, sonido, etc.) y luego un código, que es una serie de significados y luego una "gramática" para juntar estos significados.

INTERCAMBIAR INFORMACIÓN CON COMUNICACIÓN VERBAL

¿Es el lenguaje verbal algo excepcional? Sí y no. No, no es exclusivo de los humanos, como creíamos hace solo unos años. Mencionamos a los delfines, pero incluso más cerca de casa, los gatos usan un lenguaje verbal (¡en realidad usan 6 idiomas verbales diferentes!) con significados claros y bastante expresivos.

Y sí es excepcional porque *usamos el lenguaje verbal como nuestra principal forma de expresión racional.* Esto no significa que no podamos usar el lenguaje verbal para la comunicación irracional... Cuando lees o escribes un poema, una novela o cantas una canción, en realidad estás expresando, en muchos casos, emociones, no ideas ... Pero para expresar conceptos irracionales con el lenguaje verbal necesitamos cosas como imágenes, metáforas, símiles, etc.... Necesitamos un lenguaje "figurativo" o metafórico.

Es más, *nuestra sociedad le da mucha importancia al lenguaje verbal.* Los tratados de paz se escriben con palabras, no se pintan ni se expresan a través del ballet. Del mismo modo, las leyes se escriben en papel y se firman. No se presentan como una estatua ni como una sinfonía...

Pero hay más; *el lenguaje verbal es el núcleo de la educación y se enseña de forma extensiva.* Principalmente *aprendemos a través de palabras* (libros, discusiones, presentaciones) y *aprendemos mucho sobre la comunicación verbal.* Piensa en cuánto tiempo pasaste aprendiendo inglés en tu educación formal y cuánto tiempo pasaste aprendiendo música, drama, arte (normalmente un poquito más), ballet... ¿Y lenguaje corporal? Ni siquiera he oído hablar de él en la escuela.

Ahora te pediré que retrocedas un momento... ¿Qué dijimos sobre el baile? Que cuanto más aprendas sobre él y más lo practiques, más competente te volverás. Esto significa que:

- *Puedes expresar más conceptos y con más precisión.*
- *Tienes más control sobre lo que expresas.*

Esta es la razón por la que la mayoría de nosotros *preferimos el lenguaje verbal: podemos controlar muy bien lo que decimos.* Lo damos por sentado, pero piensa en cómo habla un niño. Ellos no controlan lo que dicen tan bien como nosotros. Empiezan a adoptar el lenguaje verbal de los miembros de la familia, luego lo aprenden en la escuela, etc....

Esto es un arma de doble filo... Por un lado, nos permite comunicarnos con confianza y gran precisión. Por otro lado, las personas que son muy hábiles en esto pueden ocultar sus verdaderas intenciones...

Es por eso que los agentes de ventas son muy buenos para hablar y comunicarse verbalmente. Tienen el "don de la simplicidad". Y si no lo tienen por naturaleza, ¡lo aprendieron!

Este mismo punto nos muestra *por qué el aprendizaje de la comunicación no verbal es muy importante:* no estamos equilibrados. Necesitamos mirar "el otro lado de la comunicación" que a menudo se ignora, pero que también puede mostrar cosas e intenciones que se enmascaran fácilmente con la comunicación verbal.

PRESTANDO ATENCIÓN A LA COMUNICACIÓN NO VERBAL

De todas las formas de comunicación no verbal, *la más común es el lenguaje corporal.* No todo el mundo pinta, no todo el mundo baila, no todo el mundo canta. Todo el mundo usa el lenguaje corporal. Del mismo modo, incluso los pintores, bailarines y cantantes no siempre pintan, bailan o cantan. *Pero nosotros (y ellos) usamos el lenguaje corporal todo el tiempo, ¡lo queramos o no!*

Pero hay más... Cuando los cantantes cantan, cuando los bailarines bailan, cuando los artistas pintan, saben exactamente lo que están haciendo... *tienen el control de su comunicación. Con el lenguaje corporal, en la mayoría de los casos, las personas no controlan lo que están diciendo.*

A menudo escuchamos y miramos hacia otro lado (como hizo Chris en el ejemplo al comienzo de este capítulo). Mayla, por otro lado, estaba prestando atención al lenguaje corporal de Chris. Por eso tuvo "la impresión de que él no estaba escuchando". Y es por eso que es poco probable que crea que él es "todo oídos".

¿Dijimos al principio de este libro que las mujeres, estadísticamente, prestan más atención a la comunicación no verbal? No es erróneo que las mujeres, en promedio, tengan un mejor EQ (cociente emocional, como el CI pero para la inteligencia emocional). *Simplemente prestar atención al lenguaje corporal y a la comunicación no verbal estimula tu inteligencia emocional.*

COMUNICACIÓN NO VERBAL Y DETECCIÓN DE MENTIRAS

Pero sé lo que estás pensando... "¿Cómo podemos realmente saber si alguien nos está mintiendo?"

Bien. Primero, desacreditemos los mitos. Lo dije, pero lo repetiré: *no hay un letrero que diga que alguien está mintiendo.* Esos son mitos sobre el análisis del lenguaje corporal. Sin embargo, no te desesperes, porque...

Existe un método, un procedimiento para averiguar si es probable que alguien mienta o diga la verdad.

Para empezar, observa lo "probable". Dijimos que los detectives usan el lenguaje corporal. Cierto, como evidencia, para encontrar pistas, etc. No como prueba definitiva. Esto no se debe a que no sea algo científico. Es porque simplemente no podemos estar dentro de la mente de las personas. Y siempre puede haber una razón para los gestos, etc., que no podemos ver...

Entonces, ¿cómo es este método? En primer lugar, *este utiliza el pensamiento y la comunicación tanto racionales como irracionales. Nunca debes sacar una conclusión sobre una "impresión". Pero debes dejar que las impresiones entren en tu análisis. ¿Ves el truco?*

Estos son los elementos centrales:

1. *Escucha con mucha atención lo que dice la gente.*
2. *Observa con atención todas las señales no verbales que emiten al decirlo* (esto suele suceder al mismo tiempo, pero con grabaciones podemos cambiarlo).
3. *Empareja, superpón lo que dicen con su lenguaje corporal.*
4. *Elimina el* ruido (signos culturales, etc.)
5. *Encuentra inconsistencias entre palabras y lenguaje corporal, entre lenguaje verbal y no verbal.*
6. *Analiza la probabilidad de que la persona mienta.*

Estos son los pasos clave. Has aprendido y estás aprendiendo bastantes detalles y técnicas sobre los primeros cinco pasos. En cuanto al sexto, que es donde se extraen todas las observaciones que has hecho a la vez, necesitamos agregar algo de información.

Piensa en el lenguaje corporal como alguien que rebota en un colchón. El colchón es tu subconsciente. Reaccionamos a él a través de la comunicación no verbal. Sin embargo, el subconsciente nunca es realmente estable. Es como un colchón de agua en continuo movimiento.

En cierto modo, un poco de "agitar, ondular, rebotar" es algo continuo y muy normal. Nunca estamos en tierra firme y segura psicológicamente hablando. En cualquier "ola" tenemos una falta de equilibrio en el lenguaje corporal. Eso puede resultar en una expresión facial, movimiento, movimiento de ojos, etc. Estos mismos suelen ser pequeños, porque provienen de pequeñas ondas.

Pero también tienen cierta regularidad porque estas ondas son algo regulares. Sin embargo, una ola repentina provocará un signo no verbal repentino. Y eso es lo que quieres detectar en particular.

El caso es que cuando mentimos y sabemos que lo hacemos, "perturbamos las ondas de nuestro subconsciente". Es como si dejáramos caer un gran peso sobre el colchón de agua... Verás, el movimiento de la mentira dentro de nuestra persona trastorna el subconsciente que reacciona desequilibrándonos provocando un signo no verbal discordante.

O, para otra comparación, imagina que estás leyendo un sismógrafo... Necesitas detectar un pico extraño en la línea...

Una vez que detectes el pico, la onda extraña, etc.... necesitas volver a lo que la persona acaba de decir y analizar su lenguaje corporal en detalle (más fácil con las grabaciones).

Aquí, el lenguaje verbal vuelve a ser muy importante. *¿Puede la oración real ser una mentira?* Si la persona dijo "Buenos días", es mucho más probable que la señal repentina no verbal se deba a un calambre de estómago que a una mentira...

También *observa los patrones repetidos.* Si una persona se comporta como si hubiera habido un rebote más grande de lo habitual en el colchón de agua *(casi) cada vez que menciona un tema determinado, entonces hay un problema emocional claro con ese tema*, y es posible que estés en lo cierto.

Sí, en general es mucho más fácil descubrir una mentira si la persona tiene que hablar más tiempo... Y esto puede ser útil, porque muy a menudo los estafadores nos hablan durante mucho tiempo para intentar convencernos. Y en este caso, simplemente demuestra que no estás convencido y oblígalo a seguir hablando, para que puedas encontrar el patrón revelador del lenguaje corporal inusual. Eso sería evidencia suficiente para sospechar razonablemente una mentira.

EVITANDO LA FALTA DE COMUNICACIÓN

Pero también hay aplicaciones positivas de los estudios de comunicación verbal y no verbal. Ya hemos dicho que aprender a controlar tu lenguaje corporal, de forma honesta y moderada, es realmente muy bueno para ti.

Volvamos al colchón de agua. Verás, nuestro subconsciente puede entrar en "patrones de ondas" que producen patrones repetidos de gestos que a menudo desconocemos y, a veces, no podemos controlar. En un extremo tenemos tics nerviosos, en el otro tenemos pequeños movimientos menos visibles que, sin embargo, otras personas notan (más o menos conscientemente) y en ocasiones chocan con lo que pretendemos comunicar.

Seamos prácticos. Imagina que tienes la tendencia a frotarte las manos inconscientemente. Es un gesto habitual muy, muy común. De hecho, incluso puede provenir de una necesidad de seguridad, consuelo y protección. Sin embargo, también debido a que las revistas le han hecho un pobre favor a nuestra ciencia, la mayoría de la gente lo ve como un signo de deshonestidad.

Créeme, ¡ningún representante de ventas tendrá éxito con este hábito de frotarse las manos!

Tomemos otro ejemplo común. Pies apuntando hacia adentro. Esto tiende a proyectar falta de confianza y deseo de protegerse. Pero también puede ser una postura habitual. Ahora imagina tener que asumir un papel de autoridad, como ser un maestro, o un padre que tiene que enseñar reglas a los niños... Asume que los niños en ambos casos necesitarán mucho convencimiento... Incluso con un buen tono de voz, etc., *el desajuste quedará grabado en la mente de los niños y contradecirá lo que tú digas.*

Todos estos son ejemplos de *falta de comunicación. Ser consciente y corregir tu lenguaje corporal puede evitar problemas de comunicación.* No debes, ni puedes, cambiar todo tu lenguaje corporal. Debes concentrarte en uno o dos signos habituales que te han causado problemas en el pasado. El hecho de que te encorves es un gran ejemplo de esto.

Pero ser consciente del lenguaje corporal también evita otros eventos de falta de comunicación, tal vez peores. Un ejemplo... Esto es algo que los profesores de países multiculturales saben o deberían saber. En algunas comunidades, en particular en la comunidad Negra del Caribe, no miras fijamente a alguien de quien no eres amigo. El contacto visual tiene que ser breve y debes alejarte o serás visto como agresivo.

¿Sabes cuántas veces los profesores han pensado que los estudiantes de esta comunidad "son groseros", "no les importa lo que digo" o "nunca escuchan" simplemente porque asocian el contacto visual con el interés?

De manera similar, cuando el maestro mira a los estudiantes a los ojos, ¿sabes cuántos estudiantes de esta comunidad sienten que el maestro está "siendo un fastidio" o "desafiándome?"

El simple hecho de conocer el lenguaje corporal te permite llevarte bien con muchas personas y evitar malentendidos a veces realmente desagradables. Y cambiar este o aquel hábito puede marcar una gran diferencia en lo bien que puedes expresar tus mensajes a los demás.

Y ahora, prepárate para un par de capítulos muy prácticos y sencillos. El siguiente, por ejemplo, analizará todas las diferentes partes del cuerpo y cómo hablan.

LA LECTURA DE LOS MOVIMIENTOS CORPORALES

No podríamos escribir un libro sobre el lenguaje corporal sin mirar todas *las diferentes partes del cuerpo y cómo se comunican.* Es un poco como leer diferentes partes de una oración. Cada parte del cuerpo tiene sus propias características, su propia forma de hablar. También tienen diferentes limitaciones. Por ejemplo, no puedes mover la cabeza tanto como mueves las piernas y los pies. Y no puedes mover los pies tan bien como las manos... Hay diferencias fisiológicas.

Pero hay más... algunas partes del cuerpo tienden a comunicar ciertos procesos de pensamiento o sentimientos, mientras que otras partes del cuerpo son mejores para otro conjunto de sentimientos y pensamientos. Al mismo tiempo, incluso los factores culturales influyen en cómo usamos las partes del cuerpo. Lo hemos visto con las manos y apretones de manos.

Por último, pero no menos importante, *algunas partes del cuerpo son más fáciles de controlar que otras.*

Comparemos estos:

- Ojos
- Boca
- Pies
- Brazos

¿Cuáles son más fáciles de controlar? ¿Cuáles son más difíciles?

Puedes terminar con una lista de brazos - pies - boca - ojos de más fácil a más difícil y, para la persona promedio, estarías en lo correcto. Pero existen diferencias entre las personas. ¡Algunas personas incluso pueden mover las orejas! Yo puedo mover mi cuero cabelludo... ¿Y qué hay de los que tienen pies prensiles?

De hecho, los pies nos muestran que podemos aprender a usar y controlar partes de nuestro cuerpo que no esperaríamos. Las personas que pintan con los pies (o la boca) son una prueba brillantemente hermosa de ello.

Pero hablaremos de pies en un momento. Por ahora, comenzaremos con la parte superior... la cabeza.

CABEZA Y ROSTRO

Somos muy conscientes de nuestra cabeza y rostro. La mayoría de nosotros imaginamos que nuestra "esencia" está ubicada en algún lugar de nuestra cabeza. Ahí es donde "sentimos", donde pensamos, miramos, escuchamos, etc.... Es el centro de nuestro enfoque, básicamente.

Irónicamente, sin embargo, *apenas controlamos nuestras expresiones faciales.* Eso sí, podemos hacerlo, y lo intentamos muy a menudo. "Ponemos caras"; "llevamos sonrisas"; "hacemos muecas", etc. Pero para el ojo experto, los ojos, las orejas, las cejas, los labios, la nariz e incluso los músculos faciales siempre revelan mucho más de lo que pensamos.

También es cierto que nos centramos en los rostros de las personas cuando hablamos. Entonces, esto significa que *la gente es consciente de que sus rostros están "bajo escrutinio".* Y esto significa otra cosa para el experto en análisis del lenguaje corporal... que, si alguien quiere ocultar una expresión no verbal, lo más probable es que sea en su rostro.

Digámoslo así. Si sabes que estás mintiendo, y sabes que la gente te está mirando a la cara, tratarás de controlar tu lenguaje corporal facial... Tiene sentido ...

Pero cada vez que una persona intenta controlar y reprimir una señal no verbal, un analista experto del lenguaje corporal puede notarlo. Es como detener las contracciones... Necesitas energía para hacerlo, necesitas endurecer tus músculos... Nunca tienes éxito completamente.

Cabeza

La *inclinación de la cabeza* es importante. Piensa en los estudiantes que sueñan despiertos en la escuela. Inclinan la cabeza muy a menudo. Esto no significa que no estén prestando atención. Significa que están relajados y creativos.

De hecho, la *inclinación de la cabeza hacia la izquierda o hacia la derecha* suele mostrar relajación, comodidad e incluso un procesamiento mental profundo.

Una *cabeza inclinada hacia atrás,* en cambio, es un signo de desconexión, generalmente causado por una profunda frustración o agotamiento total. A menudo significa algo como "No puedo soportar más esto". Pero cuidado, esto no tiene por qué ser lo que pensamos. En un salón de clase, "esto" puede ser un pensamiento personal, un problema familiar, una decepción emocional. ¡No tiene por qué ser tu clase!

Una *cabeza inclinada hacia adelante y hacia abajo* puede significar muchas cosas, desde vergüenza hasta sentirse culpable o sentirse cansado. A veces es una forma sencilla de evitar el contacto visual (a menudo fijar los ojos en manos, pies, etc.)

Una *cabeza inclinada hacia adelante pero en línea recta* suele ser un signo de gran interés, pero también puede usarse de manera irónica, especialmente por parte de los jóvenes, que significa "Bien, ahora, ¿ves lo mucho que te escucho?" pero de una manera desafiante, incluso burlona. Este último signo suele ir acompañado de ojos abiertos de forma exagerada.

Ojos

Dicen que "tus ojos son la ventana de tu alma" y hay mucho más de lo que se dice con respecto a esto. Por ejemplo, ¿sabías que tus ojos son, de hecho, parte física de tu cerebro? Sí, miramos el cerebro de los demás todo el tiempo. Lo siento si te dejé con una imagen extraña.

Y nuestros ojos son, por lejos, una de las partes de nuestro cuerpo más difíciles de controlar. ¡Intenta no parpadear! Imposible. Intenta mirar a alguien a los ojos durante mucho tiempo; Tendrás que alejarte en algún momento... Intenta mantener la atención fija en un solo punto durante mucho tiempo... Se pone difícil... Pero, sobre todo, intenta esconder tus sentimientos... Los ojos hablan, y lo hacen independientemente de nosotros.

Entonces, veamos algunas de las señales más importantes que emiten nuestros ojos...

- *Las pupilas dilatadas* expresan interés, placer e incluso atracción sexual o emocional.
- *Las pupilas encogidas* muestran aversión, incluso repulsión.
- *Los ojos hacia arriba* suelen mostrar pensamiento y duda.
- *Los ojos hacia arriba y a la derecha o izquierda* generalmente indican visualización. Esto no significa "mentir"; significa que estás utilizando tu cerebro visual, incluso para recordar hechos reales de una manera visual, como recordar la cara de tu amigo de la escuela primaria.

- *Los ojos al lado izquierdo o derecho* generalmente denotan atención a lo que estás escuchando, atención a tu sentido auditivo.
- *Los ojos hacia abajo a la derecha* generalmente muestran que estás teniendo un diálogo interno.
- *Los ojos hacia abajo a la izquierda* generalmente muestran que estás verificando hechos.
- *Los ojos hacia abajo* muestran que te estás concentrando en tu sentido del olfato.
- *Los ojos que se mueven hacia la izquierda y hacia la derecha* generalmente significa "Quiero salir de esto"; la persona se siente avergonzada, no se siente cómoda o quiere irse.
- *Los ojos que se mueven en diferentes direcciones* son raros y muestran gran confusión la mayor parte del tiempo, incluso pánico.

Ahora, no las tomes como "reglas estrictas y rápidas". Para empezar, siempre ten en cuenta la opción de que alguien esté siguiendo una mosca. Este es un ejemplo tonto, pero con un mensaje serio. Hay factores externos que nos llaman la atención todo el tiempo. Puede ser una luz, una flor, etc.… La gente no tiene la obligación de mirarte fijamente todo el tiempo…

Pero hay más en los ojos que hacia donde se mueven... Por supuesto, está la expresión. La tristeza, la alegría, la preocupación, la ansiedad, el miedo, el cuidado, etc. Todo esto aparece en la expresión de nuestros ojos.

Esto puede ser difícil de explicar en pocas palabras, también porque los ojos, sus formas y sus cualidades expresivas generales varían de una persona a otra (en realidad, de un ojo a otro, ya que no hay dos ojos iguales, ¡ni siquiera en la misma cara!). Pero todas las investigaciones muestran que todos reconocemos los sentimientos y emociones expresados por los ojos con mucha facilidad.

De hecho, esto se utilizó como evidencia para el argumento de que el lenguaje corporal es natural, porque todo el mundo puede reconocer la expresión de los ojos "naturalmente". De acuerdo, eso fue nuevamente un poco del debate entre la naturaleza y la crianza. Pero bueno, yo te dije que seguía y seguía... y seguía...

Cejas

¿Sabías que tendemos a mirar las cejas con mucho cuidado cuando hablamos con la gente? Esas dos líneas peludas debajo de nuestra frente son uno de los principales puntos focales que tenemos... Pensar en eso es divertido porque no pensamos mucho en las cejas...

Quizás sabemos de manera subconsciente que las cejas son un área muy importante para el lenguaje corporal... Nos dicen si una persona está feliz, enojada, confundida, etc. Para leerlas, divide cada ceja en dos partes:

1. *Ceja interna* (la parte hacia el centro de la cara)
2. *Ceja externa* (la parte hacia las sienes)

En general, es la ceja interna la que dirige el movimiento de la ceja externa. Por lo tanto, concéntrate en esta parte y chequea:

- *Cejas internas levantadas:* esto muestra apertura. A menudo se interpreta como una señal de honestidad y confiabilidad. Pero también puede significar interés y el hecho de que la persona confía en ti o en lo que estás diciendo.
- *Cejas externas bajas:* esto suele mostrar tristeza, dolor, sufrimiento.
- *Cejas internas bajas:* esto generalmente muestra enojo, o al menos frustración.
- *Ceja entera levantada:* en lugar de ser dirigido por la ceja interna o externa, este movimiento es dirigido por la parte central de la ceja. Aquí las cejas forman arcos siendo la parte central la más alta. Esto muestra sorpresa o asombro.
- *Toda la ceja se endereza y se levanta ligeramente:* en este caso, cuando ves que dos cejas se elevan ligeramente, pero se enderezan, significa que la persona está emocionada.
- *Cejas juntas:* esto sucede cuando juntamos ambas en el medio por encima de nuestra nariz, y generalmente muestra confusión, o al menos un intento de entender lo que estás escuchando, viendo, etc.
- *Las cejas ligeramente levantadas junto con la boca entreabierta (con labios aplanados) y el entrecejo rígido* generalmente significa miedo.

Hay muchas cosas para leer en las cejas así como en la boca de las personas, y lo veremos a continuación.

Boca

La boca es una parte muy expresiva de nuestro cuerpo, no solo porque la usemos para hablar... También es una apertura hacia nuestro interior, y como tal tiene una función muy íntima.

- *Labios aplanados:* este es un signo muy claro de tensión, nerviosismo o preocupación. Sin embargo, ten en cuenta que los labios también se aplanan cuando estamos cansados. Un buen lector del lenguaje corporal sabe cuándo su colega ha tenido una mala noche.

- *Labios llenos, regordetes y relajados:* esto es, por supuesto, un signo de relajación y tranquilidad. Ten en cuenta que debes adaptar este concepto a la forma natural real de los labios de la persona. Algunos tienen labios naturalmente más regordetes. Pero todos cambian.

- *Hacer puchero con los labios:* esta es una señal muy inocente. Nos devuelve a nuestra infancia. Sin embargo, mucha gente sabe que este es un signo de atracción física. El hecho es que "bajar las defensas" puede significar que encuentras atractiva a la otra persona.

- *Morderse los labios* es uno de los signos más notables. Muestra que la persona está en problemas, o percibe peligro o conflicto... Este es uno de esos gestos que se les dice a los políticos que eviten a toda costa.

- *Boca parcialmente abierta mostrando los dientes superiores (dientes incisivos):* este es un signo de relajación, atracción e interés.

- *Labio superior distorsionado con un lado levantado más*

alto que el otro: este es un signo de disgusto o gran desaprobación.

- *Sonrisa amplia mostrando los dientes:* por lo general, los dientes superiores se muestran más que los inferiores, pero puede depender de la forma de la boca. Esto es pura alegría y felicidad. Pero también es una señal de aprobación. ¿Cuántas sonrisas de los profesores han demostrado a los alumnos que están en el camino correcto?

Pero aquí tenemos que hacer un punto importante. *Mira siempre a los lados, a la punta de los labios.* La gente es muy consciente de la función del lenguaje corporal de la boca. Esto se debe a que los labios son fáciles de leer, pero también a la razón que dijimos antes: son una parte muy íntima de nuestro cuerpo y, a menudo, están bajo escrutinio.

Entonces... muchas personas han aprendido a fingir el lenguaje corporal de su boca. Pero hay un problema... La "falsificación" aparece en la punta de los labios. Es algo fisiológico. Cuando estás mintiendo, tus músculos se tensan.

Entonces...

- *Extremidades de los labios relajadas:* esto va con expresiones positivas y demuestra que son genuinas.
- *Extremidades de los labios tensas:* esto acompaña a las expresiones negativas. Con una expresión positiva, es posible que desees preguntarte si fue genuina o no.

- *Extremidades de los labios apuntando hacia arriba:* sonrisa real.
- *Extremidades de los labios hacia abajo:* disgusto o sonrisa falsa.

Ve con seguridad con los consejos de las extremidades hacia arriba y hacia abajo... Básicamente, existe un consenso sobre estos dos signos en particular.

Respiración

Esta acción involucra nuestra cabeza (nariz y boca), pecho e incluso vientre. La respiración abdominal es un pequeño truco que te sugiero que aprendas si aún no lo conoces. Es mucho más relajante que respirar por el pecho. Lo usamos cuando dormimos. Los cantantes lo usan, los actores lo usan... Pero ¿acaso la respiración nos habla de los pensamientos y emociones internos de una persona?

La respiración es una función tan vital que es realmente tan profunda como el significado mismo del lenguaje corporal. Para empezar, observa que la respiración es tanto:

- Espontánea
- Controlada, voluntaria

Cuando dejamos de controlar nuestra respiración, el "modo de piloto automático" natural interviene de inmediato. ¡Qué regalo tan maravilloso tenemos! O a veces, el "piloto automático" se hace cargo sin nuestro consentimiento porque recibimos un susto, una sorpresa, nos preocupamos, perdemos energía, etc.

Y esto es exactamente lo que tienes que hacer:

- *Comprueba si hay cambios repentinos o incluso lentos en los patrones de respiración.*
- *Comprueba si hay respiración inusual.*

Para ser precisos, usa estos dos parámetros:

- *La respiración lenta significa relajación* (confianza, falta de preocupación, etc.)
- *La respiración rápida significa emoción o preocupación, tensión, miedo, etc.* Mantén estos dos separados. La emoción puede ser positiva. ¡Tu respiración se acelera también cuando tu pareja te propone matrimonio, o incluso si tú se lo pides!

Sin embargo, en muchas situaciones formales (reunión en el trabajo, tratar con un agente de seguros, dar un discurso...) la idea es que proyectes confianza al tener un patrón de respiración lento, relajado y con buen ritmo.

Y volviendo al principio, ¿ves por qué aprender a respirar con el vientre puede marcar una gran diferencia en tu vida? Puedes controlar tu respiración mucho mejor con la respiración abdominal. Realmente, ¡pruébalo!

Hombros

Los hombros no se mueven tanto, pero cuando lo hacen, ¡no te los puedes perder! Los significados metafóricos de los hombros (fuerza, apoyo, confianza, resistencia, etc.) son básicamente los mismos que su mensaje de lenguaje corporal general. Los soldados llevan su rango sobre los hombros, los reyes y las reinas visten armiño, los directivos de los 80 se volvieron locos por las hombreras porque los hacían parecer más "mandones".

Lee los movimientos de los hombros en dos direcciones principales:

- *Hombros hacia afuera y hacia atrás:* la persona se siente segura, confiada, fuerte y/o tranquila, en control.
- *Hombros hacia adentro, adelante y encorvados:* estos muestran falta de fuerza, cansancio, sensación de haber perdido, falta de confianza y de control.
- Sin embargo, ten cuidado, *los hombros que se ven excesivamente y anormalmente elevados pueden proyectar arrogancia.*

Los hombros son una parte tan grande y visible de nuestro cuerpo que no podemos ocultarlos. Por lo tanto, ten cuidado con lo que dicen tus hombros sobre ti.

Brazos

Los brazos son partes muy móviles de nuestro cuerpo. Esto significa que tienen un gran rango expresivo o potencial. Pero hay algunas características muy importantes de los brazos:

- Son una de las *partes de nuestro cuerpo sobre la que más control tenemos.* Muy a menudo, los brazos dicen lo que queremos que digan, en lugar de lo que realmente queremos decir. Pero no siempre.

- Los brazos *se utilizan a menudo para "tomar posesión del espacio que nos rodea".* En esto, los brazos juegan un papel importante en los juegos de poder, jerarquía, etc.
- El *tamaño de los movimientos y gestos de los brazos es muy importante.* Esto puede cambiar culturalmente (¿volvemos a mencionar a Italia?), pero también es una señal de *cuán confiado eres, qué tan en control estás y cuánto piensas en ti mismo.* Las personas que piensan que son jefes suelen tener movimientos de brazos muy amplios.

Los brazos incluso pueden ser amenazantes, ya que son una herramienta de lucha principal. Por otra parte, también es importante *qué tipo de movimiento de brazo vemos.* Así que…

- *Mover los brazos cerca de los costados, especialmente hacia adentro, hacia el centro de tu cuerpo:* esto es un signo de malestar, incluso de miedo. Es un intento de defenderte y al mismo tiempo de "hacerte pequeño" y menos visible.
- *Cruzar los brazos* proyecta confianza, pero también cierra canales con la persona con la que estás hablando. Te defiendes y te distancias. Es un "no"…
- *Los brazos que se abren hacia los lados* pueden tener diferentes significados. Especialmente con las palmas hacia adelante o hacia arriba, pueden ser un signo protector, mientras que con los puños o las palmas hacia abajo pueden ser amenazantes o una forma de tomar el control del espacio.
- *Los brazos hacia arriba* son un signo de libertad, alegría y liberación.

- *Los brazos detrás de la espalda* son algo poco común hoy en día. Era la posición favorita de los oficiales del ejército, la marina, etc. También he visto a duques, obispos y prelados usar esto, incluso papas... De hecho, proyectan autoridad y confianza en sí mismos, especialmente cuando caminan. Habiendo dicho esto, tus manos quedan escondidas, por lo que es posible que a muchas personas no les guste. La posición aquí es en la que tienes un brazo estirado hacia abajo detrás de ti y lo sostienes con la mano al nivel del codo.

- *Balancear los brazos al caminar* es un signo de bienestar, confianza y libertad. Sin embargo, el balanceo excesivo puede parecer divertido y torpe e incluso indicar lo contrario, falta de confianza. Realmente es una señal flexible y mucho dependerá del contexto.

- *Los codos hacia afuera y las manos en los bolsillos o en las caderas,* como hemos visto, es una forma de hacerse ver más grande. Una señal de que la persona quiere tomar una posición de control, pero al mismo tiempo muestra debilidad e inseguridad.

- *Manos en las caderas o en los bolsillos y manos en forma de V hacia atrás,* básicamente cuando los codos apuntan hacia atrás es otro gesto de desaparición, pero muestra apertura y al mismo tiempo es una actitud "sumisa" o al menos poco confrontativa. Siempre ha sido más común entre los jóvenes, especialmente los hombres, posiblemente como un "marcador social", lo que significa que no ocupan un papel dominante en la sociedad.

Lo que más importa es que mires la *calidad de los movimientos de los brazos.*

- *Los movimientos rápidos de los brazos* a menudo indican confusión, estrés y falta de control (aunque no siempre).
- *Los movimientos poderosos de los brazos* pueden mostrar agresión por parte de una persona absorta.
- *Los movimientos de brazos tranquilos y controlados* muestran calma y control.
- *Los movimientos exagerados de brazos* son raros en la mayoría de las situaciones. Eso es porque sabemos que delatarían nuestra falta de control y eso es exactamente lo que nos dicen cuando esto sucede.
- *La torpeza repentina en los movimientos de los brazos* muestra que algo salió mal desde la perspectiva de la persona: duda, incertidumbre, tal vez incluso miedo o preocupación.

Manos y dedos

Las manos son probablemente la parte más comunicativa de nuestro cuerpo además del rostro. Las usamos para dar señales racionales, códigos, indicar, explicar, contar, saludar... Pero hay algunos movimientos clave de la mano que pueden dar la impresión correcta o incorrecta sobre nosotros mismos ...

- *Esconder las manos* es una mala señal. Da la impresión de que estamos ocultando algo. A veces esto es cierto, pero puede ser que la persona sea tímida o se sienta avergonzada, o incluso preocupada. ¡Nunca escondas tus manos en las entrevistas de trabajo!

- *Frente o dorso de las manos.* Ambas formas tienen una gran diferencia. *Tus palmas muestran apertura.* Cuando queremos decir "lo juro", ¿qué hacemos? Levantamos nuestras manos y mostramos nuestras palmas. Por el contrario, *el dorso de las manos muestra cierre.* Significa "mantente alejado" y mostrar los nudillos en particular es un signo de agresión.

Aquí necesito contarte una historia. Una real. ¿Te acuerdas de Tony Blair? Los expertos en lenguaje corporal lo destacaron por siempre "agitar los nudillos" a la audiencia durante los discursos. También tenía manos muy grandes y el efecto era aún mayor. En cualquier caso, esto fue visto como defensivo (pero aceptado) y como un signo de fuerza. Incluso de deshonestidad, tal vez, pero en general la audiencia lo interpretó como "confianza".

No es un gesto agradable, pero espera a que hable del siguiente y efímero Primer Ministro del Reino Unido... Gordon Brown también mostró el dorso de las manos en los discursos, pero en una posición más baja que Blair. Blair estaba en realidad "en tu cara" con sus manos (¡juego de palabras sorpresa!). Brown parecía incómodo con sus propias manos... ¿Y la gente lo lee como...? Primero que nada, debilidad y un toque de deshonestidad también.

Esto muestra que, realmente, *la forma en que ocurren estos movimientos, de manera cualitativa, marca la diferencia.*

- *Los puños* son siempre un signo agresivo cuando se muestran a otras personas. Cuanto más apuntan y van hacia la cara, más agresivos son. Pero cosas como agitarlos, simular golpes, etc., también importan, así como las expresiones faciales. Los puños a los lados de tu cuerpo con los brazos extendidos muestran rebeldía, o que la persona está tratando de controlar la ira o emociones fuertes.

- *Levantar un puño en el aire* es un lenguaje corporal voluntario y simplemente significa solidaridad con aquellos con quienes estás. A partir de ahí, fue luego tomado por el socialismo y el comunismo, con la mano izquierda como saludo.

- *Levantar la mano abierta y con el brazo extendido* es otro signo voluntario y significa "obediencia". El saludo Nazi y fascista son gestos sumisos... De hecho, mira cómo Hitler lo usó... ¿Alguna vez notaste que nunca mostró la palma de la mano a sus subordinados como ellos lo hicieron con él? Esa mano floja suya terminó mostrando su palma hacia arriba... hacia el cielo... No le debía lealtad a ninguno de ellos... solo a la "causa". Eso es lo que simbolizaba su saludo.

- *Las palmas de las manos unidas a tu cuerpo* significan que estás manteniendo la calma, o incluso que te estás protegiendo.

- *Las palmas de las manos tocándose* pueden tener muchos significados. No necesariamente significan "te lo ruego". El hecho es que esta posición abre un puente de energía dentro de tu cuerpo. Entonces, puede ser una señal de que alguien está restaurando su circulación de energía, que la persona está en paz consigo misma. O simplemente puede significar que la persona está pensando seriamente en lo que estás diciendo.

- *Rascarse las palmas de las manos* a menudo (no siempre) es un signo de confusión, malestar o incertidumbre. Pero recuerda, ¡siempre puede ser un picor físico!
- *Las palmas hacia arriba sobre la mesa, las rodillas, etc.* es un signo extremo de honestidad y colaboración.
- *Las palmas hacia abajo sobre la mesa, las rodillas, etc.* es, en cambio, una señal de control y puede indicar que la persona no quiere que tú sepas algo.

Muchas cosas se pueden decir con las manos, ¡y todavía no las hemos visto junto con los dedos!

Con los dedos, en primer lugar, fíjate si están *relajados, es decir, doblados ligeramente o tensos, lo que significa que están estirados o en un puño.* Una tensión repentina de los dedos de una persona es una clara señal de que algo no está del todo bien… Entonces, por supuesto, tenemos que mirar cómo movemos y posicionamos nuestros dedos.

- *Señalar a las personas* puede ser una necesidad pero, en muchos casos, señalar a la persona con la que estamos hablando es agresivo, especialmente si lo hacemos con el dedo recto.
- *Señalar a las cosas con un dedo suave y arqueado* es a menudo malinterpretado. La gente puede pensar que significa "falta de carácter", "descuido" y "debilidad". Por el

contrario, a menudo es un signo tanto de autoconciencia como de confianza en sí mismo, ambos muy fuertes y profundamente arraigados. El hecho es que señalar es siempre una forma de establecer una relación. El dedo suave es *protector y respetuoso* con la cosa o persona que señala. Es un *signo de bondad confiada*, que a menudo confundimos con debilidad.

- *Jugar con el anillo*, ya sea que lo estés usando o no, es en realidad una señal de angustia la mayoría de las veces. Es una forma de tocarte para tranquilizarte.

- *El dedo meñique extendido hacia los lados* significa que la persona es pianista o... que se siente muy a gusto. Ese dedo se siente vulnerable, ¿no? Entonces, exponerlo así, significa que te sientes perfectamente seguro.

- *Los dedos que se tocan formando un anillo* también pueden tener muchos significados diferentes, principalmente positivos como conectividad, interés, pensamiento profundo o búsqueda de una solución.

- *Tocarse y rascarse las uñas* puede ser un signo de vergüenza, desacuerdo, duda, incomodidad o simplemente aburrimiento...

- *Revisarse las uñas* es poco común en situaciones importantes. ¿Por qué? Bueno, está muy claro que no estás prestando atención. Y significa eso, o peor aún, que lo estás, pero que no estás de acuerdo o incluso que piensas que lo que estás escuchando es una tontería total. Nuevamente, evítalo en una entrevista de trabajo...

Ya ves, incluso los dedos dicen muchas cosas sobre nosotros.

Piernas y pies

...y necesitamos agregar piernas y pies para completar la lista... De forma general, somos *menos conscientes de nuestras piernas y pies que de manos y brazos.* Debido a que están "ahí abajo", porque a menudo están fuera de la vista (debajo de las mesas, etc.), tienden a olvidarse con bastante facilidad.

Al mismo tiempo, el lenguaje corporal de manos y pies está muy influenciado por la cultura. Los "pies en el escritorio" de Estados Unidos pueden costarte tu trabajo en algunos países, mientras que estos proyectan autoridad y relajación en los Estados Unidos... Los árabes señalan con los pies y mostrar la planta del pie es un insulto. Lo mismo sucede en algunos países asiáticos.

En algunos países, cruzar las piernas con toda la pierna sobre la otra es un signo "femenino" y los hombres lo evitan. En otros, va perfectamente bien con su masculinidad (o masculinidad percibida). En muchos países todavía hoy en día las mujeres que abren las piernas cuando están sentadas son mal vistas. Aun así, veamos algunas pautas generales.

- *Las piernas abiertas, separadas* muestran confianza, autocontrol y en ocasiones relajación.
- *Las rodillas juntas* muestran falta de confianza incluso como una amenaza percibida.
- *Las piernas cruzadas* también muestran una sensación de informalidad, voluntad de relajarse.

- *Si el pie envuelve la pantorrilla* puede mostrar una amenaza percibida, incluso sexual, o un cierre total, como ya hemos dicho.

- *Balancear la pierna cruzada* puede ser un signo de total tranquilidad, incluso felicidad o, si estás nervioso, puede mostrar inquietud.

- *Las piernas ligeramente separadas cuando estás de pie, con los pies hacia adelante* significa seguridad en uno mismo, autocontrol y calma. Esta es la posición de canto, la que usan los cantantes profesionales porque es relajante.

- *Las piernas juntas, especialmente con los pies juntos o apuntando hacia adentro cuando estás de pie,* indican una fuerte falta de confianza o sensación de inseguridad.

- *Un pie adelante y otro apuntando hacia los lados cuando se habla o se está de pie* es bastante común y muestra cierto nivel de arrogancia, de determinación, pero no siempre. En todo caso apunta a la idea de que la persona está interpretando la reunión, el evento, el momento como una situación transaccional... Básicamente es un negocio y no una experiencia social para él o ella. De hecho, lo verás a menudo en discursos, conferencias, charlas y presentaciones...

- *Levantar los pies* siempre es un signo de relajación y tranquilidad.

- *Los pies hacia atrás al sentarse,* especialmente si "se agarran de la pata de la silla" a menudo muestra preocupación o incomodidad. Esto suele ir acompañado de una posición inclinada hacia adelante de la parte superior del cuerpo. Esta no es una persona deshonesta; esta es una persona con dificultades que necesita ayuda, pero está lista para colaborar plenamente e incluso hacer un esfuerzo adicional.

- *Sacudir los pies* siempre es un signo de inquietud, pero ten en cuenta que algunas personas lo hacen todo el tiempo y son casi incapaces de detenerlo. En este caso, es más probable que sean muy nerviosos por naturaleza.

- *Tocarse los pies al hablar,* generalmente cuando estás sentado y, a menudo, con las piernas cruzadas. Debes haber visto gente tocándose los pies en estas situaciones. Este es un signo de introversión... La persona está interiorizando lo que está escuchando o mirando hacia adentro, no hacia afuera.

- *Los pies cruzados a la altura del tobillo* dependen un poco de la situación. Si estás en casa y relajado, es solo una señal de relajación. Si es durante una discusión, reunión, etc., puede mostrar un cierre. Quizás la persona se niega a aceptar lo que está escuchando. Mira otros signos en el cuerpo para asegurarte (brazos cruzados, cejas interiores bajas, etc.).

Una vez más, comprueba siempre si los movimientos se ven:

- Naturales/antinaturales o artificiales
- Relajados/tensos
- Proporcionados/exagerados
- Controlados/fuera de control
- Amistosos/agresivos
- "Van con la corriente"/repentinos y fuera de lugar.

Haz esto con las piernas y los pies, pero también con todas las partes del cuerpo y pronto obtendrás un marco de referencia muy bueno para analizar a las personas con bastante profundidad...

De hecho, da un paseo por el parque y observa cómo las personas mueven sus cuerpos... Haz una nota mental... Primero divide entre positivo y negativo, luego intenta agregar las emociones y actitudes reales que sus cuerpos te están revelando.

Puedes hacerlo antes de pasar al siguiente capítulo. De hecho, si en este capítulo hemos utilizado el cubismo, con lo que quiero decir que hemos descompuesto el cuerpo humano en sus componentes, en el siguiente utilizaremos una perspectiva impresionista. ¿Qué quiero decir? Vas a averiguarlo ahora mismo...

7

VIENDO EL LENGUAJE CORPORAL COMO UN TODO

Una pintura cubista rompe las diferentes partes del cuerpo y las coloca en un plano para que las veas. Pero esto dificulta ver todo el cuerpo, para dar una lectura general de la totalidad de la imagen. Desde el principio hicimos hincapié en la importancia de leer el cuerpo de forma holística, como un todo. Y esto es lo que quise decir con "lectura impresionista". Mira una pintura de Monet y obtendrás una impresión general mientras que los detalles no están bien definidos. Pero tienen sentido como parte del todo.

Entonces, sin más preámbulos, ahora saldremos de nuestra metáfora artística y veremos qué se necesita para ver el cuerpo de una persona como un todo. Ahora veremos cómo la postura es parte del lenguaje corporal, los diferentes tipos de postura, volveremos a donde debes estar en relación con la persona y a un vínculo entre el lenguaje verbal y no verbal. ¿Estás listo?

EXPRESARSE CON LA POSTURA CORPORAL

La postura en sí misma es difícil de definir, ¿no es así? Es "la forma en que uno está parado" pero también "la forma en que uno se mueve". Es amplio y general, más parecido a una "impresión" que a un elemento detallado y específico. ¿Pero sabes, por ejemplo, que muchas personas deciden solo con la postura si les va a gustar alguien? También reconocemos a las personas sin verlas bien, en la sombra, etc., y utilizamos la postura para hacerlo.

Esto nos dice que somos muy conscientes de la postura y la usamos para tomar decisiones muy importantes, incluidas las de "me gusta/no me gusta", "confío/no confío" y "bello/feo". Pero lo hacemos sin ser plenamente conscientes de ello. Y es por eso que al principio del libro te supliqué que corrigieras tu encorvamiento si tienes uno. La gente lo ve, no lo racionaliza y, sin embargo, actúa con mucha fuerza.

Aunque es general, podemos clasificar la postura corporal a *grandes rasgos*. Uno de esos rasgos es la distinción entre *postura dinámica* y *postura estática*. Empecemos por el último.

Postura estática

Lo estático es bastante fácil de entender. Significa que no se mueve o, en términos más generales, tiende a no moverse. La Reina tiene una postura muy estática, para volver a la persona más analizada en lo que respecta al lenguaje corporal en todo el mundo. Muy a menudo, las personas en una posición de poder y en un entorno formal (un discurso, etc.) tienen una postura muy estática.

Tiende a proyectar *autoridad, confianza* e incluso *fiabilidad*. Una persona que no se mueve o que se mueve muy poco se encuentra bien estando de pie en un escenario, detrás de un escritorio, frente a una cámara... No es una buena postura para mantener cuando te juntas con amigos, interactúas con personas, etc.

Y luego está el *grado de lo estático que eres*. Las posturas muy estáticas terminan luciendo "rígidas". No todo el mundo puede llevar con éxito la postura súper estática de la Reina de Inglaterra. Incluso los presidentes de Estados Unidos tienden a ser más fluidos, menos "sofocados". Se mueven lentamente, pero lo hacen, incluso en discursos formales. La Reina ni siquiera parpadea e incluso cuando camina, hace que parezca que no se mueve en absoluto...

Postura dinámica

Una postura dinámica es aquella en la que la persona tiende a moverse. Esto no significa "caminar" (puede que sí), significa mover piernas, hombros, cabeza, brazos, etc. Aquí también, todo depende del *contexto y el grado*. Moverse demasiado puede ser bueno para algunos comediantes solo porque se ve divertido. Los políticos no se moverán demasiado, ni los médicos, ni los agentes de ventas...

Verás, una *postura dinámica* proyecta una *personalidad vivaz, agradable, amistosa* e incluso *saludable*. Esta es también la razón por la que los presidentes de Estados Unidos tienden a ser más dinámicos que los monarcas como la Reina o el Emperador de Japón. Tienen que gustar y también deben demostrar que están sanos todo el tiempo.

Al mismo tiempo, todo depende de la situación. Si estás bailando... No necesito terminar la oración. Si juegas con niños, te diviertes con tus amigos, etc., quieres ser dinámico. Si estás en una entrevista de trabajo, quieres ser más estático.

Cuando la postura es *demasiado dinámica*, y especialmente si los movimientos no parecen coordinados, das la impresión de estar fuera de control y, a veces, este puede ser el caso. Como de costumbre, utiliza otras pistas para confirmar tu sospecha (tono de voz, expresión facial, etc.).

Posturas dinámicas y estáticas

Aquí también hablamos de un gradiente con muchos niveles. Desde alguien que está bailando de manera extasiada y libre hasta alguien que no se mueve en absoluto. Pero quería ver una categoría especial aquí: profesores. Los buenos profesores manejan esto muy bien. Tienen que moverse, ya ves, de lo contrario sus alumnos se quedarían dormidos (¡o no se despertarían!) Por otro lado, tienen que proyectar autoridad, por lo que también tienen que ofrecer algunas posturas estáticas a la clase.

Ellos cambian muy bien de una postura a otra... Por ejemplo, estarán estáticos cuando necesiten hablar con toda la clase y luego se relajarán y se volverán dinámicos cuando caminen alrededor de los escritorios para verificar el progreso de los estudiantes.

FORMAS DE POSTURA

Otra cualidad de la postura es la "forma" que adopta. Con esto nos referimos a lo *abierto, acogedor y no conflictivo* que eres por un lado (*postura abierta*) o por el contrario lo *cerrado, defensivo o incluso agresivo* que eres (*postura cerrada*).

Esto también ocurre en una línea con muchos gradientes. Desde una persona que extiende los brazos listos para abrazar hasta el niño que se agarra las rodillas mientras está sentado en el suelo con la cabeza entre las piernas.

Esa última posición, como ves, se cierra al mundo entero. No hay forma de "entrar" en el espacio del niño, y el niño solo muestra partes no vulnerables de su cuerpo: sus hombros, piernas, espalda y pies. Oculta su rostro, su vientre, sus palmas y el interior de sus piernas. Al mismo tiempo, el niño mira "dentro de su propio cuerpo".

A la vez, puedes tener a la persona con los brazos abiertos pero que aún no está lista para abrazar, a la persona con los brazos cruzados y las piernas cruzadas... Existe una infinidad de posiciones potenciales que podemos tomar.

Nuevamente, el contexto es muy importante. Si la postura coincide con el contexto y la situación, está bien. Un gerente que se enfrenta a una junta directiva hostil, un político que necesita criticar (atacar) a sus adversarios, etc., *necesitará una postura cerrada.*

Por el contrario, desearle feliz cumpleaños a tu abuela con una postura cerrada generará algunas preguntas importantes sobre tu actitud, sentimientos, estado de ánimo, etc.

Para analizar las posturas, te sugiero que mires a los niños y a los padres. Hay una razón para esto... A menudo se pelean. Es parte del crecimiento. Los padres tienen que ser amigos y al mismo tiempo educadores severos, incluso castigadores si es necesario. Esto significa que su relación está en continua oscilación entre posturas cerradas y abiertas.

Ve al rincón infantil del parque local. Mira a todos los padres e hijos en los toboganes y columpios y en los pozos de arena... Mira a tu alrededor y encuentra a los que están siendo "amigos" y a los "niños traviesos y padres enojados" con solo mirar sus posturas.

¿QUÉ TAN LEJOS DEBERÍAMOS ESTAR?

Ya dijimos a unos 10 pies de distancia y no de frente, sino que en un ligero ángulo (30 grados aproximadamente), pero ¿es esta una regla general? Sí y no. Es una regla general, pero con dos salvedades:

- Que puedas tomar esa posición.
- Que puedas observar y oír correctamente.

Veamos qué significa esto en realidad... Imagina que estás en una fiesta... Hay música fuerte y mucha gente... ¿Puedes pararte a diez pies de distancia? Puedes, pero no oirás nada, y ni siquiera verás mucho con toda la gente caminando... o bailando... o derramando bebidas...

Del mismo modo, vas a un discurso de una política muy famosa. Allí está ella, en el escenario... luego hay una barrera, y la seguridad, y las primeras filas, por supuesto, están todas tomadas... ¡Adiós diez pies, bienvenidos 100 pies si tienes suerte!

Veamos otro ejemplo. La persona que estás analizando susurra. No me refiero a que él o ella susurra una vez... quiero decir que lo hace todo el tiempo... ¿Qué sentido tiene escuchar a esa distancia?

Estás en una carretera muy transitada... Estás viendo a la persona en un video... Hay tantas situaciones diferentes.

Por lo tanto, debemos ser muy flexibles, pero ten en cuenta estas pautas:

- Asegúrate de *ver bien, tanto todo el cuerpo como incluso pequeñas partes.*
- Asegúrate de *escuchar bien.*
- Asegúrate de que *no estés muy visible.* Debes ser una *presencia discreta.*

Por lo tanto, la regla de 10 pies a 30° hacia un lado te brinda la distancia y la posición ideales en la situación ideal. Sé flexible. 15 pies no hacen una diferencia real si la acústica y las imágenes son buenas. No te acerques demasiado, dale siempre espacio a la persona para que se sienta a gusto.

Y si tienes que mantenerte lejos... trata de estar al menos a una distancia auditiva y consigue un buen punto de vista.

PD: no te vistas de rojo si es posible...

ESCUCHAR ATENTAMENTE

El lenguaje corporal es "leer" pero también es "escuchar". "Pero escuchar tiene que ver con las palabras," puedes argumentar. Y tendrías razón, pero no del todo. Lo sé, me gusta confundirte...

Cuando analizas el lenguaje corporal de una persona, por supuesto que necesitas saber lo que está diciendo. Esto ya lo sabes. Pero también necesitas buscar señales que no sean solo verbales... Son ese paso desprendido de lo verbal y sin embargo vienen con la voz, con las palabras y de nuestra boca.

Todo lo que acompaña a una palabra hablada agrega significado a la palabra misma. Por lo tanto, presta mucha atención a:

- Entonación
- Volumen
- Tono de voz
- Entrega general
- Pausas
- Interrupciones
- Anacoluto (es cuando una persona cambia de oración o pensamiento a la mitad, por ejemplo "algo como - en realidad no" o "Tomé el auto - iba a..." Siempre muestran un cambio de opinión o tema. Puede ser totalmente inocuo y apropiado, ¡pero a veces esto esconde pepitas de oro para el analista del lenguaje corporal!)
- La formalidad de las palabras y el tono elegido
- Incluso el acento de la persona puede decirte mucho

Te daré un ejemplo con acentos. Las personas a menudo usan dos acentos, uno es local o de una comunidad en particular y el otro es más estándar y formal. No todo el mundo. Sin embargo, imagina a una persona que elige usar su acento local cuando habla con alguien de afuera. Es una señal de que el forastero no es muy bienvenido, no muy respetado. Y cuanto más se exagera ese acento, más hostilidad mostraría. Es como decir: "¡No somos similares, no somos iguales!" Esto, por supuesto, asumiendo que la persona podría usar un acento más estándar.

También mantente atento a las señales de sonido no verbales, como pequeños gruñidos, "mms" (cuando la gente está de acuerdo), "ers", "tut-tuts", "eh-ehs" y, por supuesto, risas y risitas... Todos estos a menudo son mucho menos controlados que las palabras con las que vienen.

Estos ofrecen una muy buena idea de lo que siente la persona sobre la conversación y la persona con la que está hablando. Estos también te muestran hacia dónde quiere la persona que vaya la conversación. Puedes ver si quiere cambiar de tema, o insistir en un tema, por ejemplo.

Hemos recorrido un largo camino en lo que parece un tiempo muy corto, y espero que haya sido disfrutable. A continuación, nos sumergiremos muy profundo. Tan profundo que vamos a meternos bajo la piel de la persona que analizamos... Sí, me estoy burlando de ti, ¡pero es cierto!

8

EL COMPORTAMIENTO HUMANO Y LOS MOVIMIENTOS DEL CUERPO

¿Dije que el análisis del lenguaje corporal es un poco como leer la mente? Bueno, no literalmente. La verdad es que se parece más a un "comportamiento de lectura" que a la mente real... Verás, no escuchamos las palabras que la persona realmente está pensando. Eso sería una lectura mental, supongo. En cambio, buscamos comportamientos particulares y las razones detrás de ellos. Por eso dije que iríamos "más allá" en este capítulo.

¡ES UN REFLEJO HUMANO!

Imagina que estás conduciendo por una carretera muy transitada. Imagina que tienes una pequeña colisión frontal con otro automóvil. ¿Qué haces? Sé que no parece estar relacionado, pero ten paciencia conmigo... Para empezar, tu coche rebotaría físicamente. A continuación, tú cambiarías al "modo de defensa" de inmediato... En tercer lugar, considerarías inmediatamente al otro conductor como un adversario potencial (en psicología decimos "posicionar"... *posicionas* a una persona en un rol social, por ejemplo, como comprador, como cliente, amigo, etc.).

Bien, ahora cambiemos de carretera... Ahora estás en bicicleta (¡bicicleta, no en motocicleta!) Y estás conduciendo por una carretera verde con árboles a ambos lados... Alguien se te acerca a un lado y sonríe... ¿Cómo posicionarías a esta persona sonriente? Seguramente no "rebotarías". En segundo lugar, te abrirías a esta persona.

Y ahora te cuento un secreto: ¡eran la misma persona! Bien, abandonemos ahora nuestra metáfora del vehículo. La sociedad es así: en algunas situaciones, somos expuestos a una relación conflictiva desde el principio. Los dependientes y los operadores de los centros de llamadas lo saben bastante bien: a veces los clientes vienen con una queja y el choque es inevitable. Otras veces, especialmente cuando estamos libres de preocupaciones y compromisos, podemos encontrarnos "uno al lado del otro" y comenzar con un pie diferente y positivo.

Básicamente, la sociedad es el mayor "posicionador en nuestras vidas". Pero centrémonos en tu reacción en estos dos casos... ¿Por qué reaccionaste de dos formas diferentes? En cierto modo, tu coche lo explica muy bien. Si chocas con otro automóvil, tu vehículo retrocederá y rebotará. Las mismas dinámicas están en juego con las relaciones sociales.

Retrocedamos algunos capítulos ahora y recordemos lo que dijimos sobre las entrevistas de trabajo: el panel generalmente decide en 30 a

60 segundos. ¿Qué significa eso? Que es durante o justo después del primer encuentro (¿un choque o un encuentro de caminos?) que formamos las *primeras impresiones.*

Lo sé, hay gente que jura que sus primeras impresiones siempre son acertadas. Sin embargo, la gente hace todo tipo de afirmaciones. En cambio, veamos lo que dice la ciencia real...

Para empezar, nos formamos las primeras impresiones mucho más rápido de lo que realmente pensamos. No, ni siquiera tienes esos 30 segundos en las entrevistas de trabajo. De hecho, ¡la velocidad que tenemos para juzgar a los demás *se cuenta en milisegundos*! No es un error tipográfico. En promedio, reaccionamos a una expresión facial (ten en cuenta el lenguaje corporal) *en 33 a 100 milisegundos.* Esto ha sido descubierto por psicólogos de la Universidad de Nueva York J.K. South Palomares y A.W. Young en un estudio llamado "Primeras impresiones faciales de los rasgos de preferencia de pareja: confiabilidad, estatus y atractivo", que apareció en *Social Psychology and Personality Science* el 19 de septiembre de 2017. Me pregunto por qué los políticos intentan transmitir el mensaje en la primera línea de sus discursos...

¿Qué sabemos entonces sobre las primeras impresiones? Para empezar, las cambiamos. Esto puede depender de la persona, por supuesto. Hay quienes no se moverán ni un centímetro de su primera impresión y quienes lo harán. ¿Quién es más sabio? El segundo, según el profesor Alex Todorov de la Universidad de Princeton. En su libro *Valor facial: la influencia irresistible de las primeras impresiones* (Princeton University Press, 2017), afirma que la mayoría de las primeras impresiones resultan ser incorrectas.

La razón es bastante simple y, en cierto modo, ya conoces parte de ella. Depende de la situación, de la sociedad, del momento... Pero también hay otras razones. Una es que se basan en *factores superficiales*. Ésta es la razón principal que da el profesor Todorov. Pero ahondaré un poco más... Como dijimos, el análisis del lenguaje corporal es "comportamiento de lectura" y no "lectura de la mente".

Las personas pueden comportarse de una u otra manera por diferentes motivos. Si pudiéramos leer la mente de estas personas, podríamos estar seguros de la razón. Pero como no lo podemos hacer, solo logramos suponerlos, sospecharlos o incluso imaginarlos. Podemos usar deducciones para hacer de nuestra evaluación algo racional y razonable. Pero seguirá siendo una "probabilidad muy, muy alta" en el mejor de los casos, nunca una "certeza" en términos científicos.

A nivel de desarrollo personal y profesional, debemos darnos cuenta de que esto también se aplica al análisis del lenguaje corporal. *El analista profesional del lenguaje corporal siempre está dispuesto a cambiar de opinión y evaluación si surgen nuevas pruebas, nuevos detalles o simplemente si se da una mejor interpretación.* Es un punto ético fundamental de esta práctica. Básicamente, debemos ser sabios e incluso más sabios que las personas no capacitadas.

Todo el mundo es diferente, ¿correcto? Pero cuando tomamos decisiones rápidas, como cuando tenemos un accidente automovilístico, utilizamos *"modelos y categorías prefabricados para tomar nuestra decisión".* Piénsalo. En el trabajo eres "productivo" porque sabes cómo decidir rápidamente. Y lo haces usando categorías simples.

Con las personas, estos son *estereotipos*, y la mayoría de las veces, estos estereotipos están llenos de *prejuicios* sociales y culturales. Hay categorías muy amplias que usamos con estereotipos, por ejemplo:

- Confiable/no confiable
- Agradable/desagradable
- Fuerte/débil
- Masculino/femenino
- Extrovertido/introvertido
- Capaz/incapaz
- Centrado en sí mismo/centrado en lo social
- Conservador/progresista y tradicionalista/innovador
- Racional/irracional
- Viejo/joven.

Hay más, pero con solo mirar "masculino y femenino" nos damos cuenta de que definir género y/o sexo es un asunto mucho más complejo que encontrar "la casilla correcta". La mayoría de las personas tienen un género fluido de alguna manera. Esto no significa que necesariamente tengan relaciones sexuales fluidas. Las personas pueden sentirse femeninas o masculinas en diferentes situaciones. Los hombres pueden tener sentimientos maternos como las mujeres pueden tener sentimientos paternos...

Por lo tanto, una evaluación realizada al encasillar rápidamente un comportamiento o una persona en una de estas categorías es necesariamente incorrecta. Al final, volvamos a ello y luego veamos si hay más que decir, o si hay algunos matices y tonalidades que debamos retocar...

Y se pone aun peor. Muy a menudo, *los prejuicios se instalan.* Los estudios lingüísticos en el Reino Unido muestran sin duda que, si hablas inglés estándar, inmediatamente obtienes el estereotipo de "digno de confianza", pero si hablas con acento regional, te metes en la caja opuesta. El color de la piel es usado por mucha gente para ubicar a las personas en una u otra categoría... La edad también es un factor muy determinante en los estereotipos.

Llegamos al punto casi cómico en el mundo de los negocios (y el entorno de trabajo oficinista) en el que el color del traje ya te coloca en uno u otro estereotipo. El negro es muy engreído y severo, el azul es gerencial, el marrón es anticuado y tal vez simpatiza con los sindicatos, el verde es para aquellos que "quieren verse diferentes", ¡pero nadie que use un traje verde esperará que lo tomen en serio! ¿De verdad?

Por lo tanto, teniendo todo esto en cuenta y siempre dispuestos a cambiar de opinión sobre estos temas, veamos un núcleo del lenguaje corporal y el lenguaje en su conjunto: ¿sí o no?

¿Es un sí o un no?

Incluso en el lenguaje verbal existen dos tipos de preguntas y respuestas:

- Preguntas cerradas: donde solo puedes responder sí o no (por ejemplo, "¿Tomaste las llaves?")
- Preguntas abiertas: en las que puedes responder de muchas formas (por ejemplo, "¿Qué opinas de la música de Bach?")

Al leer el lenguaje corporal, *comprender las señales de sí y no es fundamental para dirigir todo el análisis.* Son un poco como los desvíos en una vía de tren. Ellos deciden en qué dirección va la conversación, o en realidad la comunicación.

No solo esto... Imagínate esto como un cómic... En tu mente tienes muchas preguntas que no verbalizas, pero, sin que tú lo sepas, tu cuerpo las está preguntando todo el tiempo. Al mismo tiempo, tus ojos están fijos en la otra persona para leer sus respuestas en su lenguaje corporal...

Esto significa que necesitarás un "conjunto de herramientas", un marco amplio con señales claras de sí y no que nuestros cuerpos emiten, de manera más o menos consciente.

- *Asentir con la cabeza vs sacudir la cabeza* son los signos más claros y explícitos de sí y no. A veces, también lo hacemos de forma inconsciente.
- *Los brazos abiertos vs los brazos cruzados* son nuevamente signos claros de sí y no. Este gesto se puede controlar de forma racional o, a veces, ocurre de forma espontánea, y esta es una distinción interesante para descubrir cuando lees el lenguaje corporal.
- *Las cejas levantadas vs las cejas bajas* son un signo más sutil de sí y no. En este caso, aunque se pueden hacer de forma consciente, estas expresiones faciales son mayoritariamente involuntarias y espontáneas.
- *Inclinarse hacia adelante vs inclinarse hacia atrás* pueden ser signos de sí y no. Sin embargo, esto no es obligatorio.

Inclinarse hacia adelante suele ser un signo positivo, pero inclinarse hacia atrás también puede ser positivo, especialmente cuando estás sentado, ya que puede significar "estoy relajado".

- *Contacto visual vs no contacto visual.* Esta es posiblemente la forma más intrigante de decir sí o no. Presta atención a los movimientos y cambios. Una ruptura repentina del contacto visual puede significar que no. Pero haz un seguimiento. Si la persona vuelve a tener contacto visual regular, puede haber sido una distracción. Si, por el contrario, notas que despúes ese contacto visual es menos frecuente y "forzado o desagradable", lo más probable es que sea un no.

- *Los tobillos abiertos vs los tobillos cerrados* a menudo muestran inconscientemente si una persona está de acuerdo o no. Es un sí o un no con los pies que, como decíamos, muchas veces desconocemos. Por ello, es uno de los signos más interesantes para los analistas del lenguaje corporal. La razón debe estar clara para ti a estas alturas: es poco probable que la persona esté fingiendo.

- *Las palmas vs los puños.* Esto a menudo muestra apertura o resistencia. No literalmente sí o no, sino el hecho de que la persona está recibiendo lo que le estás comunicando o, por el contrario, que la persona se está resistiendo. Tal vez sea un tema delicado, sin embargo, no te apresures a sacar conclusiones.

- *Enfrentar vs dar la espalda* muestra que la persona está dentro de la conversación o que quiere alejarse de ella. Lo hemos visto y es otro mensaje que puedes leer en términos de sí y no.

- *Boca relajada vs morderse los labios* no siempre es lo que parece. De acuerdo, la mayoría de las veces, si alguien se muerde los labios, por lo general significa malestar, así que no. Pero a veces pueden hacerlo con el fin de burlarse de ti, especialmente en una situación romántica. Entonces... revisa los ojos de la persona y el lenguaje corporal en general.

- *Movimientos armónicos vs disarmónicos.* Esto puede requerir algo de práctica y experiencia para notarlo, pero es uno de los signos de sí y no más consistentes. Si el cuerpo del oyente se mueve al ritmo del discurso del hablante, entonces es un sí. Por movimiento aquí nos referimos a *cualquier movimiento*: movimiento de ojos, pies, balanceo de brazos, golpeteo de dedos, etc.... Este es un signo claro de total conformidad y calma. Mientras que, si los movimientos no son armónicos, por supuesto significa que la persona no está "en sintonía" con lo que estás diciendo... tómalo como un "no"...

- *Relajación versus tensión.* Es difícil decir que no. Para algunas personas (como yo), es casi imposible. Si eres una de esas personas, aprende a decir que no, por tu propio bien... Ahora, continuando... Incluso las personas a las que les gusta decir que no (o creen que les gusta, pero aquí entramos en psicología y filosofía...) necesitan construir una barrera entre ellas y tú... Y eso significa crear tensión. Los signos de tensión siempre muestran una actitud negativa.

Estos son pares básicos de signos que te darán una lectura de sí o no. Pero hay algunas salvedades, algunas "advertencias"... Como de costumbre...

- *Lee siempre el cuerpo como un todo.* Lo dijimos y aquí es importante recordarlo. Un pequeño signo negativo en una serie de signos positivos no significa no. Puede significar que no es 100% sí, o que la persona estaba distraída, etc. No necesitamos ser "teóricos de la conspiración" todo el tiempo. Sin embargo, a veces las conspiraciones resultan ser ciertas... Entonces, podría ser que la persona fingiera estar de acuerdo, pero en realidad no lo estaba.

- *Observa durante un período de tiempo.* No querrás terminar con una primera impresión, ¿verdad? Por lo tanto, mantén la observación durante el mayor tiempo posible y basa tu evaluación final en todo el período y comportamiento. A veces será más fácil, a veces tendrás poco tiempo. *Pero cuanto más larga sea tu observación, más precisa será tu evaluación.*

Llegaremos a ideas para dar signos de lenguaje corporal positivo en algunos capítulos; no te preocupes. Esta es una práctica tanto de autodesarrollo como un libro sobre cómo leer a otros. Pero antes de concluir este capítulo, necesitamos poner un punto final...

JUICIO VS EVALUACIÓN

¿Has notado que utilicé la palabra "evaluación" cuando hablo del análisis del lenguaje corporal? Hay una gran diferencia entre juzgar y evaluar, y esto lleva al capítulo a un bonito cierre completo.

Al comienzo de este capítulo hablamos sobre cómo las personas juzgan en función de sus primeras impresiones. Sin embargo, nunca deberíamos juzgar realmente a las personas... Pero aun así, el punto de juzgar es que tiene consecuencias. Un juez dicta un veredicto y luego, si es necesario, una sentencia (culpable, condenado a servicio comunitario, por ejemplo).

Juzgar a las personas significa que cambiamos nuestras actitudes hacia ellas como consecuencia de nuestras evaluaciones.

Ahora, déjame ponerte en la piel de un psicólogo, si me permites. Los psicólogos escuchan todo tipo de cosas. Como los médicos, psiquiatras y psicoanalistas, etc. Pero *no juzgan*. No ponen un "juicio de valor" de "buena persona vs mala persona" sobre lo que escuchan. En su lugar, *evalúan*. ¿Qué significa eso?

Significa que ellos:

1. *Analizan* (recopilan señales, las examinan en detalle y luego las juntan para darles sentido).
2. *Evalúan* (sacan una conclusión sobre lo que han observado).

Una evaluación no necesita tener consecuencias. En todo caso, se utiliza para ayudar a las personas y mejorar situaciones, como hacen los profesores en la escuela.

En un momento nos sumergiremos de nuevo en la profundidad del comportamiento humano. Pero a continuación, un pequeño resumen de todos los diferentes tipos de lenguaje corporal que tenemos.

9

LAS CATEGORÍAS DEL LENGUAJE CORPORAL

Háptica, kinésica, oculesics... Ya has aprendido muchas palabras técnicas sobre el lenguaje corporal. Estos tres términos extraños, por ejemplo, se relacionan con el contacto, el movimiento y los ojos... ¡Prácticamente hay una rama, un campo o una categoría para cada parte del cuerpo, y todos tienen nombres extraños! No, no te preocupes. Estaba bromeando. No hay uno para tu dedo meñique y no todos tienen nombres que suenen como héroes griegos...

De todos modos, esto es exactamente lo que vamos a ver ahora. Hemos visto algunos y ahora es el momento de completar la lista. También repasaremos brevemente los que ya conociste, agregando algo de información.

KINÉSICA

Sabes que la kinésica es el estudio de los movimientos corporales dentro del lenguaje corporal. ¡Lo que aún no sabes es que también está dividida en subcategorías! Todas las disciplinas son así, se ramifican y ramifican... Esto ocurre simplemente porque los académicos descubren cosas nuevas todo el tiempo y se vuelven más especializados.

Y hay tres tipos, según el *tipo de gesto:*

1. *Adaptadores:* son signos que aparecen cuando la persona necesita ajustar su equilibrio. Son *"actos de equilibrio"* que a menudo provienen de la incomodidad o la excitación. El salto que tuviste cuando dije "¡buu!" es un adaptador. También lo son *muchos movimientos involuntarios* como suspiros, temblores de piernas, respuestas nerviosas como cuando los estudiantes hacen clic en los bolígrafos en clase antes de un examen, etc.

2. *Emblemas:* son *muy fáciles de leer porque su significado está convencionalmente acordado.* Cosas como el signo de OK, o el pulgar hacia arriba o el pulgar hacia abajo, chocar los cinco, etc.... Estos tienen un código y correspondencia claros de "signo - significado", como los que se encuentran en un diccionario de palabras.

3. *Ilustradores:* estos son los signos que usamos para acompañar nuestro discurso. ¿Sabes, esos gestos típicos que tiene cada persona cuando habla? Ninguna persona tiene el mismo conjunto de ilustradores que otras. Todos usamos

diferentes gestos. Además de esto, los ilustradores, en la mayoría de los casos, no tienen un significado propio. Pero, irónicamente, pronto obtenemos "el código", el conjunto de significados de los ilustradores de un hablante. Algunos, sin embargo, tienen efectos positivos y otros tienen efectos negativos.

La kinésica también se utiliza para referirse a *"análisis del lenguaje corporal"* en su conjunto. Sin embargo, las personas, incluidos los académicos, prefieren el término "lenguaje corporal" a kinésica en este sentido.

Movimientos de cabeza

Los hemos visto, e incluyen:

1. *Movimientos de la cabeza*
2. *Movimientos oculares (oculesics)*
3. *Movimientos de cejas*
4. *Movimientos de boca y labios*

Hay un pequeño truco que quiero darte en esta etapa sobre las expresiones faciales. Sabes que el lado izquierdo de nuestro cerebro es más racional y el lado derecho más creativo. No "todo racional y todo creativo" como la creencia popular lo diría... Está bien. También sabes que el cerebro funciona de una forma muy extraña. El ojo derecho va al lado izquierdo del cerebro, la fosa nasal izquierda va al lado derecho del cerebro... Hay una inversión de los lados del cerebro y los órganos que este controla.

Por lo tanto, el lado derecho de nuestra cara está controlado por el lado izquierdo del cerebro (el más racional), y el lado izquierdo de nuestra cara está controlado por el lado derecho de nuestro cerebro (el menos racional, más creativo e intuitivo).

Apliquemos esto al lenguaje corporal. Lo que dice tu lado izquierdo de la cara es más probable que sea espontáneo, no controlado o falso, más en contacto con tu estado emocional real. Entonces, la gente hace guiños, una señal muy encantadora y, a veces, irresistible. Pero lo más probable es que un guiño del ojo derecho sea "premeditado" y un guiño del ojo izquierdo sea espontáneo. Lo más probable es que nunca sea una certeza...

Expresiones faciales

Hay una diferencia entre la expresión facial y los movimientos de la cabeza (parte de la cara). La clave está en "expresión". Un movimiento es un evento fáctico fácil de describir: "ojos a la izquierda" o "cabeza abajo". Pero las *expresiones* faciales son de hecho un sistema complejo de movimientos y comunicación de sentimientos, incluso de cambios de calidad. Piensa en cómo hablas con los ojos... *hay mucho más que movimiento en la calidad expresiva de los ojos de una persona.* Incluso en los ojos de un perro, para ser justos.

Lo que necesitamos entender es que hay algunas *áreas expresivas generales.* Estas son *categorías amplias de expresión* con matices interiores y matices entre ellas. Úsalas como los puntos de una brújula en lugar de como cajas al describir expresiones faciales.

- *La felicidad*, que se puede expresar con una sonrisa, pero muy a menudo también con los ojos. Intenta el experimento de cubrirte la boca frente a un espejo y sonreír con los ojos... luego intenta sonreír con la boca y estar triste con los ojos. ¡Ahora sabes cómo detectar una sonrisa falsa!

- *La tristeza*, que por supuesto es exactamente lo contrario de la felicidad. A menudo se revela por la dificultad de sonreír, más que por su ausencia.

- *Estar concentrado*, que es un estado mental importante para detectar en el análisis del lenguaje corporal. Desde el punto de vista físico y fisiológico, a menudo se manifiesta con el acercamiento de las cejas. Sin embargo, el observador capacitado también notará el enfoque en los ojos del hablante. El enfoque y la determinación también están estrechamente relacionados. Si una persona parece concentrada, también se verá determinada, activa, convencida, lista para actuar, etc.

- *Estar desconcentrado*, por supuesto, es lo que nunca quieres parecer cuando estás en una entrevista de trabajo. Sin embargo, no es necesariamente negativo. No existe un "valor natural" que diga que estar desconcentrado sea malo. Si estás soñando, relajándote, imaginando, siendo creativo, dejándote llevar, ¡estar desconcentrado es muy normal! En algunos casos, incluso puede mostrar confianza. Por ejemplo, si estás pasando un momento romántico con tu pareja, estar muy concentrado en realidad estaría fuera de lugar. ¡Vamos, no estás hablando de un préstamo bancario!

- *Con confianza* es la mejor manera de lucir la mayoría de las veces, pero incluso aquí puede haber excepciones, por ejemplo, si estás pidiendo ayuda seria. Si pareces muy seguro, es posible que obtengas un "no" por respuesta. Una persona segura se verá centrada, llena de energía y la expresión facial suele ir acompañada de una postura corporal erguida y firme. El contacto visual constante también es un signo de confianza. Una vez más, son una serie de señales las que nos dan la valoración final.

- *Miedo:* la gente lo muestra en su lenguaje corporal general y expresión facial. Se verán sin energía, la cara intentará "encogerse" y evitarán el contacto visual; por supuesto, no aparecerán signos de felicidad y confianza en la cara, etc. Cuando las personas se asustan seriamente, su primera reacción es protegerse la cara. Cubrirse la cara o apartarla del peligro son signos típicos. En particular, el cuero cabelludo se pone tenso cuando la gente tiene miedo, de ahí el dicho "me pone los pelos de punta". Esto también tiene un nombre técnico y se llama *"horripilación".*

OCULESICS

La oculesics merece una sección propia dada su importancia. La lectura ocular puede que algún día se convierta en su propia disciplina, al igual que el "habla ocular".

El problema con la oculesics para la lectura del lenguaje corporal es que el lector (también conocido como tú en este caso) a menudo tiene acceso limitado a los ojos de la persona. Comprenderás que hay una diferencia entre mirar a los ojos de alguien y "leerlos" o tener que pararte a una distancia y en un ángulo y tratar de leer los ojos de alguien.

Para entrenar con la lectura ocular, el mejor ejercicio es buscar videos. Encuentra videos de personas mirando a la cámara, y no desde la distancia; puedes encontrar a muchos políticos e incluso vendedores.

Hablando de los últimos, perdóname el estereotipo. ¿Conoces esos anuncios clásicos de venta de coches (los muebles también han tomado ese camino)? Mira sus ojos... hay algo que falta, ¿te das cuenta? Miran a la cámara, pero no te miran a ti. Y este es el truco de las ventas. Los vendedores te mirarán a la cara, pero su mirada se detendrá antes de mirarte a los ojos. Mirarán *en dirección a tus ojos,* pero nunca establecerán un *vínculo completo, un contacto total...*

¿Entiendes lo delicado que es este tipo de lectura? Ahora, volvamos a los videos... Elige algunos y mira hasta dónde los hablantes "perforan la pantalla"... Qué cosa más extraña que esta frase ya no se use mucho... Solía ser la "cualidad de estrella" de actrices y actores...

Entonces piensa en tu reacción. ¿Qué hablante te da más confianza? ¿Con qué hablante te sientes más "familiarizado"? Creo que estaremos de acuerdo con la respuesta...

Luego hay otro problema. Notamos si estamos siendo observados. Hay un libro maravilloso del Dr. Rupert Sheldrake, *El sentido de ser mirado.* Creo que ya te lo dije, pero ¿sabes que cuando la policía, los detectives y los agentes secretos acechan a alguien, están entrenados para "nunca mirarle la espalda"? ¿Sabes por qué? Porque la persona se da cuenta.

No es un rumor, es matemático, y toda la evidencia indudablemente dice que de alguna manera nos damos cuenta cuando la gente nos mira. No sabemos cómo, y el Dr. Sheldrake sugiere que puede ser un mecanismo de defensa... En los días en que teníamos que huir de los leones, tener esta habilidad era una ventaja. Y las cebras y las gacelas también tienen este sentido.

Pero hay más... Nuevamente, todas las investigaciones muestran estadísticamente que si un guardia de seguridad mira a la cámara cuando alguien está frente a ella, la persona se da cuenta. Así que ahora enseñan al personal de seguridad a mirar las cámaras con el rabillo del ojo como enseñan a los detectives a mirar los pies de las personas.

Entonces, ¿qué hay para nosotros? Que es difícil, en un entorno formal y con lecturas en vivo, leer los ojos de las personas. Cierto. Pero hay más... y son buenas noticias...

Cuando leas los ojos de las personas, mantén tu enfoque lo más lejos posible de los ojos reales de la persona que estás observando. La gente se da cuenta si les miras la espalda, y mucho más si les miras a los ojos. Es posiblemente la intrusión más invasiva en la privacidad de alguien antes de que limitemos con la ilegalidad y el crimen...

Por lo tanto, *nunca mires a la persona directamente a los ojos.* Trata de mantener ese ángulo y mira *en algún lugar frente a sus ojos.* Ten en cuenta que en muchos casos tienes una ventaja: *las personas que hablan saben que están siendo observadas... esperan un cierto nivel de escrutinio visual.*

Y esto nos lleva a un punto muy importante. Este es un fenómeno famoso y bien investigado por lingüistas...

- Cuando las personas hablan, miran menos a los ojos de otras personas que cuando escuchan.
- Por el contrario, los oyentes miran al hablante, mientras que el hablante tenderá a evitar el contacto visual.
- Sin embargo, si los oyentes no miran a la persona que está hablando, eso muestra falta de interés, falta de confianza, desacuerdo, etc.

... y esto es oro para los lectores y analistas del lenguaje corporal, tanto cuando nuestra persona observada está hablando como cuando está escuchando... En una reunión de la junta, por ejemplo, esto puede decirte mucho sobre lo que realmente piensa cada persona acerca de lo que los demás están diciendo, sin embargo, nunca saques conclusiones precipitadas y, especialmente en las reuniones de la junta, ten en cuenta el hecho de que estas (y los oradores) son en realidad la mayoría de las veces increíblemente aburridos.

HÁPTICA

Ya conoces la háptica. *El estudio de cómo las personas se tocan a sí mismas y tocan a otras personas dentro del lenguaje corporal.* También sabes que depende mucho de la cultura... En Italia los hombres caminan por las calles cogidos del brazo (una tradición que me dicen que está desapareciendo), pero en muchos otros lugares provocaría episodios de prejuicio en abundancia.

Sin embargo, hay otro factor que deberás tener en cuenta con la háptica: *la edad.*

Los jóvenes tienden a tocarse más a sí mismos y a los demás. Sin embargo, esto se estigmatiza como un signo de "infantilismo" e incluso "falta de virilidad". Por lo tanto, los hombres, especialmente, tenderán a dejar de tocar a los demás de manera afectiva.

El contacto cariñoso alrededor de la adolescencia se convierte en un ritual en una "pelea simulada" como bofetadas, "bofetadas simuladas", puñetazos suaves, etc. Esta es una señal de que estos jóvenes realmente *necesitan* caricias cariñosas con sus compañeros...

De todos modos, al mismo tiempo, las mujeres que se tocan a sí mismas se vuelven "sexualizadas", con lo cual no quiero decir que *ellas* tengan la intención de hacerlo sexualmente. Quiero decir que la sociedad aplica los prejuicios y ve esto como "insinuaciones sexuales". Como mecanismo de defensa, muchas mujeres jóvenes reducen el auto-tocarse (tanto en frecuencia como en rango, por ejemplo, evitan ciertas áreas, como piernas, etc.). Pero las mujeres mantienen una práctica de contacto saludable con sus compañeras, a diferencia de los hombres.

Luego llega la edad adulta y el contacto se reduce en general.

Sin embargo, esta tendencia se invierte cuando las personas envejecen. Las personas mayores suelen volver a tocar a los demás, y las personas más jóvenes tocan a las personas mayores con cariño con más frecuencia que a los adultos. Quizás el "desafío de autoridad" de tocar desaparezca; tal vez se despeje la "tensión sexual"; tal vez la gente simplemente redescubra su naturaleza humana con los ancianos... ¿quién sabe?

PROXÉMICA

Hemos visto que la proxémica es el *estudio de cuán cerca o lejos están las personas, se colocan y se mueven dentro del lenguaje corporal.* Y ahora veremos más información que te resultará muy útil para leer el lenguaje corporal...

¿Alguna vez has estado en un ascensor con otra persona? ¿Cómo te sentiste? No importa quién seas tú, a menos que estés con alguien con quien tienes mucha intimidad (familia, amigo cercano o pareja) la experiencia es siempre la misma. La gente "se hace pequeña", busca un lugar vacío para mirar donde pueda evitar el contacto visual, se pone rígida e incluso decir cosas como "Buen día, ¿no?" se convierte en una tarea difícil...

¿Por qué sucede esto entonces? El hecho es que en un ascensor estás demasiado cerca de otras personas y no hay forma de que esto pueda cambiar. La gente está "en tu espacio", decimos, y esto no es solo una metáfora. Tenemos un área, como un círculo (es una elipse en el suelo, como una burbuja oblonga en tres dimensiones) centrada en el medio de nuestro cuerpo. Esta zona se llama *espacio íntimo.* Cualquier intrusión en este espacio es un problema.

Si estás al aire libre, sientes la presencia de la otra persona, pero tienes la opción de mirar hacia otro lado, encontrar consuelo a un lado. Esto sucede todo el tiempo en aceras concurridas. Pero cuando, por ejemplo, estás hablando con alguien, no solo cruzándotelo en el camino, *una intrusión en tu espacio íntimo siempre hace que te sientas muy incómodo.*

De hecho, mentí. No tenemos un círculo a nuestro alrededor: tenemos cuatro círculos concéntricos (elipses). *Preferimos tener relaciones diferentes en los cuatro espacios diferentes, según lo familiares e íntimos que seamos.* Y los científicos han medido estas áreas. Ahora, aquí están, y con el radio del área para cada persona:

1. *Espacio interior:* de 0 a 1,5 pies de nosotros. Solo permitimos personas muy íntimas en este espacio durante cualquier período de tiempo.

2. *Espacio personal:* de 1,5 a 4 pies es el radio del área donde queremos interacciones normales, cotidianas (no afectivas) sin amigos y familiares. Esta distancia se mide por cuánto puedes estirar los pies cómodamente estando de pie. Como si "marcáramos nuestro espacio" con nuestros pies... como lo hacen los animales (aférrate a este pensamiento; volveremos a él pronto).

3. *Espacio social:* de 4 a 12 pies de distancia es donde queremos tener nuestras actividades sociales diarias con colegas, personas que conocemos, dependientes, etc. Es el área "transaccional", donde gestionamos nuestras relaciones necesarias, pero no amistosas. Ve a la oficina de tu jefe... ¿Qué distancia mantendrás? Verás que está dentro de este espacio.

4. *Espacio público:* a 12 pies o más de nosotros hay espacio público, ese espacio donde permitimos que las cosas sociales normales sucedan libremente, sin convertirse en "nuestro

problema", nuestra preocupación. Actividades normales por supuesto. Un hombre con un comportamiento amenazante es mejor mantenerlo un poco más lejos...

Básicamente, "nuestro espacio" tiene un radio de 12 pies. Es una habitación entera grande...

Pero aquí llegamos a otro principio clave de la proxémica:

La territorialidad

¿Te aferraste a ese pensamiento? Sí, somos un poco como los perros, lobos o petirrojos (pero no tanto como los gatos): somos animales territoriales. No para la caza, sino que para las relaciones personales y sociales.

Cuando estés leyendo el lenguaje corporal y la proxémica de alguien, necesitarás este concepto para ver, por ejemplo:

- Si una persona permite que otra persona entre en su espacio fácilmente. Puedes averiguar mucho sobre su relación a partir de esto.
- Si una persona mantiene a otras personas fuera de su espacio y a quienes mantiene fuera. Puedes ver su "jerarquía" de amigos o incluso jerarquías reales. Presidentes, reyes, reinas y estrellas de rock mantienen a distancia, en el espacio público, a otros que no consideran sus pares... Esto puede ser un juego de poder.
- Si alguien intenta entrometerse en el espacio de otra persona. Esto puede ser bastante molesto y puede significar que la

persona está tratando de ganar algo. Este "algo", sin embargo, puede depender. En algunos casos, incluso se siente "falso"; en un entorno de trabajo puede delatar al ambicioso, pero podría ser solo una solicitud de amistad en otras situaciones...

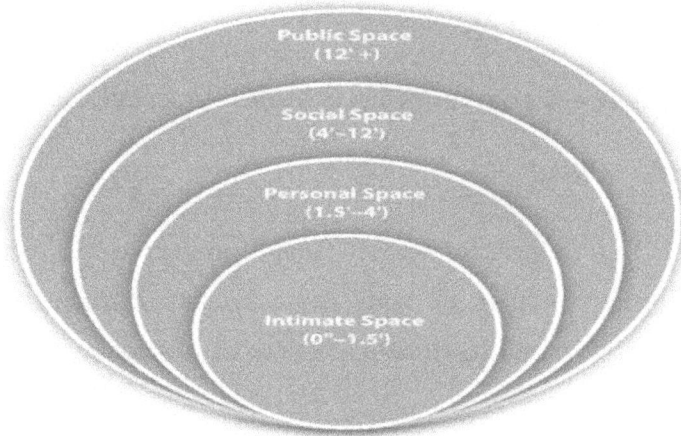

La territorialidad, nuevamente, funciona en una línea, en una línea continua de "casi no territorial" a "muy territorial" y depende de tres factores principales:

- La relación entre las personas involucradas (cercanas o distantes)
- La situación (informal, formal; privada, pública)
- Los individuos (algunas personas son más territoriales que otras)

Al leer el lenguaje corporal, debes intentar distinguir estos tres. Por ejemplo, si se establecen los dos primeros (una reunión entre dos empresarios) y ves que uno de ellos es muy territorial, entonces sabes que esta persona es o está tratando de ser autoritaria y dominante.

De hecho, existe un vínculo directo entre ser territorial y ser dominante, ser el perro alfa (lo prefiero al macho alfa…) o intentar ejercer autoridad.

POSTURA

La postura no es técnicamente un movimiento ni viene dada por una sola parte de tu cuerpo. Por lo tanto, podemos verlo como su propia categoría dentro del lenguaje corporal.

La postura es muy importante cuando se entrena para leer el lenguaje corporal por muchas razones:

- Suele ser lo *primero que notamos a la distancia*. Entonces, es clave para las notorias *primeras impresiones* de las que hablamos antes.
- La mayoría de las veces, *leemos los mensajes de la postura de forma subconsciente* y sólo esporádicamente de forma consciente. Esto nos dice que la postura le habla directamente a nuestro subconsciente.
- *Leer la postura te entrena para leer el cuerpo como un todo.*

Sin embargo, dicho esto, hay una parte del cuerpo que es muy clave para la postura y está en el medio de nuestro cuerpo: nuestro *pecho*.

El pecho

El pecho es clave para la postura ya que es la "parte central de nuestro cuerpo". Lo que podemos decir sobre el pecho es si es:

- *Centrado o descentrado.* Si el pecho está centrado, es decir, no hacia la izquierda o hacia la derecha, proyecta confianza y autoridad; por otro lado, cuando está descentrado también puede indicar relajación, amabilidad, informalidad, intimidad, etc.
- *Inclinado hacia adelante, inclinado hacia atrás o recto.* Esto muestra actitudes hacia lo que se dice. Adelante significa acuerdo, empatía, interés. El retroceso puede significar desconfianza, incluso preocupación o repulsión. A veces, solo significa relajación como dijimos, especialmente si estás sentado. Una postura recta significa "tengo el control", o incluso "estoy bien conmigo mismo". A las personas nobles (mira de nuevo a la Reina) se les enseña a mantener el pecho muy erguido todo el tiempo para proyectar autoridad y estatus.
- *Estirado o encogido.* Podemos estirar el pecho o "hacerlo pequeño", y por supuesto, significa "estabilidad" o "nervios e incertidumbre" en consecuencia.

Hasta ahora no habíamos hablado del pecho pero, como puedes ver, también importa.

El cuello y la cabeza

El cuello también es importante para la postura. Las posiciones hacia adelante, hacia abajo, hacia atrás, hacia los lados, etc. dan diferentes señales. Veámoslos.

- *El cuello y la cabeza hacia adelante* significan interés e implicación.
- *El cuello y la cabeza hacia atrás* significan distancia e incluso autoprotección.
- *La cabeza inclinada,* como dijimos, indica pensamiento profundo, incluso creatividad.
- *La cabeza gacha,* como dijimos, suele ser un signo negativo, que muestra cansancio o vergüenza o incertidumbre, o en cualquier caso, una falta de voluntad para participar.

Piernas y pies

La manera en que mantenemos las piernas y los pies también forma parte de nuestra postura. Más adelante veremos las posiciones para sentarse, pero por ahora nos centraremos en las posiciones de pie.

- *Piernas parcialmente separadas (a un pie) y pies rectos o hacia afuera,* la posición del cantante, como la llamábamos, es un signo de *confianza, autoconciencia y equilibrio.*
- *Piernas juntas y pies también:* esto puede ser un signo de preocupación o incluso inseguridad o amenaza percibida.
- *Las piernas y los pies separados* (como apoyados en un escalón, de lado, etc.) es un signo de gran tranquilidad,

confianza, sensación de seguridad, informalidad y también confianza en uno mismo.

Ya hablamos de cómo se utilizan los brazos para "apropiarse del espacio", por lo que tienen un papel muy importante en las relaciones jerárquicas, pero ahora veamos las posturas sentadas.

Posturas para sentarse

La forma en la que la gente se sienta es reveladora. Hace largo tiempo, los maestros enseñaban *cómo sentarse*. Pero, por supuesto, la mayoría de los estudiantes nunca lo aprendieron. Sin embargo, en la alta sociedad del Reino Unido y Europa en general, sentarse "apropiadamente" es una clara señal de "buena educación"...

Pero más que una señal de que fuiste a una escuela cara, también es una forma de proyectar autoridad. Mira de nuevo a la Reina y a su madre. Examina cómo se sientan. Eso es "sentarse correctamente" y ¿en qué se traduce? Imperturbabilidad.

Ellas forman ángulos perfectos de 90 grados con sus piernas y su abdomen. Parecen figuras geométricas si las miras. Los analistas del lenguaje corporal destacaron a la Reina Madre por su postura perfecta hasta bien entrada la vejez, cuando se encontraba en un grave deterioro físico y necesitaba usar muletas... Todavía sentada perfectamente erguida.

Las piernas deben estar paralelas, pero a una pequeña distancia (unas pocas pulgadas) y deben formar líneas verticales perfectas, no se permiten diagonales...

Esta es la misma postura que encontrarás que se utiliza para representar a los faraones, reyes, reinas, papas, emperadores y cardenales a lo largo de la historia. ¿Por qué? Ya sabes la respuesta: proyecta autoridad.

Cualquier desviación de esto puede decirle al observador bastantes cosas, por ejemplo:

- *Pies hacia atrás, con pantorrillas retraídas debajo del cuerpo o piernas dobladas hacia atrás.* Este es un signo de "autoprotección". La persona no está completamente segura de lo que está sucediendo. Puede haber algo de nerviosismo e incluso ansiedad. Si a esto le agregas…
- *Tobillos cruzados,* que siempre significa cierre, entonces la señal es que la persona quiere desengancharse. Él/ella no parece estar cómodo en absoluto y lo más probable es que esté tratando de "salir de eso". Este "eso" puede ser simplemente una pregunta difícil, no necesariamente toda la situación.
- *Inclinarse hacia adelante y hacia atrás,* como ya dijimos, significa "comprometerse" y "no comprometerse" o "relajarse".
- *Partes del cuerpo que no tienen simetría,* como el pecho descentrado e inclinado, las piernas sobre el apoyabrazos, apoyarse en un codo, etc.… Estos son signos de informalidad, de actitud amistosa, de relajación y de "sentirse como en casa", pero puede que también parezcan groseros en algunas situaciones, especialmente en entornos formales y con personas que no conoces bien.

También hay influencias culturales. En los Estados Unidos la gente está, en promedio, más relajada con la postura que en muchos otros países, incluidos Europa y los países asiáticos. Nunca verás a un director ejecutivo japonés con los pies sobre la mesa... incluso este puede ser despedido por ello.

CÓMO LO DICES IMPORTA

Dijimos que el análisis del lenguaje corporal no es análisis del lenguaje (esa es otra ciencia) pero obviamente hay zonas superpuestas. Y dijimos que todos esos "mmm" y "errr" están en esta zona de super-posición... Al igual que el acento, la entonación, etc. Ahora veremos exactamente qué nos dicen estas categorías en términos de análisis del lenguaje corporal.

Y sí, lo adivinaste, ¡aquí también hay categorías y subcategorías!

Paralenguaje

Esto es lo que decimos, pero no de manera verbal. Es decir, todos esos gruñidos, mmm y errr. Estos signos son bastante fáciles de entender en la mayoría de los casos, pero solo debemos recordar que debemos tomar nota de ellos.

Pero hay más, y vamos a verlos de inmediato...

Vocálica

La vocálica es el *estudio de la calidad vocal* de los hablantes. Y esto es enorme. Déjame contarte algunos hechos...

No todo el mundo tiene el mismo rango, tanto en el tono como en la expresividad (calidad real de la voz), pero todos tenemos más de un *registro* o *voz*. ¡Escuchemos tu "voz de niño"! Verás, tú también tienes diferentes voces. Ahora, haz tu "voz de regaño"... Has entendido.

La cosa es que algunas personas tienen un gran repertorio de voces. Imitadores por ejemplo, pero también muchos actores y otras personas. De hecho, puedes entrenar para conseguir nuevas voces...

Y luego está el rango real: algunas personas pueden subir y bajar la escala como los cantantes... Esto es lo que llamamos:

Tono

Exactamente lo mismo que con el canto, y exactamente lo mismo que con los cantantes. Algunos cantantes alcanzan muchas notas, otros alcanzan menos... La gente también. Algunos hombres pueden conseguir que sus voces lleguen a la soprano, rango que también utilizan al hablar, otros, en cambio, siempre suenan como un bajo o un barítono.

Usamos exactamente las mismas categorías que para los cantantes de ópera. Al final, cuando hablamos, también usamos notas. Y el tono es muy revelador...

- Si una persona tiene *un tono plano*, esto puede indicar aburrimiento, desinterés, cansancio o incluso (¡oye, oye!) depresión. Sí, uno de los primeros signos de depresión que nota la psicología es un tono monótono y plano.
- *Un tono bajo* tiende a proyectar autoridad, severidad y seriedad.

- *Un tono más alto de lo habitual* puede indicar lo contrario, cosas como alegría, empatía e informalidad o incluso vulnerabilidad, pero a veces se usa para burlarse de la otra persona (lo veremos en la sección de "timbre").
- *Un tono variado* por lo general acarreará el significado correctamente y, a menos que sea exagerado, proyectará competencia e interés al mismo tiempo. Ese es el tono de un buen maestro u orador público en general.
- *Un tono exagerado* puede indicarte que la persona no tiene el control total, tal vez simplemente debido a la emoción.

Pero lo más importante es que la persona *adapte el tono a las circunstancias.* No usas el mismo tono jugando con un niño o hablando en una reunión de la junta o en una fiesta de cumpleaños estando borracho o en un funeral, ¡espero!

Timbre

El timbre de voz es una de esas cosas que no se pueden medir matemáticamente, como muchas cosas en la música, por ejemplo "andante con brio". Y ese es el timbre cuando hablamos. Pero todos lo entendemos. Hay muchos timbres clave y áreas intermedias, así que, nuevamente, utilízalos como los puntos de una brújula en lugar de como cajas rígidas.

- *Fáctico*
- *Serio*
- *Juguetón*
- *Molesto*

- *Entusiasta*
- *Cálido*
- *Frío*
- *Cínico, sarcástico, irónico*
- *Indeciso*
- *Amenazador*

Estas son cosas que hay que tener en cuenta, un poco como los subtítulos de las películas... En realidad, no forman parte de la película en sí, pero nos ayudan a entenderla...

Funciones de la vocálica

Estas son funciones de comunicación. Déjame explicarte... Función es un término que proviene de la gramática y significa "por qué usamos esta forma". Por ejemplo, un verbo tiene una función, que es expresar una acción o un estado. Del mismo modo, un tiempo pasado tiene una función, que es hablar sobre algo que sucedió en el pasado, etc.

Pero cuando hablamos, nos ayudamos, nos contradecimos, interactuamos todo el tiempo. Entonces, necesitamos ver cómo lo hacemos *y con qué funciones.* Y estas son las principales:

- *Acentuar* es algo enfático, sirve para subrayar, resaltar e incluso estar de acuerdo o llamar la atención sobre un punto.
- *Regular,* lo que significa que cuando hablamos le damos señales a la otra persona acerca de tomar turnos o esperar. Estas son señales sobre la conversación en sí, un poco como señales de tráfico... Pero nos dicen las intenciones del hablante. Bajar la voz o disminuir la velocidad al final de tu

turno (seguido de contacto visual). O levantar la voz para decir "todavía estoy hablando", etc.

- *Contradecir*, esto es cuando usas tu entonación para decir, "quiero decir lo contrario". Significa "contradecir el mensaje verbal, las palabras que estás usando", no a la otra persona.
- *Sustituir* es cuando usas sonidos no verbales para reemplazar palabras (como el famoso "mmm" para significar "espera, necesito pensar").
- *Complementar*, que lo usas cada vez que agregas significado a una palabra (cualquier significado) usando tu voz. Este es el término más general. Por ejemplo, puedes decir "Amaría ir a París" con "amaría" pronunciado "amaríía", entonces estás expresando un anhelo, un fuerte deseo. Por lo tanto, estás complementando la palabra en sí (no contradiciendo, sino que agregando).

CRONEMIA

El tiempo también es importante, y la cronemia (otra palabra que suena griega) es la forma en la que usamos el tiempo al hablar. Por supuesto, esto también es parte tanto del análisis del lenguaje como del análisis del lenguaje corporal.

Ir rápido o lento, acelerar o reducir la velocidad, hacer pausas son elementos importantes del habla y del lenguaje corporal.

La idea general es que:

- *Si vas despacio, tienes confianza y tienes el control.*

- *Si vas rápido, muestras falta de confianza, interés o una señal de que estás tratando de "sacar todo de adentro" en lugar de "hacer que se entienda".*
- *Si reduces la velocidad, marcas algo que es importante.*
- *Si aceleras puede significar que no te interesa demasiado la conversación o que quieres terminarla, irte, etc.* (o tal vez el timbre está a punto de sonar).

Entonces *las pausas* son importantes:

- *Las pausas breves y regulares muestran confianza y competencia.*
- *Sin pausa en absoluto o pausas breves y poco frecuentes muestras lo contrario, falta de confianza.*
- *Las pausas largas muestran drama, importancia y una sensación de gran control.*

Y este último punto nos lleva a una observación importante. *Debes leer todo esto junto con los signos del lenguaje corporal.*

Por ejemplo, hagamos una pausa larga. Es algo muy difícil de lograr. Mantener la atención y estar en silencio es algo que solo los actores y actrices fenomenales pueden hacer durante más de unos pocos segundos.

Pero si durante la pausa el orador se ve tranquilo, tiene una postura segura e incluso puede mirar a su alrededor, eso demuestra que tiene a la audiencia literalmente encantada...

Si durante la pausa empiezas a buscar a tientas qué tienes en tus bolsillos, si miras tus papeles, etc.... apuesto a que la audiencia se quedará con una impresión totalmente diferente...

Y esto nos lleva directamente al siguiente capítulo... A veces, sí significa no y no significa sí incluso con palabras. Pero déjame hacerte una pregunta: ¿ocurre lo mismo con el lenguaje corporal?

10

POSITIVO VS NEGATIVO

E l bien contra el mal, el amor contra el odio, la luz contra la oscuridad son arquetipos de cómo pensamos y cómo vemos el mundo. Uno necesita al otro para definirse y, sin embargo, son todo lo contrario. La historia del pensamiento positivo vs negativo se remonta a los primeros filósofos griegos (Epicuro, por ejemplo) en Occidente, mientras que Oriente tiene toda una escuela de pensamiento basada en ello, representada por el Tao, ese símbolo de los opuestos que ha asombrado generaciones.

Gran párrafo inicial, pero ¿qué significa en términos prácticos y de lenguaje corporal? Seguro, ya hemos tocado este tema varias veces en este libro. Esto es natural porque es muy básico, pero también de gran alcance y omnipresente. Pero ahora es el momento de explorarlo a fondo. Además, este capítulo será útil para dos áreas de tus estudios del lenguaje corporal:

- Cómo leer el lenguaje corporal positivo y negativo.
- Cómo mantener un lenguaje corporal positivo.

Ahora, de hecho, has aprendido bastante sobre la lectura del lenguaje corporal y solo algunas cosas sobre cómo controlar tu propio lenguaje corporal. En los próximos capítulos, nos centraremos más en lo segundo...

Pero sin más preámbulos, ¡entremos en el meollo de la cuestión de inmediato!

CÓMO DISTINGUIR ENTRE EL LENGUAJE CORPORAL POSITIVO Y EL NEGATIVO

Hay dos formas principales de decir si el lenguaje corporal es positivo o negativo: el propio lenguaje corporal y las contradicciones. Veámoslos.

El lenguaje corporal en sí

Hay *signos del lenguaje corporal que son claros, únicos o principalmente negativos o positivos.* El movimiento de cabeza para expresar "no" es quizás el más claro y reconocido. Pero incluso decir no con los dedos es común. O mover las manos hacia adelante mostrando las palmas.

Estos son *emblemas y adaptadores* e incluso algo intermedio, como el gesto de las palmas hacia adelante. Suelen ser fáciles de identificar. Pero recuerda que el significado de "sí o no" es *solo literal.*

¿Qué queremos decir con esto? Que debemos recordar que a menudo decimos lo contrario de lo que queremos decir. Es el significado literal (y literario, pero también lingüístico) de la *ironía: decir una cosa pero queriendo decir otra.* ¡Y lo hacemos con nuestro lenguaje corporal también! Como la madre moviendo la cabeza, pero sonriendo que vimos hace unos capítulos...

Sin embargo, el punto clave que debemos llevarnos a casa es que *solo podemos usar la ironía con el lenguaje corporal voluntario.* Por lo tanto, al leer el lenguaje corporal, realmente debes prestar mucha atención a qué signos son voluntarios (y el significado se puede cambiar intencionalmente) e involuntarios (adaptadores, por ejemplo, pero también como sabes, movimientos oculares, respiración, etc.).

Sin embargo, para comprender si un signo ha cambiado de significado, debemos utilizar el segundo método:

Contradicciones

Siempre que haya una contradicción, uno de los dos términos debe ser positivo y el otro negativo. No hay forma de escapar de esto... Lo que tenemos que determinar entonces es solo qué signo es positivo y cuál es negativo... Eso parece sencillo en teoría, pero en la práctica no es tan fácil... ¿Por qué? En primer lugar, *¿dónde puedes encontrar contradicciones?* El problema no es que te resulte difícil encontrarlas... ¡Es que hay demasiadas en la mayoría de los casos!

De hecho, necesitarás ver la contradicción entre todos los "medios comunicativos" y "factores"... Permíteme explicarte:

- *Contradicciones en los signos del lenguaje corporal dentro de una persona.*
- *Contradicciones en los signos del lenguaje corporal entre los participantes* (la persona observada y los demás con los que está interactuando).
- *Contradicciones entre el lenguaje corporal y lo que la gente dice verbalmente.*
- *Contradicciones entre lo que dice la gente y cómo lo dice.*
- *Contradicciones entre el lenguaje corporal y el tema en sí* (hablar de niños con desprecio puede mostrar una contradicción entre un tema que deberíamos encontrar agradable y positivo y el lenguaje corporal...)
- *Contradicciones entre el lenguaje corporal y el contexto en su conjunto* (lenguaje corporal informal en una situación formal... Imagínate a un soldado que se escarba la nariz, o simplemente bosteza mientras recibe una medalla... Es una imagen estúpida, lo sé, pero te muestra cuán lejos podemos estar de lo que la situación espera de nosotros).

Por lo tanto, deberás encontrar dónde un signo choca con otro signo y buscarlos en todas partes. Pero luego tu tarea es averiguar cuál de los dos signos, positivo o negativo, representa la posición (entendida como mente, idea, opinión o sentimiento) de la persona que estás analizando...

¡Pero para aprender esto, tendrás que esperar hasta el próximo capítulo!

Ahora volvamos a nosotros mismos, apliquemos a nosotros mismos lo que sabemos sobre los signos positivos y negativos.

¿CON QUÉ FRECUENCIA MUESTRAS UN LENGUAJE CORPORAL POSITIVO Y NEGATIVO?

Somos mucho menos conscientes de nosotros mismos de lo que normalmente creemos. La mayoría de las personas están convencidas de saber exactamente cómo lucen, cómo se ven ante los demás... ¡Si tan solo pudieran verse a sí mismas en la cámara! ¿Te dije sobre lo de encorvarse? ¿Sabes que no me di cuenta hasta que me lo dijo un profesor de canto de ópera? Para para ese entonces ya era un adulto... Esto significa que pasé unos 30 años sin saber sobre mi propio lenguaje corporal negativo...

Mira a tu alrededor, da un paseo por las calles... Mira cuántas personas emiten un lenguaje corporal negativo y cuántas personas emiten un lenguaje corporal positivo...

De hecho, intentemos un pequeño experimento... Ve a una calle muy transitada cerca de donde vives y comprueba el lenguaje corporal positivo y negativo en las horas pico de un día laborable. Luego vuelve allí el fin de semana y haz lo mismo...

Lo más probable es que descubras que la caminata de la hora pico te dio una prevalencia abrumadora de lenguaje corporal negativo y la del fin de semana te dio más aspectos positivos...

LENGUAJE CORPORAL NEGATIVO

Hay muchos factores que nos hacen dar un lenguaje corporal positivo o negativo (y esto es una cuestión de "prevalencia", no de exclusión total de lo positivo o negativo):

- *Salud personal* (la explicación más obvia en muchos casos)
- *Estado mental*
- *Contexto* (agradable vs desagradable, estresante o relajante...)
- *Actividad* (un paseo tranquilo por el parque vs llegar tarde al trabajo)
- *Incluso el clima sacará a relucir un lenguaje corporal positivo o negativo...*

Estos son factores que te pido que tengas en mente para el próximo capítulo, que está estrictamente relacionado con esto... Por ahora, sin embargo, esto debería probar una cosa:

- Si de todos estos factores, tu intención es sólo una parte (y ni siquiera la totalidad) de un punto, "estado de ánimo", ¡la mayoría de los signos del lenguaje corporal positivos y negativos están determinados por factores independientes de nuestra voluntad!

Pero hay otra derivación a partir de esto, otra conclusión que podemos sacar: *si muestras un lenguaje corporal negativo, no te sientas culpable por ello.* No es "tu culpa"; el contexto, las actividades repetidas, etc. literalmente entrenan nuestro cuerpo para emitir signos negativos de lenguaje corporal. El encorvamiento es quizás lo más ejemplar una vez más...

Un encorvamiento generalmente se desarrolla durante años. Día tras día, utilizas una postura negativa hasta que esta "se siente natural y neutral" para ti y ni siquiera te das cuenta de que lo estás haciendo. En cambio, esto siempre parecerá negativo para las personas que te vean...

Imagínate ahora que estás comenzando un curso de actuación... Comenzaremos con "limpiar la pizarra" o "despejar el espacio"... Antes de comenzar a corregir nuestro lenguaje corporal, debemos eliminar el lenguaje corporal negativo... Y para eliminar el lenguaje corporal negativo necesitamos tomar conciencia de ello.

Ahora, tómate el tiempo que necesites. Pero esta vez te pediré que consigas un pequeño cuaderno y un lápiz y los tengas contigo todo el tiempo. Durante una semana o cuando los necesites. En este cuaderno, te pido que *anotes todos tus hábitos negativos de lenguaje corporal*. Para averiguarlos puedes:

- Grábate a ti mismo o pídele a un amigo que te grabe, especialmente en un momento en el que no te des cuenta.
- Mírate en los espejos y escaparates cuando camines por la calle. Trata de "sorprenderte a ti mismo"... quiero decir, cada vez que veas un espejo, mírate como si estuvieras sorprendido, sin corregir tu postura, etc.... Lo hice, y todavía lo hago mucho... Esto también es muy útil cuando estás corrigiendo tu lenguaje corporal.
- De vez en cuando, detente; cambia tu enfoque de lo que estés

haciendo hacia tu cuerpo y examínalo en busca de signos negativos del lenguaje corporal (especialmente la postura con este ejercicio). Sin embargo, ¡no hagas esto cuando estés conduciendo!

- Pregúntales a tus amigos o familiares. Diles que sean honestos. Siéntate y explica: "Necesitas ser un verdadero amigo. Honestamente, dime la verdad..." luego pregunta acerca de la postura, las expresiones faciales, etc.... revisa toda la lista y anota las cosas que pueden ser negativas. Usa tu discreción. Es posible que tu amigo también te diga cosas que le ponen de los nervios por motivos personales, pero que no son necesariamente un lenguaje corporal negativo.

Una vez que sepas qué signos necesitas eliminar de tu lenguaje corporal, podemos pasar a la siguiente fase... eliminarlos.

Eliminando el lenguaje corporal negativo

Como puedes imaginar, esto puede llevar algo de tiempo. Por lo tanto, cuanto antes empieces, mejor.

En primer lugar, *comienza con el más notorio*. En particular, comienza con la *postura*. A estas alturas ya sabes que es el signo de lenguaje corporal más notable. Y tu mejor amigo aquí es un *espejo*:

- Todos los días al despertar mírate en el espejo y adopta una postura correcta, abierta y erguida.
- Fíjate recordatorios para controlar tu postura durante el día (usa ese tono de llamada).

- Cuando llegues a casa por la noche, nuevamente, ve al espejo y corrige tu postura.
- Hacer algo de estiramiento y ejercicio físico puede ayudar mucho a corregir tu postura.

Debes notar que *una vez que corrijas tu postura, muchos otros signos negativos deberían desaparecer.* De hecho, muchos de ellos son consecuencia de la postura, incluido tu modo de andar, la forma en que miras a las personas (directamente, desde abajo o desde arriba...), qué tan abiertos son tus gestos, etc.

Luego, elige un signo a la vez, optando por los grandes o los que más te desagraden. Uno por uno, pasa unos días corrigiéndolos con un método similar, hasta que te sientas seguro de que puedes pasar al siguiente.

Una vez que hayas "nivelado" los primeros aspectos negativos importantes del lenguaje corporal que muestras habitualmente, es hora de pasar a la siguiente fase, *presentar y mostrar un lenguaje corporal positivo.*

Lenguaje corporal positivo

Para empezar, desarrollar y construir un lenguaje corporal positivo no significa ser "deshonesto". En la mayoría de los casos, *significa alinear tu lenguaje corporal con tu personalidad real.* La mayoría de nosotros *somos* personas positivas, pero simplemente no lo parecemos.

Una vez más, *¡comienza con tu postura!* Si has seguido los ejercicios hasta ahora, ya has comenzado a corregir tu postura. Pero hay más para corregir que simplemente eliminar los signos negativos...

¿Qué te parece si vemos dos conceptos que la gente a menudo confunde para aclarar este punto? "Confianza" y "ser mandón". Una vez que hayas eliminado los signos de "falta de confianza" (como encorvarse, hacerse pequeño, evitar posiciones frontales, etc.) puedes construir una nueva "imagen" de ti mismo. Desafortunadamente, especialmente en el mundo empresarial, la idea de "mandón" se ha convertido en un reemplazo de "seguro".

Incluso puedes ver esto en un cambio general entre políticos... Ellos solían estar de pie y parecer confiados, en control, autoritarios, *pero no agresivos*. En cambio, entre muchos políticos hoy en día, la actitud que ves es la del matón (que, como sabes, es todo menos seguro de sí mismo). Mucho "pecho listo para pelear" y puños y actitud de cierre hacia la audiencia...

Debes elegir qué imagen de ti mismo deseas proyectar. Esto es literalmente como construir un personaje para un actor o actriz... Verás, las buenas actrices y actores "nivelan su personalidad real" y agregan todos los rasgos del personaje que necesitan encarnar, interpretar y traer a la vida.

Estudia cómo los actores y actrices cambian su forma de andar, su postura e incluso sus expresiones faciales con cada nuevo personaje. Aquí estoy hablando de profesionales.

Pero esto nos lleva a otro truco... Elige a una persona que admires. Podría ser una persona famosa, un amigo o un familiar... *Estudia el lenguaje corporal de esa persona:*

- ¿Cómo la describirías en pocas palabras?
- ¿Cuáles son los rasgos clave de su lenguaje corporal? Elige unos cuantos.
- ¿Puedes intentar imitar a esa persona?

La imitación es un método de aprendizaje muy profundo... Aprendemos a hablar imitando a nuestros padres. Lo que te estoy pidiendo que hagas es que *elijas un modelo a seguir de lenguaje corporal* e *introduzcas algunos rasgos de ese lenguaje corporal en el tuyo.* No todos, aquí no estamos en el negocio de la clonación.

También ten en cuenta que lo que puede verse bien en una persona puede no verse bien en otra. Entonces, sé autocrítico y prepárate para cambiar en cualquier caso...

Para la expresión facial, el mejor ejercicio es *hacer caras en el espejo.* Incluso las expresiones faciales son habituales, y reducimos el rango de expresiones cuando estamos estresados, tenemos una vida monótona; siempre se nos juzga (¡incluso en el trabajo o en la escuela!)

El hecho es que una persona con una amplia y libre gama de expresiones faciales llegará lejos... Y como de costumbre, no me refiero solo a los negocios, sino que también a las relaciones personales. Hacer caras es como "estirar la cara". Esto ejercita los músculos que luego usamos (a menudo inconscientemente) para producir expresiones faciales.

Las expresiones faciales atrevidas y expresivas se vuelven más simples y mejor marcadas si entrenas y construyes los mismos músculos que las producen. Esto al mismo tiempo tiene un "efecto de puerta trasera", lo que significa que al mismo tiempo tendrás más confianza. El hecho de que te expreses con confianza literalmente construye tu fuerza interior.

Luego, elige algunos signos importantes del lenguaje corporal que desees introducir y trabaja en uno a la vez... Una vez más, el espejo es tu mejor amigo aquí. Reproduce pequeñas escenas frente a él, y si lo haces regularmente, *interiorizarás este gesto*. Entonces, cuando sea útil en una situación cotidiana normal, saldrá naturalmente.

Unas pocas señales son suficientes para cambiar la perspectiva general que la gente tiene de ti y, en cualquier caso, cómo proyectas tu personalidad...

Positivo y negativo, verdadero y falso

Llegando a una conclusión, ahora sabes cómo distinguir entre lo positivo y lo negativo, pero también cómo construir un lenguaje corporal más positivo para ti. Y esto está estrechamente relacionado con lo que viene a continuación: todo un capítulo para desarrollar tus habilidades para decir mentiras y parecer sincero.

11

¡MENTIROSO, MENTIROSO, CARA DE OSO!

En realidad, las caras de los osos *no son* una forma confiable de saber si alguien te está mintiendo... Créeme, hay formas mucho mejores, y ya conoces algunas. Lo más importante es que dijimos que las mentiras no se detectan con un solo signo del lenguaje corporal (como tocarse la nariz, eso es un mito), sino al leer muchos signos en contexto y compararlos con las palabras dichas.

La dimensión verdadero/falso de nuestra comunicación (tanto verbal como no verbal) es tan grande y compleja que necesitamos todo un capítulo para explorarla. ¡Y de eso se trata esto!

¿POR QUÉ MENTIMOS? ¿ES SIEMPRE INTENCIONAL?

La mayoría de nosotros hemos mentido en algún momento de nuestras vidas. La mayoría de nosotros lo haremos de nuevo. Mentir se considera "poco ético", "incorrecto", "repugnante" e incluso "un pecado" en términos religiosos, pero está tan extendido y es tan común que, detrás de esta condena pública, *la mayoría de las sociedades, especialmente las occidentales, en realidad toleran la mentira (hasta cierto punto) detrás de escena.*

Actualmente incluso se promueve la mentira. Hace solo unos años, un político que fuera sorprendido mintiendo incluso sobre un tema menor se veía obligado a renunciar. Hoy en día, los políticos mienten abiertamente, y algunos incluso son estimados por ello; la idea de que lo único que importa es "llegar a la cima" y "burlar a los demás" realmente ha tenido importantes efectos negativos en nuestra brújula moral.

Entonces, ¿por qué mentimos? No hay una razón específica, pero podemos comenzar con un factor facilitador (en lugar de un motivo): *está implícitamente tolerado por la sociedad y cada vez lo está más.* Pero si bien esto puede dar "pasaje" para mentir a algunas personas, no nos dice por qué deciden mentir en primer lugar...

Y las razones son muchas... Para empezar, *¿cuándo mentir es realmente mentir?* No he perdido la cabeza... Déjame darte un ejemplo:

- ¿Miente un niño que cuenta una historia?
- ¿Miente un escritor que escribe una novela de ficción?
- ¿Miente un profesor que está dando una explicación simplificada para que sea accesible?
- ¿Mientes cuando recuerdas "creativamente" para llenar los vacíos de tu memoria con "lo que crees que sucedió"?

Con respecto al primero, creo que podemos estar de acuerdo... Pero este hábito puede continuar hasta que seas un adulto, y algunas personas pueden terminar *literalmente sin estar seguras de qué es verdad y qué no.* Para estas personas, decir una mentira es como decir la verdad. Estos son llamados *mentirosos patológicos.* Por supuesto, no son muchos, y padecen una enfermedad mental muy grave.

Pero las personas pueden convencerse a sí mismas de que lo que dicen es cierto de vez en cuando... Sucede, ya sea porque no lo recuerdas bien o porque en ocasiones nos mentimos a nosotros mismos...

Esto sucede muy a menudo cuando es cuestionada la brújula de la vida de las personas, sus creencias básicas, su ideología, entre otros. Imagínate al famoso obispo que se negó a mirar por el telescopio de Galileo. Verás, para él la elección era: cambiar todo lo que alguna vez había creído o mentirse a sí mismo una vez más. Sin embargo, no es una elección consciente... es subconsciente. Y la mayoría de nosotros lo hacemos con bastante frecuencia.

Esto conduce a un *sesgo cognitivo,* lo que significa que hay una diferencia entre lo que inconscientemente sabes que es cierto y lo que conscientemente dices que es cierto. La mayoría de *los prejuicios se pueden leer como sesgos cognitivos.*

Incluso en este caso, la mayoría de la gente ni siquiera se da cuenta de que está mintiendo, porque se está mintiendo a sí misma.

Pero hay muchas más razones por las que la gente miente, incluso por razones prácticas:

Mentimos para rechazar el interés, por ejemplo. Si un extraño te pregunta: "¿Cuánto tienes en tu billetera?" Lo más probable es que respondas con una mentira, especialmente si tienes una gran suma. ¿Por qué? Estás *"dando una señal roja" a la otra persona;* estás diciendo, "Esto no es asunto tuyo".

Esto es muy común en tiendas y comercios. Mucha gente responde con una mentira a un vendedor o dependiente insistente. "¡Vamos, compra estos calcetines, están rebajados y son de alta calidad!" ¿Qué dirías? "¡Deja de molestarme, tonto!" o de forma más inocente (pero falsa), "No gracias, ¡ya los tengo!" Un mentiroso creativo y descarado podría decir: "¡Nunca uso calcetines, gracias!"

En estas situaciones, se detecta la mentira. Ni siquiera esperas que el dependiente te crea, ¿verdad? Solo deseas darle un callejón sin salida en la conversación, una señal de "acceso denegado"...

Mentimos para ayudar a la gente, y estas son mentiras piadosas. La mayoría de la gente piensa que las mentiras piadosas son las únicas aceptables. Pero "aceptable" es un valor sociocultural, y yo diría que la sociedad acepta también el tipo de mentiras anteriores.

Mentimos porque tenemos miedo. Este es un hábito que adquirimos en la escuela o en la niñez. Tenemos miedo de las consecuencias de decir la verdad, por eso mentimos. "¿Te comiste el trozo de pastel que le dejé a tu hermana, Charlie?" y, por supuesto, la respuesta es "¡No, vino un ratón y se lo llevó!"

Esto simplemente se vuelve más sofisticado, mejor perfeccionado, más "profesional", pero para muchos de nosotros sigue siendo una *técnica de supervivencia* en nuestra vida adulta y especialmente profesional. El hecho de que en muchos lugares tu lugar de trabajo sea un entorno muy competitivo, hace que estas mentiras se vuelvan muy comunes.

Y no solo esto, sino que también vemos a menudo que *para quienes tienen carreras profesionales ya bastante aceleradas, ¡mentir en sí mismo se convierte en una ventaja!* La gente miente para ganar dinero. Muy simple…

Aquí ciertamente llegamos a lo contrario de los que mienten compulsivamente. Las personas que mienten por egoísmo lo hacen de manera plenamente consciente, ¡al principio! Como todos los hábitos, puede *internalizarse y naturalizarse y, por lo tanto, volverse subconsciente.* Y luego te conviertes en un mentiroso compulsivo. Es un círculo.

Pero hay más… ¿Qué tal nuestro último caso, el de "llenar los espacios en blanco" con un poco de imaginación? ¿Es mentir?

Ciertamente lo es si estás dando una declaración de testigo en la corte. Pero este es un legado de nuestra experiencia infantil. Contar historias (imaginativas) es parte no solo de crecer, sino de encontrar tu lugar en la sociedad.

Piensa en tus primeros años en la escuela, en la primaria… ¿Recuerdas a ese amigo que siempre tenía historias increíbles que ahora suenan como cuentos de hadas? ¿Recuerdas también lo popular que era?

Hay personas que mantienen esta afición por "colorear" sus historias hasta la edad adulta, un poco como hacen los comediantes cuando cuentan un chiste… De nuevo, ¿hasta qué punto es aceptable? Es difícil establecer una regla general sobre esto…

Es importante destacar que también existen problemas clínicos. Las personas con cualquier forma de *demencia* pueden usar este mismo método de *"llenar los vacíos"* para dar sentido a lo que están recordando y diciendo. Si conoces a alguien con demencia, lo habrás notado. Dicen algo verdadero y luego insertan algo que es completamente falso. Por supuesto, esto es aceptable.

Pero nos lleva a otro caso: *la gente miente porque su memoria está mal.* Con episodios irrelevantes, pero también dolorosos, el tiempo nos juega en contra… Con los años, nuestra memoria empieza a cambiar. En la mayoría de los casos, tendemos a recordar las cosas en una "mejor versión" de la realidad. Este es un mecanismo de autodefensa con recuerdos dolorosos… A veces, sin embargo, ocurre lo contrario.

Un fenómeno muy curioso es que las personas a menudo recuerdan estar en el lado correcto de una discusión cuando en realidad estaban en el lado equivocado en ese momento… Una especie de "te lo dije" en retrospectiva…

Y luego hay casos en los que *la gente miente sin saber realmente por qué.* La mentira simplemente sale de su boca, a menudo cuando responden apresuradamente o bajo presión. Se dan cuenta de que… bueno, es como si alguien dentro de ellos les hubiera adelantado la respuesta y les hubiera dicho una mentira… ¿Y qué pueden hacer? En la mayoría de los casos, se sorprenden, se dan cuenta de que mintieron y fingen que no ha pasado nada. Más raramente, la gente se corrige a sí misma.

Luego, por supuesto, tienes a aquellos que te mienten con malas intenciones, como sacarte información, sacarte dinero, robarte tus ideas, etc. Y estos, por supuesto, son los principales a los que debemos prestar atención.

Entonces, no, mentir es en muchos casos totalmente subconsciente. En algunos casos, la gente piensa que está diciendo la verdad (pero es mentira), en otros casos la gente miente pero no se da cuenta de que está mal, y luego están los que mienten solo porque quieren...

7 FORMAS DE DETECTAR A UN MENTIROSO

Como de costumbre, necesitamos algo de teoría para ver el panorama general, pero también queremos ver algunos consejos prácticos. Sin embargo, antes de seguir adelante, a riesgo de sonar repetitivo... vamos a ver 7 señales que pueden *hacerte sospechar que alguien está mintiendo*. Pero lo más importante es que *ninguno de estos por sí solo te dirá que la persona está mintiendo*.

Sé profesional, mantente atento a estos signos, pero luego *mira siempre el lenguaje corporal como un todo, recopila tantos signos como sea posible y basa tu evaluación en el conjunto, no en el signo individual, y finalmente compara los signos con las palabras reales de la persona.*

1. *Falta de contacto visual;* esta es, sin duda, una de las mejores formas de saber si alguien está diciendo la verdad o está mintiendo. ¡Pero cuidado! ¡Algunas personas pueden ser tímidas! ¿O tal vez no confían en ti?

2. *Cambio repentino de la posición de la cabeza;* esto puede indicar un cambio repentino de pensamiento. Comparado con lo que dice la persona, puede revelar una contradicción. Este signo es especialmente útil en lecturas, conferencias, presentaciones, etc.

3. *Rigidez;* una postura muy rígida, nerviosa y estática puede indicar mentira. Mentir en general nos pone tensos, y eso también significa físicamente. De hecho, los detectores de mentiras también monitorean los músculos... Pero recuerda leer todo en contexto... Si tomáramos esta regla como absoluta, concluiríamos que nuestra antigua conocida, la Reina, ¡nunca ha pronunciado una palabra honesta en su vida!

4. *Cubrirse la boca;* esta es una reacción instintiva cuando te das cuenta de que dijiste algo mal, y puede ocurrir cuando alguien miente. Pero de nuevo, cuidado, *no solo ocurre cuando estás mintiendo.* También puede expresar incertidumbre, incluso preocupación o un cierre al hablante.

5. *Labios tensos;* los labios tensos suelen mostrar, como has adivinado, malestar con respecto a las palabras que dices. Y la señal más detectable de esto es cuando las personas *fruncen los labios.* Una vez más, también puede significar que algo es difícil de decir, no necesariamente una mentira.

6. *Cambio repentino de respiración;* la respiración es a menudo involuntaria, y si de repente te pones nervioso, ansioso, etc., necesitarás más oxígeno para calmarte, y por ende tu respiración se acelera automáticamente. Sin embargo, esto debe ser bastante repentino o es más probable que se deba a otras razones. Además, la respiración puede cambiar de ritmo debido a otros factores: ansiedad generalizada, estrés, calor, deshidratación, etc.

7. *Nerviosismo frecuente;* esto parece bastante inespecífico, pero en realidad es un signo. Todos los cambios repentinos de comportamiento, movimientos, pequeños espasmos y signos de nerviosismo son signos claros de preocupación y pueden ser signos de mentira.

Verás, el punto es que generalmente nos sentimos cómodos con la verdad y la persona promedio se preocupa cuando miente. Pero hay mentirosos patológicos que mienten "con la cara impávida" como decimos informalmente. Afortunadamente, los mentirosos patológicos son relativamente raros, e incluso emiten señales a los observadores expertos. Los políticos, por ejemplo, pueden evitar enfrentarse al público con el pecho y voltearlo hacia los lados... Eso podría indicar que están conscientes de estar mintiendo.

De hecho, como señal extra...

Cubrirse las partes vulnerables; el político que esconde su pecho está tratando de proteger una parte vulnerable (su corazón y otros órganos vitales). Del mismo modo, las personas se cubren el cuello, a veces los ojos, el vientre, etc. cuando se sienten amenazados. Mentir y ser atrapado es una amenaza, ¿no es así? Sí, porque serás juzgado, etc. Entonces, la expectativa de ser juzgado y atrapado te hace proteger una parte vulnerable.

IDENTIFICA EL TIPO DE MENTIROSO AL QUE TE ENFRENTAS

Hemos visto que hay muchas razones para mentir. Sorpresa, sorpresa, también hay diferentes tipos de mentirosos. Las categorías de mentirosos (taxonomía de mentirosos, si quieres impresionar a tus amigos con un término técnico) dependen en parte del motivo de la mentira, pero también están determinadas por patrones de comportamiento al mentir.

Estos pueden incluir factores como la frecuencia con la que miente la persona, la facilidad con la que miente, etc.... En general, podemos agruparlos en 6 categorías.

1. *Mentirosos compulsivos;* estos son los mentirosos incondicionales, personas que mienten constantemente y con una actitud de que ni siquiera les importa si descubres que están mintiendo. Para muchos de ellos, lo importante es que escuches sus mentiras. Algunos políticos son así y también muchos estafadores: ante una gran audiencia, saben que alguien les creerá. No les importa en absoluto si los demás los descubren.

Dicho esto, *los mentirosos compulsivos son fáciles de detectar. Muestran una amplia gama de signos del lenguaje corporal que sugieren que están mintiendo.* Evitarán el contacto visual; tienden a alejarse de las personas con las que están hablando, etc.

Es más, también son fáciles de encontrar a través de lo que dicen: sus historias no cuadran y, a menudo, se vuelven inverosímiles. En realidad, cuanta más gente les da comentarios positivos, más exageradas se vuelven sus mentiras.

Hay dos tipos de mentirosos compulsivos, *mentirosos narcisistas* y *mentirosos habituales.*

a. Los mentirosos narcisistas mienten porque quieren atención. Suelen ser narradores de historias y añaden y embellecen sus historias con detalles falsos. Básicamente, son como esos niños que son populares entre sus compañeros porque "cuentan historias", sólo que son adultos y deberían ser más conscientes.

b. Los mentirosos habituales son simplemente personas que mienten todo el tiempo por costumbre. Cambiamos y podemos aprender cualquier mal hábito si "entrenamos" (aunque sea de mala gana) el tiempo suficiente. Y estas son personas que han sido criadas mintiendo todo el tiempo y simplemente les resulta natural, como para un bailarín es natural hacer splits y no para nosotros... Cuando se trata de los mentirosos habituales, es muy difícil rastrear la razón por la que mienten. De hecho, en muchos casos, no hay razón alguna...

2. *Los mentirosos patológicos* no son mentirosos compulsivos porque no lo hacen todo el tiempo por hábito o búsqueda de atención. Ellos *responden a los estímulos mintiendo.* Mienten constantemente, pero no indiscriminadamente.

De todos los mentirosos, *los mentirosos patológicos son los más difíciles de descubrir.* Esto se debe a que se han acostumbrado tanto a mentir que muestran muy pocos signos. Estos son los que "mienten con la cara impávida". A menudo permanecen sin ser detectados durante largos períodos de tiempo, y lo usarán a su favor.

De hecho, a menudo, tendrán buenas carreras en entornos competitivos. Seguramente puedes adivinar cómo... mintiéndole a tu jefe y mintiéndote a ti... Y manteniendo esa cara seria que oculta todas tus mentiras durante años...

Hay una hermosa palabra técnica para esta *pseudologia fantasica* (palabras en latín para "pensamiento falso fantasioso" o "argumento falso fantasioso")...

3. *Mentirosos sociópatas;* ¡estos son peligrosos! Ellos también tienden a ser mentirosos patológicos. Sin embargo, se les clasifica como mentirosos sociopáticos porque caen dentro de una condición mental mucho más grave: la sociopatía (la psicopatía es similar), lo que significa que *no tienen la capacidad de sentir empatía.* ¿Qué significa eso? Que no comprenden en absoluto los sentimientos de otras personas. Estos pueden ver literalmente a una persona siendo torturada y no sienten *nada en absoluto* en casos graves.

Los sociópatas y psicópatas también mienten mucho. Lo hacen porque solo ven a las personas como "objetos" o "cosas para explotar" y son incapaces de pensar en el bien de otras personas. Lo hacen para beneficiarse.

Desafortunadamente, no sentirán nada cuando mientan aparte de los riesgos para ellos mismos. Déjame explicarte... No se ponen tensos por el hecho mismo de que están mintiendo y tampoco se sienten incómodos con ello. No les importa. Por ellos, incluso podrías morir allí mismo. Solo tienen miedo de que puedas atraparlos.

Esto significa que es posible que no tengan todos los signos de los grandes mentirosos, a pesar de ser ellos mismos grandes mentirosos. Pero pueden mostrar más señales de "proteger partes vulnerables", como girar hacia los lados, etc.

Pero hay un truco para descubrir si estás tratando con un sociópata o psicópata... *Comprueba su reacción a las emociones. Si no tienen ninguna, es un indicador muy claro.* Mira las reacciones a los estímulos emocionales... Ellos fingirán preocupación (y son malos en eso porque no lo entienden), o incluso lo acortarán y mostrarán inquietud por "ser puestos en un aprieto".

¿Y si no hay señales? ¡Tira una pequeña trampa! Diles que te sientes muy incómodo con algo que están diciendo y obsérvalos. No obtendrás ningún signo de participación emocional real en el lenguaje corporal... Y recuerda, estas personas son muy peligrosas. No es una hipérbole. Arruinarán la vida de cualquiera sin remordimientos.

4. *Mentirosos descuidados;* esta es otra mala categoría de mentirosos. A menudo son la causa de relaciones rotas... Espero que nunca hayas tenido una historia con uno de estos en tu vida, pero si es así, estoy seguro de que ya entiendes de qué tipo de persona estamos hablando.

Estas personas mentirán, y de hecho, descuidadamente, como si no importara en absoluto. A menudo incluso tienen valores morales en la vida, pero cuando necesitan mentir, de repente no sienten nada por estos valores. Estas son las personas típicas que te mentirán sobre las relaciones extramatrimoniales, por ejemplo. O aquellos que pueden mentirte sobre dónde han estado, etc.

A pesar de mentir descuidadamente, muestran señales. Por ejemplo, se pondrán nerviosos (intranquilos, en postura cerrada, incluso levantarán la voz) e incluso se pondrán inquietos o agresivos tan pronto como pongas a prueba sus mentiras. Verás, te mienten y piensan que se salieron con la suya y que debes creerles. ¡No esperan que no confíes en ellos!

5. _Mentirosos ocasionales;_ _suelen ser malos mentirosos,_ pero también son muy comunes. Todos mentimos ocasionalmente. El hecho es que _se arrepienten de haber mentido la mayoría de las veces y muy rápidamente._ En realidad, es prácticamente imposible que un mentiroso ocasional no tenga dudas y problemas morales acerca de su mentira, aunque sea pequeña.

Son muy fáciles de detectar porque mostrarán generosamente que han mentido con su lenguaje corporal. Pero lo que es más, al igual que con los niños que mienten, después de mentir, tanto su lenguaje corporal como su comportamiento suelen cambiar.

6. _Mentirosos de mentiras piadosas;_ quería cerrar con una nota positiva. Las mentiras piadosas son buenas mentiras. Y quienes dicen mentiras piadosas lo hacen por tu propio bien, así que, tal vez junto con algunos signos de mentira, también veas signos de *empatía e incluso de protección*, como una mirada cálida, palmas hacia ti, etc....

Los buenos mentirosos de mentiras piadosas, si quieres convertirte en uno, también mantienen un contacto visual constante, el cual es reconfortante pero "refractor". Te lo explicaré, saben en su corazón que lo están haciendo por ti, entonces te mirarán a los ojos y te expresarán amor y cariño, pero al mismo tiempo, te invitarán a no indagar demasiado. El simple hecho de repetirte a ti mismo "Lo estoy haciendo por ti" al mirar a los ojos de la persona tendrá un efecto.

Sin embargo, este efecto puede terminar haciendo que la persona note que estás mintiendo, pero que lo estás haciendo por su bien... No puedes mentir con tus ojos...

AQUELLOS QUE YACEN DETRÁS DE LA SEGURIDAD DE UNA PANTALLA

El tema de las *fake news* y la desinformación no puede ser más actual. Bien puede ser uno de los mayores problemas que enfrenta el mundo democrático en este momento. No estamos aquí para hacer una lista completa de fuentes confiables y no confiables, aunque supongo que ya tienes tus propios favoritos y menos favoritos.

Pero este tema se fusiona en parte con nuestro campo... Para empezar, *no se puede analizar el lenguaje corporal de alguien que está escribiendo un correo electrónico o una publicación de Facebook. ¡O incluso un artículo periodístico para ser correcto!* Esa es una desventaja.

Además, como sugiere el título, *estar detrás de una pantalla es más fácil. La gente simplemente se siente más segura haciéndolo.* Quizás te preguntes por qué...

- La persona a la que le están mintiendo no está presente.
- Pueden verificar lo que escriben, mientras que si mientes cara a cara, solo tienes una oportunidad...
- La gente suele leer estas publicaciones y mensajes muy rápidamente.
- La plataforma en sí (redes sociales, etc.) da credibilidad... el síndrome de "Lo leí en Facebook"...
- Con la tecnología moderna, puedes preparar evidencia falsa (imágenes retocadas con Photoshop o incluso enlaces a otras fuentes mentirosas).

Entonces, ¿qué podemos hacer al respecto? Responderé a esto con otra pregunta: ¿están estas personas totalmente exentas de esa "vergüenza mentirosa" que aparece en el lenguaje corporal?

La respuesta es que en la mayoría de los casos no. Verás, se sienten protegidos, ¡pero todavía sienten un nivel de inquietud!

Y esto luego se traducirá en comportamiento. De acuerdo, no es lenguaje corporal, pero está relacionado, contiguo de alguna manera... Y aquí hay algunas cosas que puedes tener en cuenta:

- *¿Qué tan creíble es la cuenta en sí?* Una cuenta no es una persona, pero muchos de los difusores de noticias falsas también usan cuentas falsas. Algunos son fáciles de detectar.

Algunos ni siquiera tienen una foto de perfil. Algunos tienen una función. Algunos repiten las mismas palabras una y otra vez…. Pero esto aplica principalmente a cuentas pequeñas. Estas tienen una sola función, y es "generar masa". Las cuentas líderes más grandes se verán más creíbles.

- *Si la cuenta es real, ¿es confiable?* Hay cuentas famosas que difunden noticias falsas. Si tú eres un usuario de las redes sociales, ya conocerás bastantes. Si eres nuevo, ten mucho cuidado cuando te unas.

- *¿El texto usa el pronombre en primera persona?* Incluso al escribir, nos sentimos incómodos al "ponernos en la mentira". Por lo tanto, muchos mentirosos evitarán decir "yo" y "mí" y, a veces, incluso "mi" y "mío" ("mi" es un adjetivo posesivo, no un pronombre para ser exactos…). Sin embargo, esto será más común con los mentirosos menos experimentados. Los muy experimentados pueden incluso hacer todo lo contrario. ¿Por qué? Saben que estos pronombres inspiran confianza.

- *¿Repiten algunas palabras clave?* Con esto queremos decir, ¿solo están difundiendo un *hashtag*? ¿O una palabra clave para transmitir un mensaje? Algunos incluso repiten el texto exacto como otros, pero cuando ves que alguien está repitiendo una frase una y otra vez, significa que está intentando implantar una idea en tu cerebro… Eso es en sí mismo un signo de deshonestidad.

- *¿Son específicos o generales?* A veces, las declaraciones son tan generales que serán muy poco convincentes. Verás al que te cuenta de su primo que… Se han vuelto inteligentes, ¿ves?

Saben que esto parecerá digno de confianza. Ponlos a prueba entonces. Pide más y más detalles hasta encontrar contradicciones.

Por otra parte, con la palabra escrita, las estrategias clave siguen siendo las anticuadas:

- *Verifica la lógica detrás del texto.* Necesitas encontrar errores en los procesos lógicos, contradicciones, razonamientos falsos, etc.
- *Consulta con otras fuentes.* Mira puntos de vista opuestos. ¡Pueden ayudarte mucho!
- *Verifica la fuente u origen de lo que se está diciendo.* ¿Alguien te dice que hay agua en Marte? Consulta con una fuente científica al respecto (por cierto, ¡hay e incluso en la Luna!)

Finalmente, usa el sentido común. No, es muy poco probable que un pariente lejano en un país que nadie de tu familia ha mencionado jamás te haya dejado una fortuna. Sin embargo, muchas personas se enamoraron de esos correos electrónicos...

Nunca confíes en las personas que hacen el primer contacto y proponen un trato o piden dinero...

DE LA MENTIRA A LA EXPRESIÓN

Entonces, analizamos las razones por las que la gente miente, diferentes tipos de mentiras y mentirosos. Pero también analizamos cómo puedes detectar a las personas que mienten e incluso con qué tipo de mentiroso estás tratando. Y también nos sumergimos en un campo hermano, la lingüística aplicada a la mentira con palabras escritas.

A continuación, profundizaremos aún más en el ámbito del lenguaje corporal... ¿Estás listo para sumergirte en lo que manifiesta tu cuerpo?

LA LECTURA RÁPIDA DE LAS PERSONAS

¿Has oído hablar de la lectura rápida? Estoy hablando de palabras aquí. Si lees palabra por palabra, como hace mucha gente, tu velocidad se limitará a unas 140 palabras por minuto. "No está mal", podrías pensar, pero espera a escuchar lo rápido que puede leer el lector más rápido del mundo... Howard "Speedy" Berg está en el *Libro Guinness de los récords* de lectura (y comprensión)... 80 páginas en un minuto. ¡Eso es aproximadamente 25,000 palabras!

Y el primer concepto de lectura rápida es leer oraciones completas de una vez en lugar de palabras individuales. Lo mismo se aplica a la lectura del lenguaje corporal... Si lees un signo a la vez, serás mucho más lento que *si observas grupos enteros.* Y he revelado un "secreto comercial" de la lectura rápida del lenguaje corporal.

Puede que la diferencia no sea tan grande como con las palabras, pero nunca lo sabremos... ¿Adivina por qué? La mayoría de los lectores de velocidad del lenguaje corporal trabajan para los servicios de inteligencia...

¿POR QUÉ LEER RÁPIDO A LAS PERSONAS?

El hecho es que, el personal de la policía, el personal del ejército, los agentes secretos y los agentes fronterizos están capacitados para leer rápidamente el lenguaje corporal, simplemente porque lo necesitan en sus trabajos... Ahora, imagínate si tienes que identificar a un posible terrorista o amenaza al tiempo que pasas por la aduana en el aeropuerto... No tienes todo el tiempo que tendrías en una conferencia, en una reunión de la junta o en un mitin político...

Realmente tienes minutos, en realidad segundos, a veces en cámara, para leer el lenguaje corporal. Si hubieras visto cómo se ha utilizado la lectura rápida del lenguaje corporal en situaciones de emergencia, te habrías quedado impresionado.

Hay dos cosas que sorprenden:

1. Con qué velocidad y precisión pueden identificar incluso un pequeño grupo de signos reveladores, fuera de lo que parecería ser un comportamiento normal.
2. La confianza profesional que les brindan sus compañeros y superiores. No preguntan por qué ni qué exactamente. El lector señala y se ponen en acción.

Por supuesto, luego necesitan averiguar si es realmente cierto. Un signo de lenguaje corporal no es suficiente para incriminar a nadie...

Pero te da la idea de que la lectura del lenguaje corporal se ha desarrollado con habilidades y "trucos" hasta el punto en el que se usa constantemente y rutinariamente por razones de seguridad y protección.

Y la lectura rápida es una gran ventaja.

DESARROLLANDO TU LECTURA RÁPIDA

Por supuesto que llevará tiempo, pero, poco a poco, tú también desarrollarás la lectura veloz del lenguaje corporal. En realidad, vayamos directo a eso...

Ahora que sabes bastante sobre el análisis del lenguaje corporal, tienes un pequeño "juego de herramientas" que puedes usar para leer aún más rápido, pero antes que nada recuerda:

- *Permanece listo para cambiar tu lectura, tu evaluación, especialmente con la lectura rápida.*
- *Ten en cuenta que la lectura rápida es más limitada que un análisis completo...*
- ... pero es útil en emergencias o cuando se dispone de poco tiempo.

No me malinterpretes... No te estoy pidiendo que salgas y vuelvas con "primeras impresiones" genéricas... Conocemos todos los problemas que esto genera.

Te pido que salgas y vuelvas con *pistas, un rastro, un posible ángulo de lectura...*

Entonces, ¿estás preparado? Tómate muy poco tiempo... Ve a un lugar concurrido (un parque, una carretera, un centro comercial). Mira a tu alrededor al azar y solo anota el lenguaje corporal que te llame la atención. Deja que tus ojos elijan por qué y qué... ¡Cinco minutos como máximo!

¿Rápido? Bien, ahora haz una lista del lenguaje corporal que notaste.

¿Listo? Ahora, no para todos, esta es una "instantánea", pero... para algunos de estos, ¿puedes hacer un boceto interpretativo? *Y boceto es exactamente la palabra que estamos buscando.*

¿Qué tiene de especial hacer un boceto? Es algo rápido, bien; no es una obra de arte terminada. Pero sobre todo, está abierto a correcciones... Verás, difícilmente puedes corregir un óleo sobre lienzo, pero puedes usar tu borrador con un dibujo hecho a lápiz...

Entonces, por ejemplo... La mujer que balanceaba sus brazos visiblemente (estoy suponiendo lo que habrás notado). ¿Qué podría haber sido? ¿Tenía buenas noticias, tal vez? ¿Acaba de salir del trabajo y va a conocer a alguien que le guste mucho? ¿O tal vez está un poco borracha? Ese es el tipo de boceto que estamos buscando.

Ahora te pediré un ejercicio inverso...

Sal de nuevo, durante cinco minutos y en un lugar concurrido... Esta vez te pido que encuentres, lo más rápido posible:

- Una persona feliz
- Una persona triste
- Una persona segura

- Una persona distraída
- Una persona cansada

Elige algunas opciones propias si así lo deseas, pero da a cada observación un tiempo muy corto. Tan corto como puedas.

Ahora, regresa a casa y dime: ¿qué *grupo de signos del lenguaje corporal* te dijeron que la persona era feliz? ¿Y triste? Etc.

Ahora ya ves, haz este ejercicio una y otra vez y te volverás *más rápido en detectar grupos de signos del lenguaje corporal.*

Ten en cuenta que estos *grupos son flexibles.* No todo el mundo tiene exactamente el mismo lenguaje corporal... Pero después de hacerlo varias veces, comenzarás a desarrollar grupos generales (y flexibles), o grupos de signos que inmediatamente te dicen mucho sobre la persona que estás leyendo...

El entrenamiento y el ejercicio son las mejores formas de desarrollar la lectura rápida, ¡como con todas las habilidades! Los ejercicios rápidos y fáciles de hacer como los que te acabo de dar son ideales. De hecho, la clave está en la repetición. Cuando realices uno de estos ejercicios primero, desarrollarás algunas habilidades, e incluso mejorarás un poco tu velocidad. Cuanto más los hagas, más rápido te volverás.

Pero ¿hay algunos trucos del oficio? Por supuesto que los hay, ¡y aquí los tienes!

5 TÉCNICAS PARA LEER RÁPIDAMENTE A LAS PERSONAS

Lo adivinaste; todos estos son trucos que provienen de agentes del FBI y similares... Ten en cuenta que la velocidad puede ir en contra de la precisión en algunos casos. Esto se debe simplemente a que tienes un "fragmento" para continuar. Es como leer un libro entero rápido, con lectura veloz verbal, y ahí obtendrás una muy buena comprensión, o simplemente leerás una página pero rápido.

Por lo tanto, puedes usar la lectura rápida incluso si estás observando un discurso de cinco horas de duración (¡pobre de ti!) Y, en ese caso, obtendrás un análisis muy preciso. Pero si lees rápidamente a una persona durante un minuto, obtendrás una imagen parcial de todos modos. Aun así, obtendrás más que si usaras la lectura normal.

1. Busca grupos de señales

Ya lo hemos dicho y, por suerte, este capítulo viene después del de las microexpresiones. ¿Ves por qué esto es útil? Has aprendido microexpresiones como agrupaciones, grupos de signos. Si falta uno en un grupo, aun así sabes que, cuando se trata de las emociones expresadas... Solo necesitas 3 de 4 o 4 de 5 para decir: "Este es el grupo de microexpresiones para la felicidad", ¿verdad?

Lo mismo se aplica a la lectura subconsciente. No necesitamos todos los signos de tristeza para comprender que un niño es infeliz. A veces, ni siquiera podemos verlos a todos desde donde estamos. Pero cuando ves grandes ojos llorosos, también esperarás todas (o la mayoría) de las otras microexpresiones, como cejas levantadas en el medio, el labio inferior fruncido, etc.

Ya tienes grupos, y a menudo se centran en la emoción o el estado mental que expresan juntos en lugar de un signo preciso por sí solo. Por lo tanto, toma las emociones y los estados mentales arquetípicos clave y haz una lista rápida de todos los signos que conoces sobre ellos. Serán agrupaciones. Estos grupos pueden ser muy grandes, incluyendo 20 o 30 signos a veces. Pero solo necesitarás unos pocos para realizar un análisis rápido pero preciso.

Por lo tanto, completa la lista como desees, pero no olvides la felicidad, la tristeza, la ira, el malestar y la frustración, la negatividad, la positividad, la agresión, la honestidad y la franqueza, la deshonestidad y una actitud cerrada.

Haz una lista para cada uno, luego sal con un grupo en mente e identifica a la primera persona que muestre suficientes señales para que tú puedas hacer una evaluación confiable.

Hazlo una y otra vez con todos los arquetipos y verás grandes resultados con tu lectura rápida.

2. Conoce lo que buscas

Imagina que eres un agente del FBI y estás viendo un circuito cerrado de televisión para ver a un criminal caminando frente a él después de un crimen. ¿Qué buscarías? Tal vez un paso apresurado, tal vez alguien que mira mucho a su alrededor, tal vez alguien que está ocultando su rostro, cualquier signo de latidos rápidos si se puede, etc. Seguramente no estarías buscando un niño que patina, alguien que ayude a una anciana a cruzar la calle, alguien caminando con la mente en las nubes, ¿o sí?

Al igual que la lectura guiada con palabras, la lectura rápida está muy enfocada desde el principio. Ahora, busca la palabra "boceto" en este capítulo. ¿La encontraste? ¿Cuánto tiempo te llevó? ¿Leíste todas las palabras para encontrarla? No, excluyes cualquier palabra que no se parezca a esa.

Lo mismo ocurre cuando buscas rasgos específicos. Pruébalo ahora... Sal y encuentra a todos los que esconden sus manos... Encuentra a todos aquellos que están enfocados en el destino de su viaje, aquellos que quieren llegar a alguna parte. Luego encuentra a aquellos que están perdidos en el viaje en sí, como disfrutando de la vista, etc.

3. Haz tu investigación

Si conoces a la persona o al tipo de persona de la que estamos hablando, comienza con posibles escenarios. Volviendo a nuestros agentes de inteligencia, cuanto más saben acerca de la persona que buscan, más rápido pueden reconocerla.

Cualquier cosa puede ser útil. ¿Está casada? ¿A qué deportes juega? ¿Qué programas de televisión le gustan? En nuestro caso, sin embargo, como no creo que vayas a tener una entrevista de trabajo para entrar en la CIA todavía, es posible que desees saber algo de información sobre tus clientes, por ejemplo...

Verás, si sabes que el cliente es una persona joven e informal, puedes esperar una actitud muy relajada y cualquier signo de ello puede ser bastante revelador. Por el contrario, si tu cliente es una persona mayor y muy formal, cualquier signo que muestre falta de control puede provenir de una fuerte reacción negativa interna.

Verás, buscarás señales muy específicas si conoces a tus polluelos. Con amigos, ya podemos esperar un conjunto de señales muy claro, y notamos cualquier pequeño cambio...

4. Céntrate en las discrepancias más que en los signos individuales

El consejo anterior nos lleva directamente al actual. La persona formal que tiene un signo informal. El informal que tiene un signo de rigidez. El gerente que muestra una señal de miedo. El orador que se inquieta. La novia que mira a otro hombre... Bueno, lo último fue una broma, pero te da la idea.

Busca algo que no esté en línea con lo que esperarías de esa persona, en esa situación y en esa etapa.

5. Comprueba lo que la gente está intentando ocultar

Las personas usan el lenguaje corporal para proyectar lo que quieren que veas. Entonces, haz una clara distinción entre:

- Lenguaje corporal voluntario
- Lenguaje corporal involuntario

Sal a caminar y encuentra 5 signos claros de lenguaje corporal voluntario e intenta encontrar 3 de lenguaje corporal involuntario... De nuevo, repite según sea necesario. Hazlo una y otra vez hasta que sientas que puedes distinguirlos con velocidad.

A continuación, concéntrate en el lenguaje corporal involuntario. A veces, a la gente no le importa. Pero si la gente es consciente de ello y trata de ocultarlo o controlarlo, entonces estás en lo cierto. Este es un indicador clave para aquellos que están capacitados para detectar a un criminal, como los agentes fronterizos... La persona que quiere *parecer tranquila, pero no lo está...*

REALIZANDO EVALUACIONES RÁPIDAS DEL LENGUAJE CORPORAL: LAS 5 C

Hay dos etapas en lo que respecta a la lectura rápida del lenguaje corporal. Una es ser rápido para detectar signos y grupos de signos relevantes. La otra es ser rápido con las conclusiones, o mejor dicho con la evaluación.

Usa estas 5 C para guiarte en tu análisis, y sí, ya las hemos visto (algunas en detalle; una, la "cultura" tendrá su propio capítulo pronto). Pero ahora es un buen momento para hacer un comentario y un resumen de todos estos puntos. Y todos comienzan con C.

1. *Contexto,* algo de lo que hemos hablado extensamente. Busca signos y grupos que parezcan fuera de contexto...
2. **Clúster,** así que... no te dejes desviar por algún signo extraño, concéntrate en los grupos de signos. Habiendo dicho esto, ten en cuenta el signo extraño pero inusual... Vuelve a él más tarde y podrás hacer un gran uso del mismo... Como pronto descubrirás en la historia del ramo de flores (¡me estoy burlando de ti de nuevo!)
3. *Congruencia,* que por supuesto significa que debes buscar la

congruencia entre lo que dice la gente y lo que dice su lenguaje corporal.

4. **Coherencia,** por lo que queremos decir que la persona es coherente no solo con las palabras, sino que también con su personalidad, la situación, etc. Trata de averiguar el comportamiento básico que esperas de una persona y trabaja a partir de ahí. Y es por eso que estudiar a la persona de antemano es muy importante.

5. **Cultura.** Ten en cuenta cómo la cultura afecta el lenguaje corporal... Hemos hablado mucho de ello en términos teóricos y generales (¡¿naturaleza vs la crianza de nuevo?!) Y hemos visto algunos ejemplos, pero este es un tema tan importante que volveremos a tratarlo en mucho detalle.

Todos estos puntos, como puedes ver, son estrategias y consejos prácticos y útiles para la lectura rápida de personas. Pero tal vez nada coincida con una cualidad particular que puedas tener (¡o desarrollarás!). *Inteligencia emocional.* ¡Y esto es lo que vamos a ver a continuación!

13

¿ERES EMOCIONALMENTE INTELIGENTE?

ay cosas que ninguna cantidad de cálculos matemáticos puede resolver. Como, ¿qué sentimos al ver a un niño llorando? Es como si hubiera dos mundos ahí fuera: uno hecho de "cosas" que podemos "contar" y otro mundo hecho de "sentimientos" que difícilmente podemos describir...

Ambos son reales (al menos el emocional es real, no estamos seguros del físico, pero esto es filosofía). Pero uno es muy impulsado por la sociedad (tal vez porque las "cosas" se pueden vender por otras "cosas" llamadas dinero) y el otro es, en el mejor de los casos, subestimado, en el peor de los casos reprimido y criminalizado.

Recuerdo haber estudiado "la condición de las mujeres en la Gran Bretaña victoriana" en la universidad, y bajo el pretexto de que eran "inocentes" y "ángeles del hogar", había un gran prejuicio: *las mujeres eran vistas como emocionales e irracionales.* Eso significaba que las mujeres "no estaban en condiciones de gobernar el país, la economía", etc., de hecho, ¡ni siquiera estaban en condiciones de votar!

Sí, las cosas han avanzado, pero ¿qué propone la sociedad cuando pensamos en la palabra "inteligente"? ¿Un matemático? ¿Un físico? Como sea, pensamos en una persona racional. Entonces podría seguir quejándome y decir que en realidad los coeficientes intelectuales más altos se encuentran en categorías donde la racionalidad está al menos a la par con la inteligencia emocional... Escritores, por ejemplo... Podría quejarme de que Einstein, el "epítome de la racionalidad" del mundo, mostró claros signos de inteligencia emocional profunda y dijo que usaba mucho el pensamiento irracional. De hecho, como otro gigante de la física, el Dr. Micho Kaku, Einstein pasó la mayor parte de su tiempo meditando, como un monje budista, no escribiendo fórmulas largas en una pizarra, como nos muestran en *The Big Bang Theory.*

Dime que deje de quejarme, pero no antes de que diga la última cosa... ¿Cuántas personas no son consideradas inteligentes solo porque no son principalmente racionales? Lo siento, lo mío fue una cruzada contra la injusticia...

Hoy en día, sin embargo, la importancia de la inteligencia emocional es cada vez más clara...

Incluso hablando del lenguaje corporal, el lado de la inteligencia emocional es bastante importante. Verás, hemos desglosado los signos del lenguaje corporal en los bits más pequeños, de verdad... Pero siempre hay ese "algo" que no cuadra racionalmente. Y como soy terco, te lo voy a explicar.

Copiemos a Einstein y hagamos un experimento mental.

A significa B, ¿de acuerdo? Entonces, un bostezo significa que estás cansado o aburrido.

Y esto es correcto, y podemos leerlo racionalmente.

Pero si este es el caso, ¿por qué las personas también comprenden los signos del lenguaje corporal que *nunca han visto*? Especialmente las expresiones faciales, que son una maravilla de este campo y un gran rompecabezas. Hay algunas que podemos dividir en signos claros, en "palabras de lenguaje corporal", pero hay tantas expresiones faciales que es como si estuvieras "leyendo un nuevo idioma" con cada cara nueva que encuentres. Y, sin embargo, todos los estudios muestran que no necesitamos aprender el nuevo idioma para entenderlo, al menos inconscientemente.

Eso es porque *incluso con el lenguaje corporal no leemos e interpretamos todo de manera racional.*

Entonces, la pregunta ahora es...

¿QUÉ SIGNIFICA SER EMOCIONALMENTE INTELIGENTE?

Nuestra mente trabaja en diferentes niveles. En realidad, la mente no es el cerebro y el cerebro ni siquiera está en nuestra cabeza. Tenemos al menos otro cerebro en nuestro corazón (neuronas) y uno en nuestro intestino (más neuronas).

Por otra parte, el cerebro no sigue un solo método para comprender el mundo. Verás, la racionalidad y la deducción son formas de pensar y comprender el mundo. Entonces, si digo que A significa 3 y B significa

4, y te pregunto, ¿qué es A + B, entonces? Usarías tu mente racional para decir: "¡A + B es 7!"

Eso es lógica, eso es pensamiento racional.

Pero cuando te pido que me expliques lo que sientes cuando escuchas la *Oda a la Alegría* de Beethoven no pasarás por un proceso lógico. No se puede decir que la nota D, seguida de la nota F, etc., me da felicidad, sentimientos alentadores, éxtasis, etc.

Sin embargo, tienes una respuesta, pero para darla necesitas usar tu *inteligencia emocional.*

Hay muchas teorías sobre por qué y cómo usamos la inteligencia emocional... De manera muy visceral, si quieres un nivel ancestral, si necesitas resolver todos los procesos lógicos cuando estás huyendo del peligro (digamos un león)... las posibilidades son que antes de que termines de resolver la "ecuación" te has convertido en una deliciosa comida para el león.

Sí, porque el pensamiento racional puede ser exacto, pero muy a menudo lleva mucho tiempo.

Incluso podríamos llegar a un largo análisis técnico de esa hermosa obra que es *Oda a la Alegría,* pero después de años y años, todavía necesitaríamos usar la inteligencia emocional para decir lo que sentimos al respecto...

Entonces, eres emocionalmente inteligente si puedes "leer los sentimientos" y "pensar intuitivamente" (en lugar de deductivamente). Pero hay un poco más... Eres emocionalmente inteligente si puedes expresarte creativamente.

Entonces, para recapitular, la inteligencia emocional tiene tres elementos principales:

- *Comprender los sentimientos*
- *Usar la intuición*
- *Ser creativo*

Pero ten en cuenta que *hay muchos niveles de inteligencia emocional.* Algunas personas tienen niveles impresionantes, y ni siquiera nos damos cuenta muchas veces. Solía conocer a un hombre, no estoy bromeando, que literalmente se sentía triste al entrar en una discoteca concurrida. Impresionante, y todavía lo considero (era un hombre gay para ser exactos) como la persona con la inteligencia emocional más alta que he conocido.

Es más, *puedes mejorar y desarrollar tu inteligencia emocional,* al igual que puedes mejorar tu memoria y tu inteligencia racional.

Por último, aunque *los tres elementos están relacionados, no es necesario tener los tres al mismo nivel.* En mi experiencia, es difícil desarrollar uno a niveles muy altos sin tener los otros dos en niveles extraordinarios...

Los grandes artistas pueden expresarse muy bien porque también entienden los sentimientos y son intuitivos, pero tal vez su intuición esté menos desarrollada que su creatividad... ¿Ves lo que quiero decir?

Sin embargo, no todo el mundo tiene una buena inteligencia emocional. Quizás recuerdes a los sociópatas y psicópatas. Los mencionamos cuando hablamos de mentirosos, grandes mentirosos y manipuladores, de hecho. Estas personas, como recordarás, tienen una condición psicológica muy grave, una enfermedad patológica si quieres: no comprenden que otras personas tienen sentimientos. Pueden "saberlo", pero no sienten *empatía*.

Bien, en su caso, su inteligencia emocional es baja o nula (hay, por supuesto, diferentes niveles de sociopatía y psicopatía). Entonces, una cosa es segura... *No tener inteligencia emocional o tener un nivel muy bajo es una patología grave, una enfermedad.* En realidad, es una enfermedad que hace que las personas sean peligrosas para la sociedad.

9 SEÑALES DE QUE TIENES UNA ALTA INTELIGENCIA EMOCIONAL

Pero, ¿cómo sabrías si tienes una inteligencia emocional buena o incluso excelente? Estamos a punto de averiguarlo. Nuevamente, toma estos signos como pautas generales, y cada uno tendrá diferentes niveles, grados e incluso etapas de desarrollo. Y no es necesario tenerlos todos, ni todos al mismo nivel, para tener una buena inteligencia emocional.

Sin embargo: *las personas con buena inteligencia emocional son naturalmente buenos lectores del lenguaje corporal, y leer el lenguaje corporal desarrolla tu inteligencia emocional.* Es un ciclo virtuoso.

Estos son los 9 signos que te dicen que tienes una inteligencia emocional buena o incluso superior a la media.

1. Te conmueves fácilmente

Este es el signo más sencillo, revelador e indiscutible de inteligencia emocional. Ser "emocional" alguna vez fue visto como un insulto, como un defecto... y todavía lo es para muchas personas. Sin embargo, si viste *La lista de Schindler* y no te conmoviste, entonces tu inteligencia emocional debe mejorar. Mientras que tu amigo que comienza a sollozar incluso durante una comedia, bueno, tiene un nivel muy, muy alto de inteligencia emocional...

2. Te identificas fácilmente y con personas distintas a ti

La capacidad de comprender a las personas que no son similares a nosotros (en edad, clase, educación, color de piel, orientación sexual, género, etc.) es una clara señal de inteligencia emocional. En realidad, cuando digo personas, me refiero también a personas de cuatro patas, como perros o gatos... o personas de seis patas, como abejas y hormigas...

En pocas palabras, una persona muy emocionalmente inteligente puede incluso sentir la mosca atrapada en el cristal de una ventana. Lo sé, mucha gente consideraría esto como una "tontería". Pero esa es una persona muy inteligente emocionalmente. Al mismo tiempo, una persona con poca inteligencia emocional puede incluso tener dificultades para entender la mirada de un cachorro. De manera similar, una persona con poca inteligencia emocional puede sentir empatía solo con personas similares a él/ella. Una persona con inteligencia emocional se identificará con una gama más amplia de personas, o con todas.

3. A menudo no estás seguro

Extraño, ¿no? Existe el mito de que las personas inteligentes siempre lo saben todo... No es cierto. Incluso una persona racional necesitará dudar antes de tomar una decisión. De lo contrario, confundiríamos insolencia y arrogancia con inteligencia. Si a esto le sumas el hecho de que *sientes el impacto de tus opiniones y elecciones en el mundo y en los demás...* Entonces verás por qué una persona emocionalmente inteligente a menudo tiene grandes dilemas morales y dudas.

Si eres tú el que se sentó al final de la clase esperando dar tu respuesta, porque querías estar 100% seguro, si lo hiciste incluso porque sabías que una mala respuesta tiene consecuencias emocionales (incluso para ti), es probable que tengas una alta inteligencia emocional. Me gustaría escribir un libro de pedagogía sobre cómo el sistema escolar realmente reprime a los estudiantes emocionalmente inteligentes, y ahora mismo estás teniendo una idea...

4. Perdonas y olvidas

Puede parecer contrario a la intuición que las personas sensibles olviden y perdonen más, pero todos los estudios y estadísticas demuestran que sí. Y por una razón. Los psicópatas, por el contrario, no perdonan. Pero eso se debe a que ven a las personas como "objetos para manipular".

Por otro lado, si comprendes que no perdonar a alguien hace sufrir a esa persona, harás todo lo posible por dejar atrás tus sentimientos y mejorar su vida.

5. A veces te sientes vulnerable y te proteges

La relación entre "sentir por los demás" y "sentir por uno mismo", el mundo exterior frente al interior puede ser uno de los principales fundamentos de la psicología en su conjunto. Por lo tanto, no podemos analizarlo completamente aquí.

Pero... parece que los sentimientos y las emociones son los que atraviesan esta barrera con bastante libertad... Las personas que muestran un sentido de cuidado y amor por los demás también a menudo se sienten vulnerables. Las personas que no se preocupan por los sentimientos de otras personas también tienden a minimizar sus propios sentimientos. Esto ocurre con los machistas, en palabras simples.

Puedes verte a ti mismo como una membrana permeable... Sientes por los demás cuando estos sufren, pero también te atraviesan fácilmente los sentimientos cuando los demás actúan de una manera que te afecta. En pocas palabras, sientes pena por las personas cuando les sucede algo malo, pero también se necesita menos para que otras personas te hagan sentir mal.

Las personas muy sensibles a menudo (pero no necesariamente) muestran signos de timidez, vergüenza, y de vez en cuando necesitarás ese "tiempo para ti mismo" o "lejos de todo"...

6. Eres muy susceptible a lo positivo y lo negativo

Sé que estoy hablando con una persona emocionalmente inteligente porque pensaste: "¿Pero quién no?" ¡Leí tu mente de nuevo! (¡Solo bromeando, por supuesto!) El hecho es que no todo el mundo se ve gravemente afectado por la positividad y la negatividad. Algunas personas son bastante indiferentes a eso.

Lo reduciré a un ejemplo muy simple... Un color hermoso y feo. Las personas que son sensibles a la positividad o negatividad de los colores tienen una alta inteligencia emocional. Por lo tanto, mira a tu alrededor, mira la ropa que usan tus colegas de oficina y descubrirás que bastantes personas no son *tan* inteligentes emocionalmente (es una broma parcial, pero entiendes el punto).

7. Tienes una relación compleja con la crítica

Este punto no es tan sencillo. Lo que significa es que:

- *Ofreces una crítica constructiva* (en lugar de utilizar la crítica para humillar). Y esto es fácil de entender.
- *Puedes responder bien a las críticas.* Pero... también te puedes ofender. Todo depende de si es *positivo* y de la forma en que se entrega. Si alguien te critica con malicia, o con palabras fuertes, o en público, es posible que te lo tomes a mal.

8. Reflejas naturalmente el lenguaje corporal de las personas o el lenguaje en general

Hemos hablado sobre la imitación y volveremos a ello en unos pocos capítulos. Pero es como cuando alguien se sienta de una manera y tú también te sientas de esa manera. Cuando alguien sonríe, le devuelves la sonrisa de forma natural. Si alguien habla de manera informal, inmediatamente cambias a un lenguaje informal...

Todos estos son signos muy fuertes de empatía e inteligencia emocional. Pero esto no significa que lo hagas todo el tiempo... Lo harás fácilmente, pero solo con personas con las que te lleves bien.

9. Tienes buena relación con la naturaleza

Las investigaciones muestran que las personas emocionalmente inteligentes aprecian la naturaleza a un nivel muy profundo. Si eres de esas personas que miran un atardecer y sientes que se te hincha el corazón... Entonces eres emocionalmente inteligente. Si te sientes uno con la naturaleza cuando estás en un parque, eres emocionalmente inteligente...

Compara con las personas que solo ven la naturaleza como un recurso... ¿Te preocupa si talan un bosque para construir fábricas? o piensas, "Bueno, puedo encontrar otro bosque si realmente necesito uno para un picnic"

Estoy seguro de que ahora estás empezando a ver por qué la inteligencia emocional es importante para analizar el lenguaje corporal, pero también *cómo te ayuda a proyectar un lenguaje corporal que te hace parecer auténtico y confiable.* Te preguntas, "¿Cómo?" Bueno, para eso, tendrás que esperar un poco... Pero no demasiado, ¡lo prometo!

14

PERSONAS NEGATIVAS: CÓMO PROTEGERTE DE LA INFLUENCIA OSCURA Y LA MANIPULACIÓN

Debido a que eres emocionalmente inteligente, serás muy sensible con las personas que ejercen una influencia negativa sobre ti. Ya sabes, la persona por la que tienes un presentimiento. Eso que "tu piel" te dice que es una mala noticia. Esa impresión que tienes de que tu vecino tiene motivos ocultos. Pero, ¿qué hay de aquellas cosas que tu radar emocional no detecta?

No estoy tratando de asustarte. No todo el mundo quiere lastimarte. Pero hay influencias negativas e incluso influencias "oscuras" ocultas en tu vida. Si no las descubres temprano, pueden convertirse en "relaciones tóxicas" (también existen otros factores para tales relaciones...)

Es más, despejar tu mundo social (profesional y personal) de personas e influencias negativas te hará una persona más feliz, una persona más exitosa y una persona con menos problemas. Finalmente, si quieres convertirte en un influencer, o una persona que quiere liderar a otros, este es un paso necesario para iniciar este camino o carrera.

En una junta directiva (o en cualquier lugar donde se toman decisiones y hay mucha gente, como parlamentos, juntas escolares, etc.) las personas negativas tenderán a provocar luchas internas y represión externa. Ahora entiendes por qué tantos países tienen malos políticos...

Si quieres crear, por ejemplo, un canal de YouTube, necesitas tener colaboradores honestos, personas que trabajen por *tu bien*, no en contra.

Pronto pasaremos a desarrollar tu lenguaje corporal de manera profesional, para usarlo en tu trabajo e incluso convertirte en un influencer o un orador público. Sin embargo, si tienes personas negativas a tu alrededor, incluso tratando de manipularte, no importa cuánto trabajes, las cosas no saldrán como te gustaría. Entonces, en primer lugar... veamos cómo la gente te influye negativamente.

¿CÓMO FUNCIONA LA INFLUENCIA OSCURA Y LA MANIPULACIÓN?

Si crees que nos estamos adentrando en "teorías conspirativas" cuando hablamos de influencias ocultas y manipulación... De verdad, estas se han utilizado, estudiado e incluso enseñado (especialmente en la universidad) durante décadas, de hecho, seguramente por más de un siglo.

¿Te acuerdas de Ivan Pavlov, el hombre que hizo esos famosos experimentos con la campana y el perro? Él es fundador de esa escuela psicológica, conocida como *conductismo*. Básicamente, sabes que si asocias un signo con un estímulo positivo, las personas, tarde o temprano mezclan ambos y ante el signo reaccionan como si estuvieran frente al estímulo positivo.

¡No somos tan diferentes de los perros! El perro de Pavlov salivaba cuando escuchaba la campana, porque la asociaba con la comida, incluso cuando ya no había comida. La gente todavía fuma cigarrillos muchos años después de darse cuenta de que no se parecen a James Dean... ¿Y por qué los anuncios de vodka tienen que incluir desnudez? Nada que ver con Siberia, supongo... Ellos asocian dos tipos de placeres para... ¿hacer qué? *Influenciarte para que compres vodka.*

Todo el marketing puede interpretarse como manipulación. Entonces, ya ves, el tema ha ido mucho más lejos de lo que pensábamos. Y hay mucho lenguaje corporal en el marketing... Desde el vendedor fotografiado de cintura para arriba con una sonrisa, frente a la cámara, vistiendo ropa de trabajo o de negocios, un corte de pelo de clase media y el producto en sus manos (generalmente era un hombre) hasta el testigo famoso, el lenguaje corporal se usa todos los días para decir: "¡Compra esto y compra aquello!" Y la mayoría de nosotros obedecemos...

Si funciona para la televisión, funcionará en la interacción cara a cara. ¿Qué te parece? Y de hecho, funciona. Los vendedores lo hacen todos los días. Si no fueran buenos en eso, no tendrían una carrera... Los políticos, por supuesto, también lo hacen todo el tiempo... Pero en este grupo también puede estar tu "amigo" y tu "colega".

Entonces, ¿cuáles son los principios clave de la manipulación?

Ya hemos visto uno:

1. Repetición

¿Por qué los anuncios se repiten una y otra vez? A veces se vuelven incluso insoportables. Pero a quienes lo hacen no les importa, ¿verdad? No, porque cuanto más repites un mensaje, más verdadero suena. En realidad, esto es una manipulación de lo que creemos que es la realidad.

¿Cuál es la mejor marca de pasta? ¿Cuál es el mejor whisky? ¿La mejor leche? ¿Agua? La mayoría de nosotros tendrá una idea "clara" sobre estas cuestiones. Pero ni siquiera es "tu idea" y no es "clara", más bien es "rebelde"...

Esto ocurre también a nivel personal. *Las personas que te manipulan repetirán el mismo mensaje una y otra vez.* Y por "mensaje" no me refiero solo a "mensaje verbal". El Don Juan que roba corazones para "usar a las mujeres por una noche" lo hará con un lenguaje corporal muy atractivo, con muchas señales no verbales que tienen un mensaje claro. Una señal sola no hará el truco, y la paciencia es, por supuesto, una de sus grandes cualidades.

2. Personalidad falsa

¿Ves que recuerdo todo? Hubo un caso muy famoso entre agentes secretos. La CIA estaba detrás de un espía... Pero ya sabes, los agentes dobles aprenden a actuar, literalmente. Cambian la forma en la que hablan, caminan, cambian su lenguaje corporal y la verdad, a veces, incluso usan disfraces... Pero este fue muy bueno...

Un día, un agente de la CIA vio un corto video de un hombre, y este llevaba un ramo de flores... Lo arrestaron, y al ser arrestado, dijo: "Fueron las flores, ¿no?" ¿Sabes lo que pasó? El hombre compró un ramo de flores y lo llevó con las cabezas de las flores hacia abajo... Simple, en el Oeste normalmente las sostenemos apuntando hacia arriba... De hecho, el hombre era de Europa del Este....

Este es un caso extremo, pero te muestra cómo funciona el engaño y la manipulación. Los buenos manipuladores montan espectáculos, crean personajes y se aseguran de que sean creíbles. No me malinterpretes, estas son habilidades que uno puede aprender conscientemente (como los agentes dobles) o no... Algunas personas simplemente encuentran natural "cambiar de máscara"... En cierto modo, también lo hacemos todos los días. No tienes la misma personalidad con tu socio que con el gerente de tu banco, ¿verdad? Esto es visto como una extensión de este comportamiento normal. Pero si bien lo hacemos solo por normas sociales y hasta cierto punto, otras personas lo hacen para manipular y muy a menudo a niveles muy altos.

3. El teorema de Thomas

Este es un teorema sociológico, y los manipuladores lo utilizan... El hecho es que *un manipulador quiere que actúes sobre un estímulo.* Quiere que compres ese coche oxidado... Quiere que le ayudes con su carrera, etc. Entonces, necesitan *convencerte de que hagas algo.*

Y aquí el teorema de Thomas es muy útil. El mismo dice: "Si los hombres definen situaciones como reales, son reales en sus consecuencias". Básicamente, *solo necesitas creer que algo es real para reaccionar con acciones reales.* Solo necesitas "pensar que necesitas un nuevo teléfono inteligente" para comprar uno. En realidad, no es necesario que lo necesites de verdad…

Verás que esto está en el centro de la publicidad, pero también en el centro de la manipulación. Entonces, *los manipuladores te convencerán de que necesitas hacer algo.*

Por lo tanto, *tendrán que convencerte de una mentira.* O al menos tendrán que *exagerar un problema para obtener la respuesta que quieren de ti.*

4. Psicología inversa

La idea de la psicología inversa es fingir querer algo, sabiendo que la persona que necesita actuar hará lo contrario de lo que tú quieres. Entonces, si la convences de que quieres lo opuesto de lo que realmente quieres, terminarás haciendo que la persona haga lo que tú querías en primer lugar.

Sí, parece uno de esos discursos que pronunció Sir Nigel Hawthorne como Sir Humphrey Appleby en *Yes Minister* y *Yes Prime Minister.* De hecho, el personaje es maquiavélico. Y por maquiavélico nos referimos a personas que no se detendrán ante nada, incluidas las mentiras y las trampas pero, sobre todo, manipulando a los demás para lograr sus objetivos.

5. Ver a las personas como "objetos"

Si deseas manipular a una persona, debes tratar a esa persona como un objeto, como "un instrumento para tus objetivos". Los políticos tratan a sectores enteros de la sociedad como tales muy a menudo. Y aquí llegamos a algunos viejos "amigos": sociópatas y psicópatas.

Estas personas son manipuladores como pocos. De hecho, muy tristemente, los sociópatas y psicópatas a menudo tienen carreras increíbles en los negocios y la política. Para ellos, eres como una lavadora, algo para usar por el tiempo que les resultes útil. Luego te desechan.

Estas personas y también los manipuladores no te ven por tu valor intrínseco, emocional o social... No, te ven como una "inversión". Incluso cuando tu amigo, que en realidad te ve como un ser humano, te usa para algo, al menos en esa situación, te ha visto como un objeto. Y es por eso que entonces "nos sentimos usados".

6. Te mueven por grados

¿Te acuerdas de ese famoso manipulador malvado, Yago, en *Otelo* de Shakespeare? Él es el principal ejemplo de cómo funciona un manipulador. Y sigue todos nuestros pasos. Finge ser amigo del moro, usa la psicología inversa, repite sus mentiras, etc.... Pero también mueve la mente de Otelo paso a paso...

Los manipuladores mueven tu posición con respecto a un tema a fuerza de pequeños cambios casi imperceptibles. De esta manera, una vez que te das cuenta de que te has "movido hacia el lado oscuro", es demasiado tarde, si es que te das cuenta. Muchos estudios psicológicos y sociológicos sobre cómo surgió el nazismo muestran que la gente ni siquiera se dio cuenta de que estaba cambiando de posición y abrazando el mal abiertamente.

Entonces, si odias los videojuegos por una cuestión de principios y las empresas quieren que compres su propia marca... Bueno, lentamente te llevarán a "no estar tan disgustado con los videojuegos" y a "tal vez no todos sean malos", y a "algunos tienen algunas características buenas", luego a "incluso si pruebo uno no me gustará", pero "probaré uno", y luego "no es lo mío, pero fue mejor de lo que pensaba" y prontamente, con unos cuantos pasos más, te despertarás por la mañana diciendo: "No puedo prescindir de ti" como si fueras un fumador empedernido...

7. ¡Tiempo!

Como consecuencia, la manipulación lleva algo de tiempo en muchos casos. Las personas que quieran manipularte, en primer lugar, necesitarán un fácil acceso a ti. Luego, necesitarán acceso constante y tiempo, por supuesto.

DESARROLLANDO UN OJO PERSPICAZ

La mayoría de nosotros hemos sido traicionados, estafados, timados y engañados en la vida. Ahora, has visto cómo actúan los manipuladores. Es un tema muy desagradable, pero debes mirar el lado positivo, de hecho, los lados positivos:

- Ahora sabes cómo accionan los manipuladores.
- Conoces el lenguaje corporal y esto te ayudará a identificarlos.
- Vas a aprender a mantenerlos a distancia.

Y hay más... Quizás tu mejor herramienta para detectar a un manipulador sea tu inteligencia emocional. Debes haber tenido ese amigo que "siempre sabe desde el principio si una persona es de confianza", ¿o no? Bueno, ese amigo, si tiene razón, tiene muy buena inteligencia emocional.

Y, por supuesto, debes buscar pistas y desarrollar un ojo perspicaz:

- *Mantente atento a las diferencias en la forma en la que la persona se comporta contigo y con los demás.* Es asombroso cómo las personas a veces son ciegas. ¿Acaso las personas creen que el jefe que los halaga pero que es horrible con los demás lo hace porque le agradan? Que sigan soñando... Solo están siendo utilizados.
- *Ten cuidado con el comportamiento artificial y antinatural.*
- *Ten cuidado con la amabilidad excesiva.* Me refiero a algo excesivo según la persona, tu relación con la persona, la cultura y, por supuesto, la situación. El hombre que grita sobre lo buenos que están tus zapatos promedio tiene algo más en mente, probablemente.
- *Mantente atento a los cambios repentinos de comportamiento (y lenguaje corporal) cuando la persona te vea.* Por ejemplo, si entras a la habitación o si de repente te ve, etc.
- *Mantente atento al comportamiento insistente.*

5 FORMAS DE PROTEGERTE

Entonces, ¿qué puedes hacer realmente para protegerte de las personas tóxicas y manipuladoras? ¡Aquí tienes algunos consejos!

1. Controla tu implicación emocional

Esto es muy difícil, especialmente en las relaciones personales. Pero incluso así, en cuanto empieces a darte cuenta de que un "amigo" te está utilizando, *comienza un viaje de distanciamiento emocional.* Empieza a aceptar la idea de que es posible que no sean amigos por mucho más tiempo... Empieza a salir con otros amigos. Empieza a "llenar el vacío emocional" que causará tu ruptura.

Cuando se trata de los colegas y las personas con las que trabajas o tratas, esto es más fácil. Sin embargo, las personas emocionalmente inteligentes seguirán sufriendo bastante. Hay personas que no se involucran emocionalmente con los compañeros, por ejemplo. Eso puede ser necesario a veces, especialmente si trabajas en un lugar muy desagradable y competitivo. Ahí es donde se concentran los manipuladores.

2. No intentes cambiarlos

En la mayoría de los casos, estas personas no cambiarán por ti. No te dejes llevar por el llamado del "buen samaritano" para salvar a una persona que te está usando. Para empezar, corres el riesgo de que se den cuenta de que estás intentando cambiarlos y lo usarán como excusa para mantenerse cerca de ti y manipularte aún más.

Los sociópatas y psicópatas harán esto en particular. E incluso pensarán que eres estúpido por querer ayudarlos...

3. No los confrontes cara a cara

Esto sería una pérdida de tiempo en muchos casos. Además, después de negar toda la historia, es posible que algunos quieran vengarse de ti. Recuerda, no todo el mundo tiene tu brújula moral, y si te has topado con una persona peligrosa (de nuevo nuestros antihéroes, psicópatas y sociópatas), ¡el hecho de que conozcas sobre ellos será visto como una amenaza! Y es posible que quieran neutralizarte, tal vez desacreditándote con otros, mintiendo sobre ti, etc.

4. Aléjalos lenta pero constantemente

Inventa algunas excusas sobre por qué no estás actuando sobre su disparador, y entonces, por qué (ya no) estás cayendo en su trampa... Luego, poco a poco, corta todas las reuniones, todo contacto y toda comunicación.

Cuanto más cuidadosamente lo hagas, la persona menos se dará cuenta de lo que está sucediendo y menos tratará de contrarrestar tu movimiento. Y no solo eso, sino que también habrá menos ofensa, y como tú sabes, estas personas a veces pueden ser despiadadas.

5. Ve despacio con las relaciones

Hay amigos en los que confiarás tu vida... ¿Hace cuánto que los conoces? ¿Una década? ¿Dos? ¿Cinco? El hecho es que debido a que tenemos buenos amigos, podemos engañarnos al pensar que otra persona que, por algunos rasgos, nos los recuerda, es igualmente digna de confianza...

En cambio, puede ser una posibilidad o, si has conocido a un estafador profesional experimentado, como esos que se casan con parejas ricas para luego robar sus propiedades, la realidad es que esa persona está imitando el lenguaje corporal, la personalidad, el lenguaje, el estilo, etc. de tus amigos para ganar tu confianza.

Ve lento y ve seguro. Esta es, por lejos, tu mejor defensa contra los manipuladores.

DEBES SABER A QUIÉN TE ENFRENTAS

Una vez que te des cuenta de que hay algo "sospechoso" en alguien, comienza a averiguar:

- Su personalidad real (rasgos clave y ocultos, como codicia, envidia, arribismo)
- Sus motivos, sus objetivos
- Su táctica y estrategia

Intenta también evaluar *la gravedad de la situación.* Quiero decir, literalmente puede tratarse de un comerciante que es deshonesto, así como de alguien que quiere casarse contigo para luego llevarte a la bancarrota... En tu vida empresarial, puedes encontrar desde alguien que solo quiere una pequeña ventaja hasta alguien que está decidido a terminar tu carrera.

Cuidado, de nuevo, con los sociópatas y psicópatas. Realiza la "prueba de empatía", como decirle a la persona que no te sientes cómodo con algo en particular. Hazlo incluso más de una vez... Pero si tienes la idea de que no sienten nada, aléjate de ellos lo más rápido posible. Y recuerda, no son buenos para fingir sentimientos de empatía porque en realidad no saben lo que son...

DETECTANDO A UNA PERSONA CON UNA ACTITUD CONDESCENDIENTE

Muy a menudo, los manipuladores y las personas tóxicas son condescendientes con sus víctimas. Estoy viendo una impresionante película documental en seis partes sobre Totò Riina, el jefe de la mafia más horrible de la historia. Me asombra lo condescendiente que fue, y lo demostró, como una forma de mostrar su poder...

Aquí hay algunos signos del lenguaje corporal que indican que la persona tiene una actitud condescendiente que puedes agrupar para ayudarte:

- *Mentón hacia arriba y frente hacia atrás.* Este es un signo muy típico, tanto que incluso puede ser voluntario.
- *Empuje del mentón.* Esto sucede cuando la persona empuja su barbilla hacia adelante. Es un signo de falta de respeto hacia ti, falta de consideración.
- *Mirada de reojo.* Si alguien te mira desde una posición de tres cuartos con el rabillo del ojo, te está mostrando que no confía en ti y te ve con desprecio.
- *Literalmente mirándote desde arriba.* Levantar la cabeza o moverla hacia atrás para mirar hacia abajo es otro signo de condescendencia.
- *Estirar las fosas nasales y hacer muecas.* Hacer una mueca

con la boca para que las fosas nasales se estiren es un signo de disgusto y condescendencia.

A veces, las personas intentan ocultar estos signos, así que búscalos con mucho cuidado.

RECONOCE EL LENGUAJE CORPORAL DE LA CONDUCTA AGRESIVA

Las cosas pueden ponerse feas y salirse de control, y puedes terminar siendo amenazado, no solo físicamente. Muchos jefes utilizan un lenguaje corporal amenazante solo como una forma de establecer su poder. Algunos políticos también lo hacen.

Es más, las personas que intentan manipularte o dañarte pueden, de vez en cuando, mostrar signos de agresión que ellos mismos no notan ni controlan. Al final, la manipulación y la agresión comparten muchos rasgos, e incluso son lo mismo desde algunos puntos de vista. Son una forma de utilizar a los demás; en ambos casos la víctima es vista como inferior e incluso deshumanizada, etc.

Entonces, esto es lo que debes tener en cuenta. Nuevamente, ve esto como un grupo.

- *Pecho empujado hacia afuera y hacia ti.* Esto, en todos los niveles, es una señal agresiva.
- *Hombros hacia afuera.* Especialmente si son visibles, pueden ser una posición amenazante.
- *Vientre hacia fuera.* Esto también, a menos que la persona

haya comido demasiados frijoles, puede significar que la persona tiene intenciones negativas o una actitud negativa hacia ti.

- *Puños y brazos rígidos.* Eso es lo que hacen los boxeadores antes de comenzar a golpear, así que no es una buena señal de alguien que está frente a ti.
- *Puntas de la boca visiblemente hacia abajo.* Esa es una señal de disgusto, pero también puede mostrar enojo.
- *Todos los signos de ira y condescendencia* que ya hemos visto.

¡Uf! Este fue un capítulo difícil en muchos sentidos. Te entiendo. Nunca es agradable hablar de cosas negativas, especialmente de personas. Pero teníamos que hacerlo y te agradezco por superarlo.

Como algunos dicen, "las cosas malas ocurren" (¡de acuerdo, usan otra palabra!). Lo que podemos hacer es estar preparados para cuando estas cosas ocurran y seguir adelante... Y, hablando de seguir adelante... A continuación, hablaremos sobre cómo puedes usar el lenguaje corporal para convertirte en la persona que quieres ser... ¡Algo muy positivo en verdad!

15

CONVIÉRTETE EN UN INFLUENCER

¿Quieres hacer tu propio vlog o tu propio podcast? ¿O quizás realmente quieres (o necesitas) convertirte en un orador público? ¿Quizás tienes una carrera política en mente? ¿O quizás eres profesor y quieres mejorar tus habilidades de presentación? ¿Y qué es un gerente dando una presentación frente a una junta sino un influencer con traje y corbata? (Metafóricamente hablando, especialmente si eres mujer...)

Todas estas "actividades", más que trabajos", son "roles". Verás, en la vida, incluso en la mayoría de los trabajos, cambiamos de ser *influenciados a ser influencers* con regularidad. Un profesor es un influencer en la clase, pero no lo es necesariamente cuando habla con sus colegas. Por eso deberíamos verlo más como un rol que como un trabajo.

Dicho esto, hoy en día hay influencers que son profesionales y famosos. Las redes sociales han hecho posible que muchas personas lancen sus propios canales, y todas necesitan usar su lenguaje corporal correctamente, incluso profesionalmente, para convertirse en influencers.

¿CUÁNTA CONFIANZA TIENES?

La confianza vuelve una y otra vez en este libro. Hemos visto cómo puedes desarrollar tu confianza, y aquí queremos dar un paso atrás por un segundo y volver a analizar este tema.

Lo que queremos evaluar aquí es qué tanta confianza tienes "naturalmente". Naturalmente no es algo realmente correcto (¡naturaleza vs crianza de nuevo!) Lo que quiero decir es *cuál es tu nivel de confianza básico,* porque más que razones naturales, lo que hace que las personas tengan confianza o no son las experiencias sociales y personales (crianza). No tenemos un "gen de la confianza"...

Esto significa mucho, como comprenderás. Pero no significa que puedas o no puedas ser un influencer. Si, por ejemplo, tu respuesta a esta pregunta es, "Tengo mucha, mucha confianza", puedes pensar que puedes empezar a trabajar como influencer de inmediato. ¡Pero puede que no sea algo muy inteligente! Por otro lado, si tu respuesta fue: "No tengo nada de confianza", incluso puedes pensar que no estás hecho para cumplir este rol, ¡mientras que yo te sugeriría que comenzaras de inmediato!

¡No, no has entrado en una dimensión paralela! El hecho es que las personas que están seguras de su confianza pueden clasificarse en tres categorías:

- Aquellos que piensan que tienen más confianza de la que realmente tienen.
- Aquellos que tienen tanta confianza que parecen arrogantes.
- Aquellos que realmente tienen confianza.

Es bastante difícil evaluar la confianza propia de uno. Un dictador o dictadora diría que tiene mucha confianza. En realidad, la mayoría de los análisis psicológicos de los dictadores muestran que tienen grandes problemas psicológicos y confunden la arrogancia con la confianza (¡que a menudo les falta!).

No estoy diciendo que puedas ser un tirano... Pero muchos jefes entran en esta categoría. Y ellos piensan que tienen confianza, pero para ti, parecen "mandones" o incluso "alcistas".

El riesgo para las personas con esta tendencia, una vez que se convierten en influencers, es que su lado "engreído" y arrogante se vuelva más visible. ¿Cuántas personas famosas, especialmente periodistas, comentaristas, etc., comienzan como "confiados y competentes" y después de unos años en la televisión son totalmente arrogantes e insufribles? No mencionaré nombres porque no me gustaría que me demandaran, pero estoy seguro de que tienes muchos ejemplos de esto en mente.

Si ya tienes mucha confianza, debes evitar la "retroalimentación de confianza" que obtienes al ser un influencer. ¿Te acuerdas de Pavlov y el perro de la campana? Bueno, obtener recompensas positivas y comentarios por ser un influencer realmente puede afectar tu ego... Te acostumbras y luego das por sentado que la gente te lo debe. Como el perro con la campana y la comida, esperarás la comida (metafóricamente) cada vez que escuches la campana (cada vez que publiques en tu vlog, hagas un discurso, etc.)... Y esta misma expectativa de reconocimiento es lo que llamamos arrogancia.

Si entras en la segunda categoría, corres el riesgo de sentirte muy decepcionado e incluso "herido" si las cosas salen mal. Debes comprender que "perder la reputación" frente a la gente es mucho más difícil de lo que la mayoría de la gente piensa. Hay políticos famosos que piensan que tienen confianza solo porque están en una racha ganadora, pero en cuanto son criticados, se lo toman como algo personal, como algo malo, e incluso rechazan las críticas... Eso no es señal de confianza...

Ten en cuenta que, si tienes un vlog y algo sale mal, la gente te molestará durante mucho tiempo, potencialmente para siempre. Si eres actor y te abuchean o desaprueban en público, esto se quedará contigo mucho más tiempo que luego de terminado el programa. Incluso será difícil volver a subir al escenario. Si tu jefe te desanima después de una presentación con tus colegas, tendrás que trabajar con ellos después de eso.

¿Y qué tal si no tienes confianza? ¡Esa es una razón más para empezar a practicar!

En todos los casos, *¡lo que debes hacer es comenzar poco a poco! Empieza a pequeña escala, con una audiencia pequeña y ve* *construyendo a partir de ahí.* Tanto si tienes confianza como si no, tendrás la oportunidad de corregirte. *Sé modesto si tienes mucha confianza, y aumenta tu confianza si no la tienes a medida que avanzas.*

Además, *comienza con una audiencia amigable.* Incluso si solo deseas tener un vlog, comienza a hacerlo circular entre amigos, o en una plataforma pequeña y amigable...

Finalmente, *toma las críticas de manera constructiva.* Tu mejor amigo es un *amigo crítico* que te dice honestamente lo que necesitas escuchar... Las personas que se rodean de quienes dicen que sí a todo, tarde o temprano descubren por sus propios medios que el subidón de autoestima no es un reemplazo de hacer un buen trabajo.

¿Y qué hay de tu lenguaje corporal? *¿Cuál es el lenguaje corporal "correcto" para un influencer?*

Espera, necesitamos una sección completa sobre esto...

EL LENGUAJE CORPORAL CORRECTO DE UN INFLUENCER

Conoces la pregunta. Ahora la respuesta: *¡depende!* ¿Decepcionado? Quizás, pero sabes que lo vamos a averiguar... ¿De qué depende?

- *El tema*
- *La audiencia*
- *El formato*
- *Tu persona*

Querrás lucir *confiado, competente y en control todo el tiempo.* Y para todas estas variables... Pero de diferentes formas.

Ahora, haz una pequeña película en tu mente (un experimento mental como los que usó Einstein)... Faduma quiere convertirse en empresaria y decide administrar un vlog online sobre "cómo administrar un negocio". ¿Cómo será su lenguaje corporal? Anota algunas ideas (incluso mentalmente).

Por otro lado, Sam también quiere administrar un vlog online, pero el tema es la música hip hop... Bien, ahora, ¿cómo será el lenguaje corporal de Sam?

Verás, incluso con el mismo formato, el tema diferente requiere diferentes acentos, niveles de formalidad, gestos típicos, etc....

La audiencia suele estar estrictamente relacionada con el tema. Puedes esperar que la audiencia de Faduma espere un tipo de lenguaje corporal más "canónico, institucional y contenido, convencional" que el de Sam.

De igual forma, hoy en día existen muchos influencers online que se especializan en bienestar, espiritualidad y autoayuda. Esperarás que proyecten calma, salud, paz, serenidad, etc.... Algo más parecido al Dalai Lama que a un vendedor de coches o un político (no me corrijas; sé que el Dalai Lama también es un político, pero no uno típico...).

Aquí también *intenta ponerte en el lugar de tu audiencia...* ¿Qué esperarías? ¿Qué encontrarías "irritante" y fuera de lugar? Intenta coincidir con las expectativas de tu espectador.

Pero esto no es todo... Ahora, Faduma está haciendo su vlog para estudiantes universitarios y jóvenes emprendedores. Eso significa que su lenguaje corporal puede permitirse cierta informalidad y amabilidad. Pero ahora, se le ha pedido a Faduma que presente exactamente el mismo tema de uno de sus vlogs frente a una junta de una importante corporación internacional. ¿Crees que debería cambiar su lenguaje corporal?

Yo creo que sí. Para empezar, en la mayoría de los casos, las personas mayores están a cargo de las juntas. También están completamente enfocados en el tema y no necesitan nada que los mantenga comprometidos. También suelen ser muy formales, y en muchos casos, incluso muy conscientes de su posición social...

Una vez que hayas logrado la fórmula correcta con respecto al tema, audiencia y formato, puedes agregar algunos rasgos que te diferencian de los demás y te hacen destacar, pero sin parecer fuera de lugar.

Se vería muy tonto si un agente inmobiliario abriera un discurso o un video con el símbolo de "Latin Kings" (los cuernos con los dedos como lo hacen los raperos)... Esto es extremo, pero muestra el punto...

Por otro lado, para asegurarte de que seas reconocible y te destaques, usa:

- *Signos de firma.* Estos son signos que la gente usa para comenzar o terminar un discurso o video, etc. Los espectadores los usan para *identificar al influencer o al orador.* Mira a los influencers profesionales y descubrirás que todos tienen uno... puede ser un guiño, una señal con la mano, un pequeño gesto... Pero siempre es lo mismo, acompañado de las mismas palabras (saludos) y moderado pero claro.

- *Signos culturales.* Estos pueden referirse a tu cultura, si deseas proyectarla, pero también a la cultura relacionada con tu tema. Por ejemplo, muchos sanadores y guías espirituales online utilizan el signo "namaste" con bastante frecuencia (manos con las palmas juntas, como cuando rezamos). Eso le dice inmediatamente a la audiencia: "Tenemos los mismos antecedentes culturales, creemos en las mismas cosas".

- *Signos de personalidad.* Estos pueden ser pequeños identificadores personales que distribuyes a lo largo de tu actuación, en lugar de al principio o al final... Una vez más, estos deben ser moderados e ir en armonía con el tema y tu personalidad.

MOVIMIENTOS DE UN INFLUENCER

Toma un tema que realmente te apasione. Saca tu teléfono inteligente e improvisa un discurso al respecto. Ahora míralo... Apuesto a que lo primero que notas es que sigues moviéndote...

Nos movemos espontáneamente cuando hablamos, y cuanto más absortos estamos en el tema, más nos movemos. Desafortunadamente, esto funciona a veces, pero no funcionará en la mayoría de los casos. El político extraño que muestra una gran pasión puede que tenga algo que ganar. Si se convierte en un hábito habitual, este político puede terminar pareciendo trastornado (como Hitler, Mussolini, etc....).

Para ser honesto, esto también tiene sus tendencias. Recientemente, hemos visto una tendencia a favor de los políticos que parecen "ensimismados" al mismo tiempo que hemos visto una radicalización de la política. Las dos cosas van juntas, y los políticos a menudo fingen estar absortos en el tema cuando gritan y chillan y golpean la mesa con el puño... Es un espectáculo.

Esto también es muy agotador para la audiencia, y después de unos años volvemos a un lenguaje corporal más "aburrido" por parte de los políticos, que sin embargo parecen tener más control y cansan menos a la audiencia. Es física y emocionalmente demandante observar a una persona agitada que sigue moviéndose.

Entonces, volvamos a tu video... Una de las cosas clave que debes aprender, especialmente al grabar videos (pero también en el escenario), es *poder mantenerte quieto frente a la cámara.* Eso no significa estar completamente quieto, o te volverías aburrido. Pero:

- *Trata de no mover tu pecho.*
- *Intenta no tocarte la cara* (no es un problema relacionado con parecer deshonesto, aunque algunos espectadores pueden incluso verlo así; hazlo y míralo: simplemente es molesto).
- *Trata de no mover demasiado la cabeza y especialmente no de arriba a abajo.*
- *Enfoca el movimiento de tus ojos, manos y brazos, y mantenlos lentos y contenidos.*
- *Trata de no mover partes de tu cuerpo (manos, etc.) fuera del plano.*

Como puedes ver, existen reglas bastante estrictas cuando quieres hacer un video y también quieres ser tomado en serio como un influencer profesional. Mira a todos los famosos y compruébalo: todos siguen estas reglas.

Te sentirás relativamente más libre en un evento en vivo. Pero si te están grabando en video, tendrás que *jugar con la cámara y no con la audiencia en vivo.*

¿CERCA O DEMASIADO CERCA?

¿Qué tan cerca debes estar de la cámara o de tu audiencia? Es un punto importante, muy a menudo descuidado o subestimado... Para empezar, necesitamos entender el concepto de distancia.

La distancia física también indica distancia interpersonal y social.

Verás estrellas del pop que se salen con la suya con increíbles primeros planos. Pero la relación entre una estrella de la música y su audiencia es increíblemente íntima. Ellos realmente tienen un vínculo de amor con su audiencia, que sabe todo sobre ellos, se sienten amigos e incluso familiares. Por eso les funciona. Del mismo modo, tu tía o hermana puede enviarte un video con una "cara grande" y eso estaría bien.

Ahora, imagina estar en una videoconferencia con tu jefe y colegas, y que de pronto ellos tengan la misma "cara grande" que tu hermana... ¡De ninguna manera! Te sentirías avergonzado, demasiado íntimo, incómodo.

Entonces, volvemos a nuestras zonas de proximidad, íntima, personal, social y pública... *La distancia del espectador, público o cámara dependerá de la relación que tengas con ellos.* En la mayoría de los casos, incluso con una cámara (realmente estoy pensando en tu vlog), mantén una *distancia social.* La misma, como sabes, es de entre 3 y 10 pies aproximadamente.

En un monitor, debes apuntar a que cuando veas tu cara en una imagen apaisada, la misma esté entre 2/3 y 1/3 de la altura del marco. Incluso allí, fíjate en la enorme diferencia que hay entre una cara que ocupa 2/3 de esta altura (bastante íntima, contacto visual intenso, alto impacto emocional) y una que ocupa solo 1/3 (más imparcial, respetuosa si quieres, y desapegada).

Esto también dependerá del tipo de podcast o discurso que desees dar. Incluso SM la Reina tiene diferentes tomas en su Discurso de Año Nuevo (por mencionar a esta vieja amiga...) Muy a menudo, la cámara comienza desde la distancia y se acerca cuando hay un contacto emocional. Un rostro más cercano tiene un impacto emocional más fuerte.

Entonces, incluso el camarógrafo de Su Majestad parece seguir nuestra regla.

CONSEJOS DE LENGUAJE CORPORAL PARA INFLUENCERS

Para un influencer, el lenguaje corporal es una habilidad esencial. Pocas personas han llegado a la esfera pública sin buenas habilidades de lenguaje corporal. Algunos, tal vez científicos o artistas extremadamente talentosos, se oponen a la tendencia. Pero son pocos y tienen habilidades excepcionales en otras áreas. Para la mayoría de las personas, incluso con muy buenas habilidades en su "oficio", el lenguaje corporal es un factor determinante de éxito.

Ahora estás aprendiendo a utilizar tus habilidades de lenguaje corporal. Y hemos visto algunos principios importantes. Ahora es el momento de "perfeccionar tus habilidades" con algunos consejos prácticos... ¡Aquí están!

1. Obtén siempre "la opinión de una tercera persona"

En realidad, nunca aprecias completamente cómo "te ves frente a los demás". Especialmente al principio, pídele a un amigo que verifique cómo te ves en vivo, cómo suenas y cómo se ve tu discurso, o cómo tu video impacta al espectador.

En realidad, los verdaderos profesionales harán esto incluso cuando estén en la cima de su carrera, como los cantantes que toman lecciones de canto incluso cuando están en la cima de las listas... Si conoces a alguien con algo de experiencia en "el oficio", atesora su opinión. Me refiero a actores, directores, profesores de teatro, oradores públicos, expertos en medios, fotógrafos, operadores de cámara y similares.

2. Desarróllate lentamente

Necesitarás construir tu repertorio de lenguaje corporal lentamente. Pero incluso una vez que seas profesional y estés establecido, *sigue desarrollando y mejorando tu lenguaje corporal, pero hazlo paso a paso y lentamente.* Un "cambio repentino de carácter" puede parecerle algo extraño, desconocido, incluso sospechoso a tu audiencia... ¡No te arriesgues!

3. Aprende de los expertos

Sigue mirando y observando a otras personas en tu campo y a los influencers en general. *Lee y analiza su lenguaje corporal.*

Experimenta imitando e incorporando algo de su lenguaje corporal al tuyo. Antes de "hacerlo público" y usarlo en un discurso o vlog, por favor:

- Consulta con un amigo a ver si funciona.
- Asegúrate de que encaje con tu persona, tema, contenido, audiencia, etc.
- Úsalo sólo una vez que sientas que lo has "hecho tuyo". Es como conducir un automóvil, necesitas sentir que se te da de forma natural antes de poder conducir uno.

4. Prepárate para cambiar

Desarrollar tu lenguaje corporal no solo significa "agregar signos"; también significa "eliminar signos". Al final, nunca se sabe cómo va a responder tu audiencia a las señales... Incluso las señales que crees que son buenas pueden terminar siendo un fracaso total. No lo tomes como algo personal y deshazte de estos, si es necesario.

5. Nunca hagas el paso más largo que la pierna

Este es un dicho italiano, que significa que solo puedes traer cambios que estén dentro de tus capacidades... ¿Recuerdas cuando Theresa

May, la primera ex ministra del Reino Unido, trató de lucir joven y moderna mientras caminó bailando en el escenario?

¿Por qué fue un desastre? ¿Porque no es una bailarina muy buena? Sí, bueno, eso también. Y por lo general no se ve a un político como una persona con la que bailarías... Entonces, en este caso, ella lo llevó demasiado lejos sin tener las habilidades para hacerlo. Aprendamos de los errores de otras personas...

6. Usa tu espejo

Dijimos que tu espejo es tu mejor amigo. ¡Úsalo! Incluso si nunca te dará los ojos de un espectador, incluso si nunca será igual que la cámara, ensayar frente al espejo es una práctica excelente.

Te dará un circuito de retroalimentación inmediata de lo que haces a lo que ves. De esta forma, podrás corregirte de inmediato, sin el riesgo de naturalizar, o internalizar un signo, un gesto o un movimiento, lo que luego dificultaría tu corrección.

7. Encuentra un equilibrio entre el ensayo y la espontaneidad...

Sin embargo, a veces miramos un discurso, un video, una presentación y decimos: "No suena real". En la superficie, sin embargo, parece "perfecto". Entonces, ¿qué es lo que suena como "perfecto, pero no real"? Es la falta de espontaneidad.

El agente de ventas que repite la historia a la perfección, incluso con los gestos correctos, pero que no parece que sea la primera vez que la dice, tiene pocas posibilidades de conseguir tu interés, ¡y mucho menos tu dinero!

En cierto modo, hay un gran concepto del teatro que debemos tener en cuenta aquí: *no importa cuánto ensayes una obra, ¡debes recordar que cada actuación es un evento único en el tiempo!* No es como volver a reproducir una película. Es un evento aquí y ahora, con su propia presencia, y necesitas hacer que tu audiencia sienta que está presenciando un evento único.

No te preocupes si lo harás casi exactamente igual mañana... siempre y cuando ellos "sientan" que no estabas simplemente repitiendo palabras...

Y entonces, ya ves que el lenguaje corporal es fundamental para el papel de los influencers, pero que lo que importa es que construyas tu propio estilo personal, que se adapte a tu campo, tu medio y, por supuesto, a tu audiencia.

Pero, ¿qué tal si tu vlog o discurso está destinado a verse en el Reino Unido en lugar de en los Estados Unidos? ¿O qué tal si estás haciendo un video para tus clientes japoneses? ¿Cómo necesitarías cambiar tu lenguaje corporal?

16

DIFERENCIAS CULTURALES EN EL LENGUAJE CORPORAL

Tomemos un café en una terraza en el golfo de Sorrento, cerca de Nápoles, Italia... Un paisaje maravilloso, un mar increíble y una luz solar impresionante. La comida es excelente y la gente gesticula como si estuvieran montando un espectáculo. Un vuelo rápido a Londres, no tan lejos, y vamos a un salón de té... Allí, verás, que el sol, bueno, se ha ido; los muebles son encantadores, pero la gente parece estar ocultando todos sus gestos. En realidad, cuanto más te pareces a una estatua de mármol, más encajas.

¡Sí, has acertado! Volvemos al tema recurrente de naturaleza vs crianza... Las diferencias culturales (crianza) realmente pueden afectar el lenguaje corporal, hasta el punto de que se puede reconocer la nacionalidad de una persona, pero no solo (también la clase, etc.) por la forma en que se mueve, gesticula, se para, subraya lo que dice, etc.

Teniendo en cuenta tus posibles aspiraciones como influencer, la cultura con la que tu audiencia se identifica principalmente también es importante para desarrollar tu lenguaje corporal.

Del mismo modo, si alguna vez tienes un trabajo en el que necesitas tratar con personas de todo el mundo, deberás ser consciente de los gestos y el lenguaje corporal que son (y, sobre todo, no) apropiados. Esto no solo incluye a los negociadores y vendedores internacionales, incluso los profesores de TEFL lo necesitarán, o tal vez si decides viajar y quieres encajar...

¿ES APROPIADO?

Hemos visto que hay cosas que parecen "normales" en un condado pero que a la vez pueden hacer que te despidan en otro, por ejemplo, poner los pies sobre la mesa (está bien en los Estados Unidos, pero no en otros lugares). Pero también hay señales más pequeñas que pueden no poner en riesgo todo tu trabajo, pero pueden "dar una impresión equivocada", especialmente de manera subconsciente. Y sabes lo que eso significa...

Para empezar, establezcamos una regla general:

Menos es más cuando se trata de lenguaje corporal y culturas diferentes

¿Qué queremos decir con esto? Especialmente si estás en un viaje de negocios (o similar) la idea es "nivelar tu lenguaje corporal al mínimo" para evitar malentendidos. Cada gesto inusual sobresaldría de manera insólita.

Esto, por supuesto, no significa que debas convertirte en un robot, eso te haría parecer aburrido, artificial e incluso dar la impresión de que estás escondiendo algo. Sin embargo, trata de reducir el tamaño y la frecuencia de tus gestos.

Mantente dentro de tu zona íntima

Esto es bastante limitado, pero mira, por ejemplo, a un empresario japonés... El mismo ocupará el menor espacio posible, mantendrá las manos y los brazos a los lados tanto como sea posible; se sentará erguido y evitará estirar las piernas...

Los asiáticos son muy conscientes de los espacios de otras personas. Esto se debe a una cultura que valora la "conciencia del otro", y lo hace mucho más que la mayoría de las culturas occidentales. También existe la conciencia de que "el espacio se comparte". Es por eso que pueden vivir en espacios pequeños (pero muy ordenados) en comparación con los occidentales... Pero esto también significa que *ocupar un espacio excesivo se considera absolutamente grosero, desconsiderado y de malos modales.*

Si tienes una reunión con gente de todo el mundo, *utiliza el mínimo denominador:* pequeños gestos, poco espacio ocupado, etc. como forma de respeto hacia todos.

Observar el lenguaje corporal en estas reuniones también te mostrará cómo va la cosa una vez que tengas experiencia en el tema.

Sé adaptable

Habiendo dicho esto, debemos mirar el otro lado de la moneda. *Un lenguaje corporal rígido y muy restringido puede considerarse "poco confiable" en algunas culturas, por ejemplo, las mediterráneas (incluida América del Sur).*

Las culturas española, italiana y portuguesa, así como muchas culturas africanas, tienen una forma muy amplia de lenguaje corporal. El contacto es común incluso con extraños, ellos fácilmente van más allá de la zona íntima, en realidad tienden a moverse casi libremente en la zona social. Sus gestos son más acentuados y dan la bienvenida a un lenguaje corporal creativo e inusual.

Entonces, si estás tratando con personas de estas culturas, es posible que desees estar un poco más relajado con tu lenguaje corporal, sin embargo...

Usa la imitación, pero no la conviertas en una burla

Imitar, como bien sabes, es una técnica clave del lenguaje corporal. Pero ten cuidado... Úsala con moderación y si te sientes cómodo con la misma, o el resultado puede ser contraproducente.

Imagínate si siguieras haciendo una reverencia (como hacen algunos asiáticos) en una reunión... Por un lado, puede tomarse como una forma de respeto, por otro lado, puede parecer que te estás burlando de ellos. Verás, *puedes mostrar respeto por una cultura, pero no puedes apropiarte de ella, y debes mostrar respeto hacia ella con tu lenguaje corporal. Recuerda que no es tu cultura, es la de ellos.*

No utilices signos y gestos que no conozcas

Dicen que el diccionario de italiano está en dos volúmenes: uno para palabras y otro más grande para gestos... Estos mismos gestos son muy interesantes para los analistas del lenguaje corporal, y puede que te sientas muy atraído por ellos. Sin embargo, ten en cuenta que estos muchos gestos tienen una amplia gama de significados, y algunos son francamente groseros y negativos; en realidad, muchos de ellos.

Pasar los dedos por debajo de la barbilla y acariciarla con la punta de los dedos hacia afuera, por ejemplo, parece bastante inocente, ¿verdad? Desafortunadamente, significa "No me importa lo que estás diciendo", y puedes agregar un improperio después de "importa" para que el significado sea apropiadamente correcto...

Sé cuidadoso con los pies

Los pies son muy importantes para el lenguaje corporal por muchas razones:

- No estamos muy conscientes de ellos.
- Tienen una fuerte conexión con el piso, con el suelo.
- Tienen fuertes implicaciones culturales.
- A menudo se los considera desagradables, y su uso puede ser descortés.

Por ejemplo, en muchos países asiáticos (Filipinas, por ejemplo), mostrar las plantas de los pies es, en cualquier momento, absolutamente de mala educación.

En algunos países, sin embargo, como los países árabes, las personas señalan con los pies, no con las manos.

En algunos países es necesario quitarse los zapatos en interiores. Esto sucede en la mayoría de los países asiáticos, pero también en los escandinavos. En otros países, como en España, quitarse los zapatos incluso en interiores es de mala educación... Y dejarlos puestos en Japón es de mala educación...

Entonces... Comprende lo que se espera de ti. Y el hábito de quitarse los zapatos en interiores se está extendiendo en muchos países occidentales, pero especialmente entre las personas "no convencionales", como los amantes de la naturaleza de mentalidad liberal, etc.

Evita tocar a las personas con los pies.

Evita levantar los pies por encima de la rodilla. Eso es como un "límite" de la decencia en muchos lugares.

En países como la India, los pies se consideran sucios, pero, sin embargo, tocar los pies de los mayores es una señal de respeto.

En situaciones de negocios, generalmente es aconsejable evitar llamar la atención sobre tus pies.

Por otro lado, una banda de pop se sentará en el sofá con los pies claramente a la vista; eso es informalidad, les hace verse a gusto y "con amigos", y también llama la atención sobre las zapatillas, que, como sabes, son un identificador cultural.

Hay un nivel de relatividad en todo, incluso en el lenguaje corporal y en cómo se usa en diferentes culturas.

¿Qué queremos decir con "cultura"?

Hasta ahora, hemos analizado principalmente las culturas a lo largo de sus determinantes más comunes, fáciles de entender e importantes: origen, nacionalidad, pertenencia regional... Pero la cultura se mueve en muchas líneas:

- *Origen*
- *Edad,* la distancia cultural entre generaciones se refleja también en el lenguaje corporal.
- *Educación,* de hecho, incluso dentro de la misma ciudad la brecha educativa puede ser muy marcada.
- *Etnia,* que, en términos de lenguaje corporal, puede significar diferentes expresiones idiomáticas.
- *Afiliación cultural,* por lo que nos referimos a todas las variantes culturales, desde el tipo de música que te gusta hasta tu inclinación política, religiosa, espiritual e ideológica.

Todos estos son factores que debes tener en cuenta en todas las circunstancias y, en particular, si estás tratando de cerrar un trato comercial internacional.

ACUERDO COMERCIAL INTERNACIONAL EXITOSO

Los acuerdos comerciales internacionales, como los acuerdos entre estados, son una obra maestra del despliegue de las habilidades del lenguaje corporal. Mira la fotografía oficial de un acuerdo internacional entre países y te darás cuenta de lo escenificada hasta el más mínimo detalle que está. Dónde la gente se para o se sienta, quién está a la derecha y quién a la izquierda, el apretón de manos, etc.... Todo está armado para dar una señal precisa.

En este punto, por ejemplo, sabrás que, en el apretón de manos, el hombre de la derecha siempre tiene la "ventaja"... Se ve más poderoso porque puedes ver el dorso de su mano en la fotografía, mientras que si estás a la izquierda, tu mano desaparece detrás de la de la otra persona, y pareces menos importante... Es más, la persona de la derecha muestra la parte exterior de su brazo, la parte fuerte, la de la izquierda muestra el interior suave de su brazo, la parte vulnerable...

Esto es solo para mostrarte que es un tema delicado cuando hablamos de acuerdos internacionales. Ahora, por ejemplo, en un trato comercial con asiáticos, ¿deberías dar la mano o hacer una reverencia?

Esto ha cambiado a lo largo de los años, ya que ha cambiado la posición de Asia. Especialmente cuando estás en Asia, hoy en día el protocolo aceptado es usar ambos. Hace largo tiempo, cuando Occidente era muy dominante y el lenguaje de los negocios se centraba principalmente en Estados Unidos y el Reino Unido, el lenguaje corporal de estos países también predominaba. Hoy en día, sin embargo, la economía asiática se está volviendo cada vez más importante e incluso las transacciones comerciales están cambiando de apariencia, sabor, estilo...

El estilo de negocios estadounidense es bastante informal y, en algunos casos, incluso se alienta a mostrar cierta arrogancia. Eso es inaceptable en la mayoría de los países del mundo y especialmente en Asia. No importa en qué tipo de trato estés trabajando, si es justo para ambos, si estás "haciendo trizas al competidor" o si estás del lado perdedor...

En los acuerdos comerciales internacionales hay *un sentido de formalidad muy fuerte. Es como si las reglas de comportamiento fueran siempre las mismas. Es como una ceremonia, con pasos establecidos de antemano que seguirás sea cual sea el trato...*

El apretón de manos suele ser un ritual; sucederá al principio, a modo de saludo, al acordar el trato (que en realidad es un "vamos a darnos la mano en esto") y también sucederá al final, en la despedida, como signo de amistad y promesa de cumplimiento del trato.

Pero esto no es todo... Hay un sentido muy rígido de jerarquía y posición relativa en estas reuniones. La persona más "poderosa" es la primera en dar la mano para estrechar (de hecho, con personas como la Reina o el Papa, es de mala educación iniciar el apretón de manos).

Si te vas a reunir con un empresario de alto nivel y le das la mano primero, te verás muy ambicioso, decidido e incluso arribista... Para algunas personas, esto puede representar incluso una ventaja, pero para la mayoría de los empresarios esto sería normalmente visto como una ofensa, un insulto a su posición superior.

Del mismo modo, sentarse también está muy formalizado; siempre espera a que el anfitrión te indique que puedes sentarte y siempre trata de sentarte después de que estén presentes las personas mayores.

Si hay asiáticos, ten en cuenta que *la antigüedad es extremadamente importante para ellos, y esto incluye la edad.* El hecho de que te sientes ante una persona que es mayor que tú es un gran desafío para su longevidad, mientras que se espera que te inclines primero y bajes el tronco. Eso puede marcar la diferencia entre un trato exitoso y un desastre total.

El sexo puede ser un tema importante en los acuerdos internacionales... *En muchos países, las mujeres aún no se consideran iguales a los hombres.* Esto significa que para las mujeres es mucho más difícil encontrar un lugar alrededor de importantes mesas de negocios internacionales, y que, incluso si lo hacen, tendrán una oposición más fuerte, problemas con los prejuicios, etc. El lenguaje corporal de las mujeres es muy a menudo examinado, por lo que deben ser muy buenas y cuidadosas en verdad.

Además de las reglas generales y el establecimiento de acuerdos comerciales internacionales, hay muchas cosas que debes conocer.

Para empezar, *nunca muestres signos de estar nervioso, inquieto o aburrido.* No hay que dar golpecitos con el pie, hacer clic con el bolígrafo y juguetear con los papeles si quieres hacer un buen negocio...

El gesto de "mirar la hora" también es realmente peligroso. Es una señal de que quieres salir de allí o de que tienes prisa. Es cierto que está permitido, pero solo si lo hace el "presidente" o la persona que necesita dar por terminada la reunión. Si alguien más lo hace, realmente puede dar señales equivocadas...

También debes *evitar cualquier signo de agresión o arrogancia.* Deja las películas de Hollywood con hombres o mujeres de negocios engreídos en la estantería de DVD... No representan la realidad. Tratar con otros empresarios significa tratar de sacar lo mejor de ellos. Tienen algo que ofrecerte, de lo contrario no estarías allí. Entonces, *respeto es la palabra clave.*

Asentir se ve generalmente como una señal de acuerdo. Habrás visto a secretarios extranjeros e incluso presidentes asentir cuando un político extranjero estaba hablando, y en su propio idioma... Por supuesto, no entendieron una palabra de lo que se decía... y, aun así, su asentimiento fue tomado de la forma en que se suponía: como un signo general de acuerdo, más como un signo de unión que como un comentario sobre un punto en específico.

Por lo tanto, asiente con regularidad, incluso si no entiendes lo que se está diciendo. Pero con regularidad no significa todo el tiempo, o terminarás haciendo el ridículo. *Trata de entender cuándo la persona está haciendo un comentario en particular y asiente.* Una vez más, mantén todo minimizado: una pequeña inclinación de cabeza, sólo un indicio de una inclinación de cabeza, ¡no como en un concierto de heavy metal!

Por último, y sobre todo, *nunca evites el contacto visual.* De hecho, trata de mantener los ojos en alto, evitando mirar hacia abajo (además de cuando revisas tus notas). Deja que tus ojos se muevan por la habitación o el lugar, pero mantenlos al nivel de los ojos de las otras personas (aproximadamente). Mirar hacia abajo puede tomarse como una señal de derrota o una señal de que estás en problemas. Mirar hacia arriba puede dar la impresión de que quieres salir de allí. Mirar hacia atrás también es una señal de que esperas que algo diferente suceda, o de que estás buscando ayuda.

Trata de estar listo para entablar contacto visual e intenta desconectarte absolutamente al mismo tiempo que la otra persona. Interrumpir el contacto visual demasiado pronto es un signo de falta de confianza e incluso deshonestidad; mirar fijamente a los ojos de una persona después de que esta se ha alejado puede ser tomado como un desafío, puedes parecer insistente e incluso agresivo.

Por lo tanto, trabajar en un acuerdo comercial internacional es una cuestión de equilibrio fino y delicado. Realmente necesitarás usar todas tus habilidades de lenguaje corporal para salir adelante con éxito. Y ahora, para ser honesto, ya eres un experto en lenguaje corporal. Pero el buen aprendiz es aquel que sabe cómo superarse a sí mismo, y es por eso que el último capítulo de este libro está destinado a ayudarte a convertirte en un lector y usuario del lenguaje corporal independiente y siempre en perfeccionamiento...

17

APLICANDO LO QUE APRENDES

Mira el viaje que hemos hecho juntos... ¡Has aprendido tanto! Desde los principios básicos del lenguaje corporal hasta moldear y desarrollar tu propio lenguaje corporal, incluso a nivel profesional...

Pero como sabes, nunca dejamos de aprender. En verdad, las personas que se apasionan por un tema continúan estudiándolo, actualizando sus conocimientos y volviéndose cada vez más profesionales mucho después de que terminan sus estudios formales. Y, quién sabe, cosas nuevas pueden salir a la luz incluso en nuestro campo...

Entonces, este no es el final de tu viaje. Pero mi deber es asegurarme de que sigas aprendiendo, que sigas desarrollando tus habilidades y que, a partir de ahora, puedas hacerlo de forma independiente.

El principio clave del crecimiento personal y profesional es que aplicas tus habilidades, e incluso las experimentas, en diferentes áreas de tu vida:

- *La vida cotidiana*
- *Relaciones*
- *Hablar en público*
- *Trabajo*
- *Negociaciones*

¡Así que vamos!

LA VIDA COTIDIANA

Habrás notado que todos nuestros ejercicios solo toman unos minutos y puedes hacerlos incluso cuando estás de compras, durante las actividades diarias normales. Hay una razón para esto. En realidad, hay muchas... Para empezar, todos estamos ocupados y pocos de nosotros tenemos horas enteras para dedicarnos a nuestro autodesarrollo. Además, es más fácil aprender algo con esfuerzos pequeños pero regulares. Los pequeños errores también tienen consecuencias más manejables. Finalmente, adquirir confianza en el tema es la mejor manera de aprender, es decir, usarlo en tu vida diaria.

Sigue usando tus habilidades de lectura del lenguaje corporal en el autobús, cuando vayas de compras, cuando estés en el trabajo, etc.... Esta práctica es tan esencial para tu desarrollo como para nosotros lo es respirar o beber agua.

Encuentra lecturas sobre el tema. Es bastante popular, lo que significa que puedes encontrar artículos online, etc. Sin embargo, en muchos casos estos no son artículos profesionales. Una búsqueda rápida online ha sacado a relucir más mitos urbanos que verdades. Pero... hay profesionales (y te daré una lista de lectura). Para empezar, duda de cualquiera que te diga "este signo siempre significa esto"... Sigue los principios básicos de este libro y te resultará fácil distinguir a un charlatán de un profesional del lenguaje corporal.

Asegúrate de utilizar revistas fiables, pero, sobre todo, *observa a los lectores de lenguaje corporal en acción.* Estos son siempre muy perspicaces y una gran fuente de conocimiento e información.

Reserva unos minutos todos los días para estudiar y mejorar tu lenguaje corporal. Y date descansos. Quizás cinco días de siete, o incluso tres estarían bien. ¿Cuándo? Encuentra uno de esos puntos ciegos que todos tenemos en la vida, esos momentos inútiles como cuando vas al trabajo, el tiempo que pasas en el baño, mientras esperas el autobús, etc.

Ten en cuenta que tu lenguaje corporal debe adaptarse principal-mente a ti. No cedas a complacer demasiado a los demás. Establece un equilibrio; trata de mejorar por todos los medios por tu familia y amigos, pero no asumas que debes hacerlo sin crítica.

RELACIONES

Leer el lenguaje corporal puede ayudarte a tomar decisiones amplias en lo que respecta a las relaciones sociales. Desarrollar tu propio lenguaje corporal puede ayudarte a mejorar tus relaciones sociales.

Sin embargo, ten en cuenta el principio clave: *una evaluación apresurada probablemente sea una evaluación incorrecta.* Lo que nos lleva a nuestro viejo dicho "no saques conclusiones apresuradas".

Al mismo tiempo, *trata de no utilizar a tus amigos y familiares como conejillos de Indias.* Leer un poco aquí y allá está bien, pero siempre ten en cuenta que su valor es de personas, que son partes importantes de tu vida y que nunca debes objetivarlos.

Opta por personas que no conozcas bien para leer su lenguaje corporal. Para comenzar, empezarás con una mente más clara y menos prejuiciosa. En segundo lugar, no correrás el riesgo de cambiar o incluso arruinar relaciones importantes. En general, *evita el análisis del lenguaje corporal con personas importantes para ti.* Esto no es un "no debes"; es, como está escrito, un "evita".

Si usas la lectura del lenguaje corporal con otras personas importantes, diles que lo has hecho y lo que has descubierto. Los lectores del lenguaje corporal a veces usan sus habilidades en desacuerdos; bueno, después de hacerlo, deben entablar una conversación en igualdad de condiciones al respecto.

En términos de mejorar tu lenguaje corporal, las relaciones sociales pueden ser una luz por un lado, o una causa de caos por el otro... En pocas palabras, *no puedes cambiar tu lenguaje corporal para adaptarte a cada relación social individualmente.* Puedes tener un repertorio que te permita algunos cambios, pero no puedes adaptarlo a cada individuo.

Necesitas mantener una línea de base constante con todos. Si cambias demasiado, la gente lo notará y parecerás falso, engañoso y poco confiable...

Recuerda también que si experimentas con tu lenguaje corporal con las relaciones, hazlo en pequeñas dosis y en pequeños pasos. No te enfrentes a un amigo con un gran cambio repentino, ya que él/ella puede desorientarse y tu relación puede verse afectada.

HABLAR EN PÚBLICO

Hablar en público es un arte... Creo que algunos comediantes son geniales en una obra de teatro o en una serie de televisión, pero luego vas a ver su stand up y es una decepción. Esto significa que incluso los profesionales capacitados encuentran bastante difícil pararse frente a una audiencia solos y hablar...

Con respecto a esto, te daré un consejo muy rápido: *el tiempo es esencial.* A menudo puedo ver a los comediantes hacer grandes bromas, pero luego hay un desajuste de una fracción de segundo en la parte final del chiste y como consecuencia este no funciona (o no tan bien). Entonces, esto significa que hablar en público es difícil, pero que debes *seguir trabajando en tu control del tiempo.*

No pruebes algo que no te convenga al hablar en público. Sería como si el Papa estuviera contando un chiste sucio. No importa lo bueno que pueda ser, nunca funcionará.

Aquí, *encontrar el equilibrio adecuado entre ser serio y hacer alguna broma* puede marcar la diferencia entre un buen discurso y un desastre. Los presidentes de los Estados Unidos en promedio lo han hecho bien. Los primeros ministros del Reino Unido han fracasado tradicionalmente.

En muchos discursos de negocios, ahora comenzar con una broma se ha convertido casi en un formato. La mayoría de las *Ted Talks* comienzan con una broma. Y en promedio son buenas... *¡Pero asegúrate de ensayar tu chiste de introducción a la perfección y también asegúrate de que sea un buen chiste!* Además, asegúrate de que sea una broma que todos puedan entender, pero que al mismo tiempo suene original y no desesperada.

No te rías durante tu broma, sino que *congela tu cara al final.* Ese es el truco, ya ves... Esa es la pista no verbal de que la broma ha terminado, y estás esperando la respuesta del público. Elige ese momento en el que te congelas con mucho cuidado.

Por supuesto, *mira tantos discursos públicos como puedas.* De hecho, las Ted Talks son una práctica excelente; tienes una variedad de oradores, temas y estilos diferentes. No todos son súper profesionales y no todos tienen tanto éxito. Pero eso es una ventaja, porque puedes ver dónde puedes equivocarte, lo cual es más difícil si solo miras a grandes profesionales. Agrega a esto mítines políticos, presentaciones de negocios y, por supuesto, ¡stand up!

Ten en cuenta que la audiencia siempre es diferente. Algunas audiencias son realmente muy difíciles. No entres en pánico y *no exageres tu lenguaje corporal si la audiencia es difícil de complacer y hostil.* Esa es una reacción instintiva pero también un error. Si son hostiles, interpretarán tus exageraciones como bufonadas y lo más probable es que no las aprecien.

TRABAJO

La mayoría de nosotros pasamos la mayor parte de nuestra vida en el trabajo o en actividades relacionadas con el trabajo. Esto significa que el lenguaje corporal que usamos en el trabajo puede marcar una gran diferencia en nuestra calidad de vida e incluso mejorar (o dañar) nuestras oportunidades profesionales...

Entonces, algunos consejos finales con respecto a esto...

Primero que nada, *enfócate en tu resistencia.* ¿Conoces a ese viejo empleado que va a trabajar todos los días a la misma hora y se va todos los días después de una jornada dura y, sin embargo, parece que no ha hecho ningún esfuerzo? ¿Conoces al joven empleado que entra, corre todo el día y se va a casa hecho un desastre?

De acuerdo, el primero ha desarrollado la resistencia física (PD: ¡todos los estudios muestran que los empleados antiguos son más productivos y que hay una diferencia entre actividad y eficiencia!). Si te da la sensación de que la persona puede atravesar el día con poco o ningún esfuerzo es porque... ¡Mira sus hombros! ¡Se mantienen alzados todo el día! Entonces...

Mejora tu lenguaje corporal al salir del trabajo. ¿Crees que tu jefe no te ve salir de la oficina? ¿Crees que no se da cuenta de que sientes el peso del día sobre ti? Ahora bien, ¿crees que, con una promoción que ofrecer, tu jefe elegirá a alguien que parece que tiene que arrastrarse durante el día o alguien que ya está en dificultades a las 5 de la tarde todos los días? Y tu jefe no necesita ser un lector del lenguaje corporal: recuerda que la mayoría de estas ideas se forman de manera subconsciente.

Controla tu lenguaje corporal a medida que avanzas en tu carrera. Si alguna vez has estado en un comedor o sala de personal y escuchaste los comentarios sobre personas que obtuvieron un ascenso, lo sabrás... La mayoría de los comentarios, si son negativos, se enfocan en el cambio de "actitud" (y lenguaje corporal) de la persona.

No muestres a tus "antiguos compañeros" que te sientes superior. De hecho, los buenos gerentes establecerán relaciones igualitarias con las personas que administran. Esa pequeña falta de respeto de parecer superior no solo te costará amigos, eficiencia y producción. Puede volver a afectarte más adelante, cuando seas más vulnerable.

Elige momentos del día para corregir tu lenguaje corporal. Verás, puedes comenzar el día con una postura perfecta, pero a medida que pasa el tiempo, comienzas a encorvarte, a inclinarte sobre tu escritorio, etc.... Entonces, te sugiero que te concentres en tu lenguaje corporal al salir de casa, al entrar al lugar de trabajo, en cada pausa para el café, cuando vas al baño, cada vez que entras a la oficina de tu jefe y cuando te vas.

Tira de la cuerda. Un truco simple que usan los cantantes de ópera es imaginar que tienen una cuerda que cae al suelo desde la parte superior de su cráneo, en el medio de la corona. Tiras de esa cuerda y alineas tu cuerpo con ella, y eso te da una postura perfecta y erguida. Como la postura de una marioneta...

NEGOCIACIONES

Las negociaciones pueden ser parte de tu trabajo, pero también de tu vida diaria. Cada vez que vas a una tienda o mercado negocias (quizás no sobre el precio, sino sobre la elección de los artículos, etc....) Y tenemos que negociar incluso en nuestra vida social... ¿Quieres ir al cine pero tu pareja quiere quedarse en casa? Bueno, ¡tendrás que negociarlo!

Negociar es otro conjunto difícil de habilidades, tal vez incluso un arte (metafóricamente). Por esta razón, el lenguaje corporal es clave para el éxito. Y aquí tienes algunos consejos que te ayudarán a desarrollarlo.

Utiliza algunos negociadores habituales. Intenta llegar a acuerdos con las mismas personas ahora que sabes leer el lenguaje corporal. Esto te permitirá ver patrones de comportamiento e incluso pequeños signos. Verás, si cambias de persona cada vez, solo tienes la oportunidad de ver signos importantes. Pero si deseas perfeccionar tus habilidades, deberás analizar a la misma persona muchas veces.

Experimenta solo cuando la posición en juego sea baja. Si estás regateando el precio de un kilo de patatas, juega con diferentes signos del lenguaje corporal, etc. Pero si estás negociando para conseguir el trabajo de tus sueños, es mejor prevenir que curar.

Juega juegos en los que las negociaciones sean fundamentales. Eso te dará la oportunidad de mejorar tu lenguaje corporal al negociar de una manera segura pero educativa. Algunos juegos de cartas tienen mucha negociación (y lenguaje corporal) en ellos. El monopolio y los juegos similares también tienen los mismos elementos, etc.

Estudia a los grandes negociadores. Hoy en día hay algunos programas de televisión que muestran negociaciones, pero ten cuidado. Suelen ser falsas y distorsionadas. Tienen la "narrativa de Hollywood", esa del mundo duro y arrogante. Bueno, de hecho, es duro y arrogante, no me malinterpretes. Pero no quieres ser arrogante con alguien que puede darte un trato o dárselo a otra persona...

Esa arrogancia que existe (lamentablemente) entre jefe y empleado se convierte en amabilidad e incluso en falso servilismo cuando se trata de conseguir un trato que necesitas.

Estudia diferentes culturas. Por ejemplo, los árabes son maravillosos negociadores. Por otro lado, entrenan para ello... Vas a una mega-tienda y el precio es fijo. Incluso en la tienda de comestibles el precio es fijo. Bueno, en el mundo árabe, el centro es el mercado, donde todo el mundo regatea precios todo el tiempo. Es algo esperado. Es normal. Entonces, incluso un niño que hace las tareas de su madre comienza a aprender a negociar...

DESARROLLO FUTURO

El lenguaje corporal es ahora una disciplina completamente desarrollada, lo que significa que seguirá creciendo, pero tal vez a un ritmo menor y con menos "grandes descubrimientos" que en el pasado. Cuando las disciplinas se vuelven "adultas", tienden a especializarse en lugar de pasar por revoluciones.

Pero vendrán cosas nuevas y necesitarás conocerlas. Y, mientras estás en eso, tal vez puedas llevar un buen diario de cómo progresa tu lenguaje corporal, tanto en términos de lectura como de tu propio desarrollo...

CONCLUSIÓN

Parece que fue ayer cuando comenzamos este viaje juntos. Personalmente, siento que ha sido muy fructuoso, con tanto de qué hablar, tantos giros y vueltas a lo largo del camino. Para ti, espero que haya sido agradable y, sobre todo, útil e informativo.

Mirando hacia atrás, hemos pasado de los principios mismos del lenguaje corporal, cómo surgió y cómo se desarrolló al inicio, a usos muy avanzados del mismo, incluido cómo usarlo profesionalmente...

A lo largo del camino, seguimos oscilando como un péndulo entre leer el lenguaje corporal y aplicarlo a nuestra propia personalidad, a la forma en la que nos presentamos. Un poco como leer y escribir cuando se trata de lenguaje verbal: una es la "habilidad pasiva" y la otra es la "habilidad activa", como dicen profesores y educadores.

Hemos explorado todos los diferentes campos del lenguaje corporal: kinésica, proxémica, oculesics, etc. Observamos cada parte del cuerpo en detalle, de la cabeza a los pies, literalmente, y muchas veces... Ahora también sabemos que leer lo que las personas comunican con su cuerpo no es cuestión de "sumar signos discretos"; es una actividad holística. Necesitas leer los signos individuales dentro de la perspectiva general, la apariencia general, un poco como cuando lees palabras dentro de un párrafo...

También hemos aplicado nuestro conocimiento a muchas áreas diferentes de la vida: desde la vida privada hasta los negocios, pasando por las relaciones sociales, ahora tienes un buen conjunto de herramientas para leer lo que las personas realmente quieren decir con su cuerpo. Es más, ahora tienes un repertorio amplio y creciente de señas y "modismos" del lenguaje corporal para usar tú mismo.

A lo largo de este viaje, como bien sabes, han surgido dos palabras con regularidad, "naturaleza" y "crianza". Sin embargo, esto no es extraño... Ha sido una gran dicotomía (o dos formas de leer e interpretar la realidad) en la filosofía y la ciencia desde los tiempos de los antiguos griegos.

Y en lo que respecta a la crianza, hemos visto cómo las diferentes culturas influyen en gran medida en la forma en la que nos expresamos con nuestro cuerpo. Y con un mundo que se vuelve metafóricamente más pequeño día a día, comprender estas diferencias culturales puede marcar la diferencia entre una carrera internacional brillante y exitosa o terminar en una oficina provincial sin perspectivas de un futuro mejor.

Y, de hecho, espero que hayas apreciado el equilibrio entre la teoría y la práctica que intenté plasmar en este libro. Pido disculpas si tuve que presentar ciertas teorías (a veces incluso avanzadas y complejas). Por otro lado, pensándolo bien, espero que lo hayas disfrutado, porque es la teoría la que nos da esas líneas generales que usamos para dar sentido al mundo que nos rodea.

Sin embargo, los muchos ejemplos reales, prácticos y, espero, a veces coloridos de este libro, pueden ser los que mejor se te queden en la mente. Son el "color" de este libro. Y hemos tenido algunas oportunidades de sonreír e incluso reír en el camino.

Y los ejercicios que propuse, confío, fueron fáciles de hacer y nunca tomaron más tiempo del necesario. Como estamos a punto de separarnos, tal vez hasta nuestro próximo libro, ten en cuenta que tu mejora como lector y como usuario del lenguaje corporal vendrá de muchas sesiones y ejercicios frecuentes y regulares, no de grandes períodos de tiempo de vez en cuando. Es un poco como aprender un nuevo idioma o matemáticas: diez minutos cada día es mejor que dos horas una vez a la semana. Y desearía haber seguido el consejo de mi profesor de matemáticas sobre esto cuando estaba en la escuela, ¡tal vez ahora sería un físico famoso!

También ha sido agradable "volar" por todo el mundo y ver cómo las diferentes culturas usan el lenguaje corporal de diferentes maneras... Hemos viajado al este y al oeste, siempre con respeto, y hemos visto cómo incluso los saludos cambian en todo el mundo. Y, a lo largo del camino, descubrimos que nuestros pies, esas partes de nuestro cuerpo a menudo olvidadas, pueden marcar una gran diferencia si queremos integrarnos en un país extranjero, hacer amigos de ese país o llegar a un acuerdo con personas del extranjero...

Y también hemos conocido a personas que provienen de todos los caminos de la vida, desde la gente pobre y la forma en la que los raperos usan sus manos hasta Su Majestad la Reina y la forma en la que usa el lenguaje corporal para proyectar su autoridad... ¡Porque el lenguaje corporal también es una manifestación de clase, valores sociales e incluso gusto musical!

Todo ha sido "aderezado" con mucha psicología y sociología, ya que estas son las ciencias fundamentales detrás del análisis del lenguaje corporal. Y los paralelismos con la lingüística, otra ciencia que participa en nuestro campo, han sido muchos y reveladores... Pero como nuestra vida es un caleidoscopio de experiencia, a lo largo de nuestro trayecto también incursionamos en el arte, la música (clásica y pop), la literatura y, por qué no, bastante en filosofía... Todo dentro de la perspectiva de esa "madre de las humanidades" que es la historia...

Y si al principio del libro te preguntabas si el análisis del lenguaje corporal era una "charlatanería" o una ciencia real, confío en que ahora estás seguro de que es un estudio científico totalmente válido y "para adultos". Sin embargo, como con la mayoría de los campos, ten en cuenta que existen mitos urbanos y conceptos erróneos al respecto, especialmente online.

Y finalmente llegamos al punto en el que tienes que irte del nido... Quizás, y eso espero, nos volvamos a encontrar en las páginas de otro libro... Pero si no lo hacemos, te deseo todo lo mejor en tu vida personal, social y profesional. Sin embargo, ahora que has llegado al final de este libro, puedo dejarte con el corazón más tranquilo, porque si has llegado hasta aquí, *realmente* has aprendido mucho y *realmente tienes todas las herramientas y habilidades para leer el lenguaje corporal correctamente y en profundidad, y utilizarlo para hacer de tu vida una más feliz, rica y exitosa ¡en todos los aspectos!*

PÁGINA DE RECURSOS

Y si deseas explorar este fascinante tema aún más, ¡aquí hay algunas lecturas excelentes para que leas!

Cooper, B. (2019). *El dominio del lenguaje corporal: 4 libros en 1: La guía psicológica definitiva para analizar, leer e influir en las personas mediante el lenguaje corporal, la inteligencia emocional, la persuasión psicológica y la manipulación. (Body Language Mastery: 4 Books in 1: The Ultimate Psychology Guide to Analyzing, Reading and Influencing People Using Body Language, Emotional Intelligence, Psychological Persuasion and Manipulation.)* Publicado independientemente.

Cooper, D. (2020). *Decodificar personalidades de personas: cómo analizar personas conociendo las señales del lenguaje corporal y la psicología del comportamiento. Comprende lo que dicen todas las personas mediante la inteligencia emocional y la PNL. (Decode*

People Personalities: How to Analyze People by Knowing Body Language Signals & Behavioral Psychology. Understand What Every Person is Saying Using Emotional Intelligence and NLP.) Publicado independientemente.

Edwards, V. V. (2018). *Cautivar: La ciencia de tener éxito con las personas (Captivate: The Science of Succeeding with People)* (Edición de reimpresión). Portafolio.

Goleman, A. (2020). *Manipulación, lenguaje corporal, psicología oscura: cómo analizar e influir en las personas, leer el lenguaje corporal, evitar engaños, lavado de cerebro y control mental. Descubre 9 secretos para dejar de ser manipulado. (Manipulation, Body Language, Dark Psychology: How to Analyze and Influence People, Read Body Language, Avoid Deceptions, Brainwashing and Mind Control. Discover 9 Secrets to Stop Being Manipulated.)* Diamond Mind Ltd.

Houston, P., Floyd, M., Carnicero, S., & Tennant, D. (2013). *Espía la mentira: Antiguos oficiales de la CIA te enseñan a detectar el engaño. (Spy the Lie: Former CIA Officers Teach You How to Detect Deception.)* (Edición de reimpresión). St. Martin's Griffin.

Lowen, A. (2012). *El lenguaje del cuerpo. (The Language of the Body.)* The Alexander Lowen Foundation.

McGray, P. P. (2020b). *Psicología oscura y manipulación: cómo aprovechar los secretos del control mental, la PNL, el lavado de cerebro, la hipnosis, el lenguaje corporal en las citas, las relaciones y en el trabajo. (Dark Psychology and Manipulation: How to Leverage the Secrets of Mind Control, NLP, Brainwashing,*

Hypnosis, Body Language in Dating, Relationships, and at Work.) Publicado independientemente.

Navarro, J. (2018). *El diccionario del lenguaje corporal: una guía práctica sobre el comportamiento humano. (The Dictionary of Body Language: A Field Guide to Human Behavior.)* William Morrow Paperbacks.

Navarro, J., & Karlins, M. (2008*). Lo que todos dicen: La guía de un ex agente del FBI para acelerar la lectura de la gente. (What Every Body Is Saying: An Ex-FBI Agent's Guide to Speed-Reading People.)* (Edición ilustrada). William Morrow Paperbacks.

Rouse, S. (2021). *Comprender del lenguaje corporal: cómo decodificar la comunicación no verbal en la vida, el amor y el trabajo. (Understanding Body Language: How to Decode Nonverbal Communication in Life, Love, and Work.)* Rockridge Press.

Segal, I. (2010). *El lenguaje secreto de tu cuerpo: la guía esencial para la salud y el bienestar. (The Secret Language of Your Body: The Essential Guide to Health and Wellness)* (Edición de reimpresión). Beyond Words.

Williams, J. W. (2020). *Cómo leer a las personas como un libro: una guía para leer rápidamente a las personas, comprender el lenguaje corporal y las emociones, decodificar las intenciones y conectarse sin esfuerzo (Entrenamiento de habilidades de comunicación). (How to Read People Like a Book: A Guide to Speed-Reading People, Understand Body Language and Emotions, Decode Intentions, and Connect Effortlessly (Communication Skills Training)).* Publicado independientemente.

PSICOLOGÍA OSCURA Y PROTECCIÓN CONTRA LA MANIPULACIÓN 2 EN 1

DESCUBRE CÓMO ANALIZAR EL LENGUAJE CORPORAL Y AUMENTAR LA INTELIGENCIA EMOCIONAL PARA PROTEGERTE CONTRA LA PERSUASIÓN OSCURA, LA PNL, LOS NARCISISTAS Y LAS TÉCNICAS DE CONTROL MENTAL.

INTRODUCTION

Vivimos en un mundo intrínsecamente oscuro y aterrador. Lo que ves es una fracción de lo que sucede en la oscuridad, muy oculto a los ojos desnudos o, a veces, más allá de la comprensión humana. Los informes dicen que algunos especialistas en marketing, empresarios, líderes religiosos, cultistas, incluso nuestros supuestos amigos y parientes pueden participar en la Psicología Oscura para manipular, controlar la mente, coaccionar, persuadir e influir en nosotros de una manera que les facilite las cosas, para aprovecharse y obtener lo que quieren.

Este problema se ha escapado relativamente de las manos, ya que hay tantos libros y diferentes formas y medios de instrucción que enseñan a las personas cómo usar esta técnica para manipular a los demás para sus propias ganancias egoístas. Sin embargo, la buena noticia es que un número igualmente grande de personas, que ahora se han dado cuenta de estas malas prácticas, están buscando formas de protegerse contra ellas.

Este libro, una guía práctica, está escrito específicamente para ofrecer la ayuda necesaria para que las personas puedan evitar convertirse en víctimas de la Psicología Oscura, la manipulación, la hipnosis, la coerción desfavorable y la persuasión engañosa.

En septiembre de 2015, ocurrió una tragedia en mi antiguo lugar de trabajo, uno de mis colegas, mi mejor amigo de todos los tiempos, se suicidó dentro de uno de los talleres adyacentes al edificio administrativo principal. "Big Alistair", como solíamos llamarlo, dejó una nota de suicidio: "He defraudado a todo el mundo", declaró lamentablemente. Más investigaciones sobre la causa de este espantoso incidente revelaron que había conocido a una joven y elegante mujer en un sitio de citas en línea. La extraña dama, supimos luego, había tomado el control de la vida de Big Alistair, obligándolo a actuar en todas las ocasiones en contra de su deseo.

Las exhaustivas investigaciones de la policía revelaron que mi ex colega, siguiendo las estrictas órdenes de su recién descubierta amante, había vaciado todos sus ahorros, estimados en unas 45.000 libras esterlinas, y se lo entregó todo.

Sin embargo, su demanda de dinero no disminuyó hasta que le obligó a pedir prestado a amigos y familiares. Cuando Big Alistair no pudo encontrar a nadie que le prestara dinero debido a su incapacidad para devolver lo que debía, recurrió a robar de las arcas de nuestra empresa: era uno de los contables. ¡Malversó un total de 200,000 libras de nuestra compañía, dándolo todo a su excéntrica novia!

Llegó un punto en que no tenía dinero encima, nadie que le prestara nada, y sabía que se acercaba rápidamente el momento de hacer la auditoría anual de la contabilidad financiera de nuestra empresa. Se dio cuenta de que aparentemente no había tenido otra opción que suicidarse. ¡Tan triste que terminó su vida de esa manera, sin siquiera dejar que su familia o amigos lo supieran! Finalmente, surgió la noticia de que la extraña dama lo había estado manipulando, usando todo tipo de oscuros poderes psicológicos para hipnotizarlo, controlarlo y ordenarlo como un bebé.

Es la historia de Big Alistair la que condujo al desarrollo de este libro. No podemos permitirnos el lujo de esperar a que aparezca la próxima víctima antes de hacer algo al respecto. Es bastante desafortunado y desconcertante que un número cada vez mayor de gente siga aprendiendo hipnotismo, Psicología Oscura y Programación Neurolingüística (PNL) con el único propósito de dañar a otras personas. Una búsqueda en Internet muestra cientos de escuelas e institutos que ofrecen cursos de PNL para quien quiera aprenderlo. Esto revela que la enormidad de este problema es mayor de lo que habíamos previsto anteriormente.

¿Qué harás frente a todos estos crecientes desafíos y riesgos de la vida? ¿Te sentarás y cruzarás los brazos sin hacer nada? Bueno, mucha gente no tiene ni idea de cómo abordar este problema tan grave. Es por eso que este libro está diseñado para ayudar a las personas en esa situación. No solo te hará estar completamente consciente de las cosas que suceden a tu alrededor, sino que también te empoderará con la cantidad adecuada de conocimiento práctico que puedes utilizar para protegerte de las personas malvadas.

Después de la circunstancia reveladora de Big Alistair, pude intervenir oportunamente y evitar que uno de mis propios primos cayera por el mismo desagüe. Se había enamorado locamente de una mujer que también conoció en línea y ella, usando algunos poderes psicológicos oscuros sobre él, le había pedido su tarjeta de cajero automático y su número PIN.

Lo senté en la Nochebuena de 2018, ¡solo un día antes de que pudiera entregarle todo para que ella pudiera ir de compras el día de Navidad!

En otra situación estrechamente relacionada, el propietario de una empresa siderúrgica exitosa descubrió que uno de sus clientes a menudo le pedía productos a crédito, aunque todavía le debía mucho dinero, alrededor de 100.000 libras. Pero el aspecto más sorprendente de esta historia fue que el empresario nunca tuvo el valor o la energía para decirle que no a su cliente Oliver Twist. Después de hacerle algunas preguntas al propietario de la empresa siderúrgica, descubrí que su supuesto cliente había estado usando algunos poderes oscuros para persuadirlo. Un cliente tan malvado seguirá solicitando más productos de acero hasta que la cantidad ascienda a, digamos, 1 millón de libras esterlinas y luego desaparecerá repentinamente. Después de realizar una serie de consultas con el empresario, pudimos confrontar al cliente que luego confesó sus malas acciones. Fue entregado a la policía para su debido procesamiento.

En este libro, descubrirás todas las cosas necesarias que debes hacer para protegerte mejor. Es contraproducente esperar hasta encontrarse en una situación difícil o ser víctima de las maquinaciones de algunas personas malvadas o acciones tortuosas antes de mantenerte a ti mismo y a tus seres queridos a salvo.

Cuando se trata de una persona manipuladora, el alcance de lo que se podría perder es infinito. Las personas pierden posesiones valiosas, incluidas sus propias vidas, cuando no se dieron cuenta rápidamente de lo peligrosa que era la persona con la que estaban tratando. Sin embargo, identificar a una persona manipuladora y escapar de su agarre firme son dos cosas diferentes. Armado con el conocimiento de este libro, podrás detectar rápidamente sus rasgos y hacer todo lo que esté a tu alcance para liberarte de su persuasión egocéntrica, coerción y manipulación destructiva.

¡Felicitaciones por ser una de las personas afortunadas de estar leyendo esto! Ahora está en tu poder ayudar a otro compartiendo algunos de los temas que aprenderás de este libro. Ayuda a tus amigos, familiares, colegas e incluso a tus vecinos a estar al tanto de la información más reciente sobre los peligros de la PNL, la Psicología Oscura, el hipnotismo, la coerción y la persuasión dañina. Estarás feliz de haberlo hecho si puedes ayudar a salvar la vida de una sola persona.

I

PREPÁRATE

1

COMIENZA DESDE ADENTRO

Superar los trucos y trampas de los hipnotizadores, los manipuladores desalmados y los perversos practicantes de la psicología oscura requiere algunos preparativos estratégicos. Y todo comienza desde adentro.

¿ESTÁS LISTO?

Liberarse de una persona cruel o de un grupo de personas maliciosas que quieren tomar el control de tu vida para sus propios beneficios o gratificaciones personales, es comparable a luchar en una guerra. A diferencia de la física, esta batalla requiere que seas mentalmente fuerte y decidido. Y estás listo.

Hacer esta pregunta es muy importante porque no lograrás ninguna victoria tangible contra esos insensibles manipuladores e hipnotizadores si estás mal preparado para ello. ¿Sabes lo que significa estar listo?

Implica que ya no vas a ser:

- Destruido por la autocompasión o deprimirte en lugar de tomar tu destino en tus propias manos
- Culpar a los demás de tus problemas, pero ya te has decidido a luchar hasta el final
- Temeroso e indeciso al respecto
- Posponer cuándo actuar, porque aparentemente no hay lugar para ser perezoso al tratar con un enemigo que viene tras todo lo que tienes, incluida tu valiosa vida, ¡si no actúas AHORA!

LA SALUD MENTAL ESTÁ INVOLUCRADA

Esta guerra requiere que ejercites tus músculos mentales, no tus músculos físicos. Debes exhibir una buena salud mental para protegerte de los sutiles avances de los manipuladores y practicantes de la Psicología Oscura. ¿Qué significa tener una buena salud mental? Muy simple. Debes demostrar un alto grado de bienestar emocional, cognitivo y conductual.

Debes estar absolutamente a cargo de tus reflexiones emocionales y de comportamiento para ser capaz de manejar todas las circunstancias estresantes y perturbadoras que se te presenten sin mostrar ningún signo de trastorno mental o colapso.

El adagio dice así: "Un alma perturbada es un alma conquistada". Si quieres ser capaz de mantenerte firme y frustrar cada truco de los manipuladores, debes asegurarte de que no eres del tipo que se derrumba fácilmente bajo cualquier presión. Habrá algunas presiones socioculturales y psicológicas, en parte instigadas por las acciones de los crueles manipuladores o practicantes de la psicología oscura, cuyo objetivo principal es desestabilizar primero tu vida antes de abalanzarse sobre ti.

Algunas señales tempranas a las que debe prestar atención:

Si muestras alguno o todos los primeros signos de problemas de salud mental que se describen a continuación, debes trabajar de inmediato para desarrollar tu salud mental o buscar ayuda profesional:

- Hábitos alimentarios irregulares
- Sufres de insomnio o duermes demasiado
- Retraimiento social extremo
- Falta de energía adecuada para realizar las funciones normales en el trabajo o en casa
- Ocasionalmente sentirte adormecido o demasiado cansado
- Sufres de migrañas u otros dolores
- Experimentar periódicamente un estado de impotencia o desesperanza
- Abusar intencionalmente de sustancias como drogas y alcohol en grandes cantidades
- Mostrar un desequilibrio emocional caracterizado por ira intensa, confusión, olvido o sensación de miedo irracional

- Mostrar violencia doméstica incontrolable hacia amigos y familiares
- Demostrar cambios de humor extremos e incapacidad para mantener buenas relaciones
- Tener pensamientos autodestructivos de vez en cuando
- Obstinadamente dudoso de las realidades
- Escuchar voces y experimentar visiones borrosas
- Pensamientos suicidas o de hacerse daño a sí mismo o a otra persona.

Prestar atención a los signos mencionados anteriormente puede ayudarte a detectar cualquier problema mental a tiempo y encontrar formas de mejorarlo rápidamente antes de que los enemigos ataquen. Si ves a otra persona que muestra cualquiera de las características de los problemas de salud mental mencionados anteriormente, podrías ser su salvador al indicarle que busque una intervención oportuna antes de que los problemas se salgan de control.

Más adelante descubrirás en este libro lo difícil que es tratar con hipnotizadores o manipuladores cuando estás mentalmente inestable, quienes generalmente ejercen presiones sociales, psicológicas y económicas sobre sus víctimas. Hay que decir la verdad: una persona rota **es** tan impotente como una pelota desinflada porque el aire que usa para generar energía ya ha sido succionado. No querrás estar en una situación de impotencia o ver a ninguno de tus seres queridos en ese estado lamentable. Por eso es imperativo que desarrolles tu salud mental.

DESARROLLANDO TU FUERZA MENTAL

No hay otra forma de evitarlo, debes dar pasos decisivos para desarrollar tu fuerza mental, dificultando que quienes quieran manipularte o extorsionarte mediante el hipnotismo lo hagan. Lo primero que debe hacer es, con la ayuda de tu médico o profesional de salud mental autorizado, identificar la causa probable de tu (s) problema (s) de salud mental

Tres posibles causas de problemas de Salud Mental

1. **Factores Biológicos**: Algunas personas presentan enfermedades de salud mental debido a su composición genética o ciertas reacciones químicas en sus cerebros. Esto puede ser causado por algunas enfermedades o trastornos como la diabetes tipo 1, anomalías cromosómicas, autismo y otros. Estos factores de riesgo biológico también pueden desencadenarse por varias condiciones ambientales. El cerebro generalmente funciona de manera inadecuada cuando hay ciertos niveles de desequilibrio químico, o hay una disfunción en las vías neurales responsables de dispersar estos químicos en el cerebro, como en el caso de la anorexia nerviosa

2. **Experiencias de vida difíciles:** Las personas que atraviesan algunas experiencias de vida difíciles muestran algunos tipos de enfermedades de salud mental. El trauma o el abuso pasado pueden afectar su agudeza mental y hacer que se comporten de manera errática. Tomemos, por ejemplo, aquellos que han estado sin hogar durante mucho

tiempo, quienes pueden expresar ciertas actitudes asociales que normalmente se ven en una persona mentalmente inestable

3. **Hereditarias:** Las personas que provienen de un linaje familiar donde los signos de inestabilidad mental son comunes, pueden presentar ciertos niveles de problemas de salud mental. Al analizar las causas hereditarias, es importante rastrear el árbol genealógico hasta tantas generaciones como sea posible.

7 Formas Prácticas de desarrollar la Fortaleza de tu Salud Mental

Si tienes dudas sobre cómo desarrollar proactivamente tu fuerza mental, la cual necesitas seriamente para evitar casos de manipulación, hipnotización, coacción o abuso, los siguientes siete enfoques probados para fortalecer tu agilidad mental serán de especial interés para ti:

1. **Ordena tu mente:** Cuando está confundida y perturbada, la mente humana es comparable a una alcantarilla desordenada por la que corre agua sucia, basura y partículas. Necesitas ordenar sistemáticamente tu mente. Toma todas las precauciones para identificar esos pensamientos negativos y auto limitantes de tu cabeza y elimínalos gradualmente de tu mente. Nunca podrás sentirte bien y disfrutar de una buena salud mental si a menudo dudas de ti mismo o te pones en una posición de miedo constante.

2. **Se positivo:** Necesitas empoderarte con un gran positivismo. Esto implica que debes vivir una vida positiva, solo abrazar las cosas positivas de ti mismo y de los demás, y poner energía positiva, porque todo lo que pasa llega.

3. **Estrategia de afrontamiento:** No aspires a ser la persona que huye de los desafíos. Debes ser una persona que resista presiones de todo tipo, pero que siempre salga victoriosa, exitosa y confiada. Será necesario que desarrolles algunas estrategias de afrontamiento internas, que necesitarás para manejar los desafíos externos. Esto se debe a que las situaciones difíciles no durarán, pero las personas difíciles sí.

4. **Se productivo:** Hay muchas ventajas asociadas con ser súper productivo. Además de que te ayuda a concentrarte en lo correcto en el momento adecuado, también aleja tu mente de los pensamientos negativos e inútiles. Trabajar duro te ayudará a desarrollar todo tu potencial y a convertirte en una fuente de motivación si tienes éxito en lo que sea que estés haciendo.

5. **Relaciones que enriquecen la vida:** Es contraproducente para cualquier persona que sufra algún tipo de problema de salud mental, establecer relaciones que agoten su energía y la conviertan en una persona débil. Asume la responsabilidad de comenzar o tener relaciones que te fortalezcan. Las relaciones que agotan la energía si no te matan, te dejarán agotado durante mucho tiempo. Haz algo bueno por tu comunidad y conéctate positivamente con los otros. Una buena forma de permanecer mentalmente alerta

es ayudar a los demás. Puedes ayudar a aquellos que percibas que están en peligro de ser manipulados o atacados psicológicamente por practicantes de la psicología oscura. Al realizar este gran servicio humano, también estás fortaleciendo automáticamente tu propia salud mental.

6. **Cuida tu cuerpo:** Debes dormir lo suficiente y tener buen cuidado de tu higiene corporal. La salud es riqueza, porque si tu cuerpo sufre alguna enfermedad durante mucho tiempo, esto podría afectar tu salud mental. Elimina los malos hábitos, como beber alcohol, fumar y las salidas nocturnas.

7. **Consigue ayuda profesional:** Cuando ya hayas hecho todo lo posible para fortalecer tu salud mental, pero aún te sientas somnoliento o deprimido, puedes buscar ayuda de profesionales de la salud calificados. No seas tímido al respecto; es mejor que lo hagas con franqueza y te empoderes al hacerlo. La psicoterapia y los medicamentos son algunos de los enfoques médicos para tratar las enfermedades mentales. Tu médico o un profesional de salud mental con experiencia pueden guiarte gradualmente a través de un proceso de recuperación y redescubrimiento. Puede que sea largo o no, pero seguro que vale la pena hacerlo. Te lo agradecerás más tarde.

PROTEGIÉNDOTE

Has logrado algo tangible si tomaste todas las medidas apropiadas para desarrollar tu fortaleza mental. Sin embargo, mantener la salud mental de uno no es solo una simple carrera; es una maratón. Es algo que tienes que hacer periódicamente.

Sorprendentemente, no es algo que uno pueda hacer por su cuenta. Necesitas una especie de sistema de apoyo para mantener intacta tu agudeza mental. Algunas personas tienen mucha suerte rodeándose de buenos amigos, familiares y colegas que pueden motivarlos, alentarlos y ayudarlos en el desarrollo diario de su salud mental. Desafortunadamente, no todo el mundo tiene tanta suerte; algunos están rodeados de vampiros chupando su energía constantemente.

Si perteneces a este último grupo, encontrarás este libro muy útil, como un compañero, para guiarte constantemente en el proceso para mantener tu salud mental en buena forma. Descubrirás una gran cantidad de información diseñada para darte ese respaldo emocional que tanto deseas. Más aún, identificarás formas de detectar a los manipuladores para que puedas escapar de sus trampas.

Es muy importante que aprendas en todo momento a protegerte de varios ataques psicológicos invisibles. Es como aprender tácticas de autodefensa física que puedes usar para derribar a tus enemigos. En este escenario, estás sólo enfocándote en las estrategias que te equiparán con toda la información necesaria que necesitas para proteger tu mente de manipuladores externos, muchos de los cuales son amigos cercanos, socios, parientes o incluso tus vecinos.

2

PENETRA MÁS PROFUNDAMENTE EN TUS EMOCIONES

Este es el secreto más importante que debes conocer: los manipuladores crueles, los hipnotizadores y los practicantes de la Psicología Oscura a menudo se dirigen a las emociones de sus posibles víctimas. Ellos manipulan las emociones de las personas con el propósito de alterar, controlar y someter sus pensamientos, realidades y, por supuesto, sus acciones.

La única posibilidad de superar a los manipuladores comienza en tu mente, al darte cuenta de lo poderosa que es la emoción. Si puedes evitar que cualquier hipnotizador perverso se apodere de tus emociones, habrás triunfado.

COMPRENDER LA EMOCIÓN HUMANA

Entonces, ¿qué son las emociones? Muchos científicos y psicólogos han luchado por definir perfectamente qué es una emoción. Algunos creen que es solo un sentimiento humano, una especie de respuesta reflexiva a una condición o experiencia específica. Otros han propuesto que la emoción encarna tanto el sentimiento como la reacción corporal a los estímulos tanto externos como internos. Cualquiera que sea la definición de emoción que adoptes, el hecho sigue siendo el mismo de que la emoción juega un papel importante en tu capacidad para vivir una vida saludable, disfrutar de relaciones sólidas, tener el control de tus sentidos y mantener tu dignidad personal.

Hay seis estructuras o tipos de emociones fundamentales: **ira, miedo, disgusto, sorpresa, tristeza** y **alegría.** Cada tipo de estas emociones puede hacerte daño o herirte, dependiendo de qué tan capaz seas para controlarlas. Lo que hace un manipulador es aprovechar tu aparente debilidad para manejar tus emociones y usarlas hábilmente en tu contra, para diezmar tu psique y literalmente apoderarse de tus sentidos o subconsciente.

Esta anécdota te mostrará mejor cómo funcionan los hábiles hipnotizadores o manipuladores: el Sr. A siempre está lleno de ira. A menudo muestra ira en sus palabras y reacciones a los estímulos externos. Cuando entra en contacto con un manipulador, todo lo que el manipulador tiene que hacer es amplificar su ira de tal manera que el Sr. A pierda los sentidos, haciéndose vulnerable a un manipulador engañoso que no tiene buenas intenciones para él, sino solo para sus propósitos egoístas.

Para ilustrar aún más cómo los humanos experimentan las emociones, los científicos encontraron dos propiedades mutuamente excluyentes de las emociones humanas.

Lo llaman **valencia** versus **excitación**. En otras palabras, describen la valencia como el grado en que una persona se siente bien o mal, mientras que la excitación expresa el grado en que una persona se siente emocionada o tranquila. Cuando te sientes muy bien contigo mismo o con tus logros, tu emoción está en un nivel alto. Sin embargo, cuando estás triste y abatido, tu emoción es baja.

De la misma manera, se considera que tu emoción está en **alta excitación** cuando estás extremadamente excitado, pero se convierte en **baja excitación** cuando estás calmado.

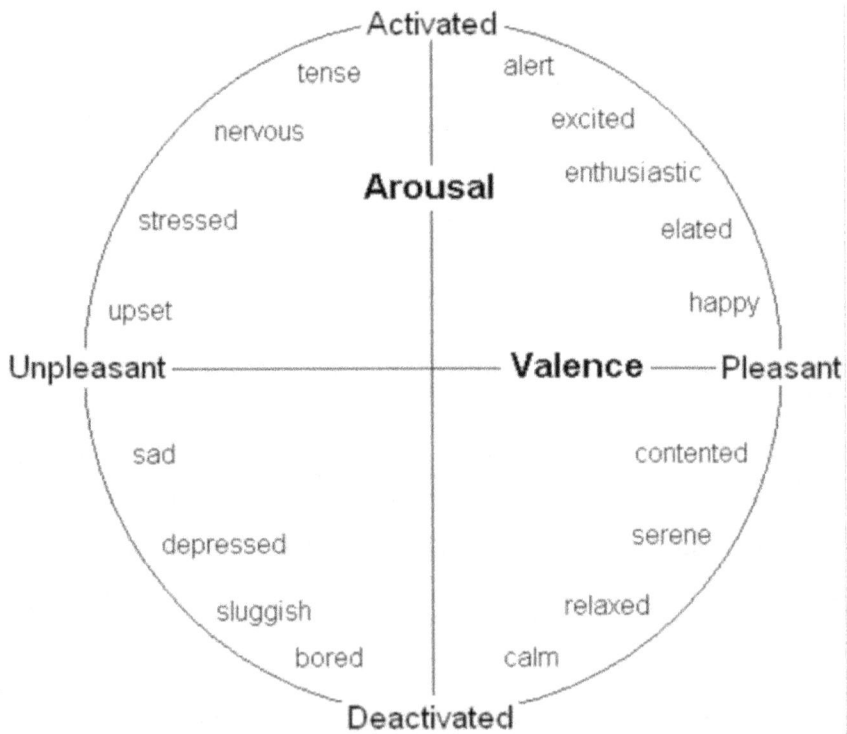

Valencia y excitación: propiedades de las emociones humanas, diagrama obtenido de ResearchGate

Como se indica en el diagrama anterior, una persona tiende a desactivarse obviamente cuando alcanza el estado de alta valencia de la emoción. Como se demuestra en la anécdota, el Sr. A prácticamente se desactivará y perderá la compostura total o la conciencia cuando su ira alcance el nivel más alto. En esa etapa, un manipulador no necesita ningún esfuerzo adicional para influir peligrosamente o dirigir tu vida.

Aquí está la mayor advertencia: La misma manipulación maligna se puede lograr con una gran excitación, una emoción positiva. Tomemos, por ejemplo, el caso de un hombre que a menudo se pierde cuando está en compañía de una mujer increíblemente hermosa, puede fácilmente ser víctima de cualquier bella hipnotista.

¡Ahora puedes ver lo peligrosa que es la situación, tanto tus emociones negativas como positivas pueden usarse para coaccionar, controlar, manipular o hipnotizarte!

¿QUÉ CAUSA LA EMOCIÓN?

Normalmente, las emociones son nuestras formas de responder a una experiencia o evento que nos sucede a nosotros o a nuestro alrededor. Casi todos los científicos y psicólogos que han estudiado sobre las emociones humanas coinciden en que mostrar emociones, ya sea tristeza o alegría, es normal y esperado. De hecho, describieron tres categorías principales de desencadenantes emocionales en los seres humanos.

- **Causas comunes:** Las personas comúnmente expresan sus emociones porque:

- **Son humanos—** Cada ser humano tiene un corazón que puede sentir lo bueno y lo malo, por lo que responden exactamente a lo que sienten.

- **Genética—** Algunas personas son más emocionales que otras. Esto se debe a sus genes heredados. Aunque los factores ambientales y sociales también pueden jugar algunos papeles importantes.

- **Insomnio—** El insomnio y la falta de sueño adecuado pueden hacer que alguien se deprima y se vea afectado por la ansiedad. Estas condiciones debilitan el sistema inmunológico y pueden hacer que una persona se ponga muy emocional.

- **Lentitud—** No hacer suficiente ejercicio puede hacer que tus cambios de humor sean peligrosos. Se cree que el buen ejercicio ayuda a estabilizar el estado de ánimo y las emociones.

- **Dieta no saludable—** Los científicos creen que consumir una dieta poco saludable y desequilibrada puede debilitar el sistema inmunológico de una persona y hacerla susceptible a estallidos emocionales de vez en cuando.

- **Ser demasiado sensible—** Parte de la humanidad es mostrar amor e interés por los que nos rodean. Si eres demasiado sensible, es posible que te encuentres expresando mucho tus emociones en un corto período de tiempo.

- **Salud y emociones:** No es de extrañar que el estado de tu salud pueda ser una de las razones por las que estés bastante emocional. Los siguientes factores de salud son fundamentalmente responsables de expresar emociones en los humanos:

- **Hormonas**— Las hormonas están conectadas de tal manera que pueden causar cambios físicos y psicológicos en tu cuerpo y emociones cuando están desequilibradas. Algunos de los problemas de salud que pueden alterar el equilibrio de las hormonas incluyen estrés, problemas de tiroides, síndrome de ovario poliquístico, menopausia, control de la natalidad, PMDD y síndrome premenstrual.

- **Depresión**— Es un trastorno típico del estado de ánimo que afecta a millones de personas en todo el mundo. Aquellos que están profundamente deprimidos exhiben altos niveles de emociones negativas. En la mayoría de las ocasiones, pueden sentirse desesperados, tristes, vacíos y enojados.

- **Ansiedad**— Al igual que la depresión, trae una gran cantidad de miedo y ansiedad a las vidas de las personas que sufren de ansiedad crónica. Pueden estar tensos la mayoría de los días y tener sus emociones intensificadas. Por lo general, están enojados y muestran una profunda aprensión con frecuencia.

- **Desórdenes de personalidad**— Aquellos que sufren trastornos de la personalidad a menudo se encuentran en una situación en la que les resulta difícil controlar sus emociones. Son bastante sensibles, su estado de ánimo cambia cada vez que se les critica.

- **TDAH**— Aquellos que se ven afectados por el TDAH son conocidos por sus comportamientos hipersensibles y emocionales. Al parecer, les resulta difícil controlar su enfoque, sentimientos y actitudes.

- **Causas situacionales:** Ciertas situaciones en tu vida pueden hacer que experimentes fluctuaciones emocionales. A veces, puede estar más allá de tu poder rectificar inmediatamente las situaciones. Por ejemplo, tu emoción puede deberse a:

- **Estrés incontrolable**— Las personas estresadas a menudo muestran rápidos cambios de humor. Están tan cansados física y mentalmente que a veces, sin querer, muestran su lado emocional.

- **Personas en situación de duelo**— Cuando se está lamentando una pérdida, las personas no necesariamente intentan controlar sus emociones. Dejarán que sus emociones se apoderen de ellos.

- **Acontecimientos importantes en la vida**— Si vas a casarte, dar a luz a un bebé o divorciarte, es posible que tus emociones se intensifiquen. Los grandes cambios en la vida de las personas afectan en gran medida la forma en que se sienten y cómo reflexionan sobre sus experiencias.

Hasta cierto punto, la cultura, que es un conjunto de creencias, normas, valores y actitudes, parece tener una influencia primordial en la forma en que las personas perciben, reciben, procesan y muestran las emociones. Algunas personas en determinadas culturas pueden derramar lágrimas cuando fallece una persona mayor, pero puede que no sea el caso en otra. Por lo tanto, es posible que todos los desencadenantes emocionales descritos anteriormente no sean aplicables a personas de diferentes culturas.

DIFERENTES NIVELES DE EMOCIÓN

- Individualmente, operamos en diferentes niveles de emoción. ¿Qué significa esto? ¿Has visto gemelos que nacieron el mismo día de la misma madre mostrando diferentes tipos de emociones al presenciar los mismos hechos? Esto explica el hecho innegable de que los humanos muestran diferentes niveles de emoción, aunque estén pasando por las mismas experiencias.

Hay tres niveles únicos de emociones, y se describen a continuación:

- **No mostrar una preocupación adecuada por los demás:** Hay algunas personas que no necesariamente se sienten preocupadas por lo que están pasando los demás, ya sea bueno o malo. Incluso la Biblia dice que debemos regocijarnos con los que están celebrando y llorar con los que están en problemas. ¿Alguna vez presenciaste un espantoso accidente en el que se perdieron valiosas vidas humanas y la gente lloraba? Habría alguien allí que no se sintiera conmovido por las emociones que se mostraban a su alrededor. Una persona así no tenía afinidad ni química emocional con la víctima. Así es exactamente como lo hacen los manipuladores y los manipuladores de mentes, obtienen el máximo gozo al ver a sus víctimas sufrir o estar sufriendo porque simplemente no pueden relacionarse con las dificultades en las que les habían arrojado intencionalmente.

Esperar que un manipulador sea considerado es como esperar que el Diablo se convierta en santo de la noche a la mañana. ¡Nunca sucederá! Saber cuán insensibles y malvados son, es tu única arma para protegerte de sus trucos y múltiples maldades.

- **Demostrar una gran preocupación por los demás:** Este es el segundo nivel de emoción humana. Puedes encontrar este torrente de emociones positivas de alegría, amor, aprecio, aliento en el resto de tus familiares inmediatos y amigos leales. Sin embargo, debes actuar con cautela al tratar con personas; aquellos que son tus amigos leales hoy, pueden convertirse en tus enemigos jurados mañana. La conclusión es que no querrás ponerte en una posición en la que Dick y Harry puedan aprovecharse de ti, usándote de la manera en que quieran.

- **Falta de una buena habilidad de afrontamiento emocional:** Se considera que una persona que es demasiado gentil y débil carece de la habilidad para lidiar con sus propias emociones y las de las personas que le rodean. No quieres mostrarle al mundo entero que eres débil e incapaz de controlar tus propias emociones. Los manipuladores, como un león rugiente, buscan a sus próximas víctimas, y sería un grave error de tu parte no presentarte como alguien con una personalidad fuerte.

Entonces, ¿cómo puedo manejar con éxito mis emociones? Lo primero que debes tener en cuenta es que tus emociones no se refieren solo a una respuesta física a los eventos o sucesos a tu alrededor, sino que también son el resultado de las reacciones químicas que ocurren en el cerebro. Ocurren millones de reacciones químicas que podrían afectar tus emociones en general. Ellas ocurren como resultado de la sinapsis en el sistema nervioso central. Para ser precisos, las emociones emanan de la activación del sistema nervioso central. Cuando sucede algo, las neuronas del sistema nervioso central trasmiten el mensaje a través de neurotransmisores en tu cuerpo. Entonces esto traerá un cierto sentimiento que luego mostrarás como tu emoción.

¿Cuánto control tienes sobre estas reacciones químicas que dictan qué emociones mostrarás físicamente? ¡Esa es una pregunta importante! Hay algunas sustancias químicas en tu cuerpo que son responsables de estas reacciones. Los principales productos químicos son la dopamina y la serotonina.

La dopamina ($C_8H_{11}NO_2$) funciona principalmente como un neurotransmisor y tiene un gran impacto en el estado de ánimo y las emociones. Si tienes mucha dopamina en tu cuerpo, esto puede provocar problemas de comportamiento inesperados caracterizados por cambios de humor. La dopamina no es artificial, ocurre naturalmente en el organismo.

Al igual que la dopamina, la serotonina ($C_{10}H_{12}N_2O$) también es un neurotransmisor, actúa principalmente regulando el pensamiento, el estado de ánimo, las emociones y el control de los impulsos. Si tienes una cantidad adecuada de serotonina, esto puede hacer que te se sientas optimista y feliz. Pero si no tienes suficiente, puedes presentar signos de depresión, ira y ansiedad.

Si bien el hombre no puede producir la dopamina, la serotonina puede fabricarse e inyectarse artificialmente en el cuerpo humano cuando sea necesario.

LA TENDENCIA A OCULTAR

En determinadas situaciones, la gente tiende a ocultar sus verdaderas emociones. ¿Por qué hacen eso? Porque culturalmente tienen diferentes respuestas a las circunstancias. En la cultura japonesa, a las personas se les enseña desde la infancia a reprimir sus emociones. La razón principal detrás de este tipo de práctica es que estar muy contento en un ambiente en el que otros están tristes puede provocar celos, enojo e incluso reacciones físicas desfavorables. Esto está respaldado por un dicho común en Japón que dice que "un clavo que levanta la cabeza por encima de los otros clavos, corre el riesgo de ser derribado". Por lo tanto, normalmente verás a los japoneses actuando de manera homogénea, evitando sobresalir, incluso si eso implica no expresar sus verdaderas emociones en público.

Además del trasfondo cultural discutido anteriormente, hay otras razones por las que las personas ocultan sus verdaderos sentimientos, que incluyen, entre otras, las siguientes:

- Vergüenza de exponer dolor personal, fracaso y tristeza
- No querer parecer groseros o desobedientes por desafiar rechazos, maltrato, acoso sexual, etc.

- No querer ser vistos como "demasiado necesitados" por protestar contra el desafecto, o por no ser amados por las personas que les rodean.
- Ser incapaces de quejarse de algún disgusto para no parecer tontos o débiles.
- No estar dispuestos a lastimar a las personas que les rodean.

De hecho, los psicólogos creen que muchas personas ocultan sus sentimientos para permanecer fieles al grupo, la sociedad o la comunidad en la que se encuentran. Tomemos, por ejemplo, una secretaria en una oficina. Puede no estar dispuesta a mostrar enojo o irritación contra un jefe que la ha abusado verbal y sexualmente durante años, solo con el propósito de no provocar el enojo de sus colegas que podrían pensar que quiere ganancias financieras de la experiencia, o presionar para destruir la imagen y la carrera del jefe. La secretaria puede incluso tener miedo de perder su trabajo si la empresa no toma en serio sus quejas.

Desafortunadamente, ocultar o reprimir las propias emociones tiene algunos efectos negativos en nosotros. Por ejemplo, las personas tienden a estar siempre muy enojadas y llenas de resentimiento, porque hay algo o algunos asuntos que arden en sus corazones que no pueden divulgar.

Reprimir nuestras emociones puede tener un impacto debilitante en la salud. Puede hacer que tu presión arterial aumente o hacer que pierdas concentración en cosas que has estado haciendo durante mucho tiempo. Puede causar algunos problemas socioeconómicos, como perder el trabajo, tener malas relaciones con las personas y no poder vivir una vida feliz y pacífica.

Los manipuladores suelen dificultar la expresión de las verdaderas emociones en público. ¿Cómo esperas que alguien que fue engañado con pornografía, cuyas fotos desnudas ya fueron tomadas por el manipulador, se presente y le cuente al mundo entero por lo que ha estado pasando?

Todas estas piezas de información importante se te están entregando para que puedas estar mejor armado contra cualquier hipnotizador o manipulador que quiera aprovecharse de ti o de tus seres queridos.

II

¿A QUÉ TE ENFRENTAS?

3

LA GENTE QUE DESEA HACERTE DAÑO

No puedes protegerte adecuadamente si no conoces la naturaleza de las personas que desean hacerte daño. Lo primero que debes hacer es saber quiénes son tus verdaderos enemigos. Este capítulo revela las categorías de personas a las que debes considerar como tus enemigos potenciales y hacer todo lo que esté a tu alcance para evitarles.

Personas con las que debes tener cuidado

Para simplificar, aquí hay una lista de diez tipos de personas con las que debes tener cuidado:

1. **Aquellos que te odian sin razón aparente:**
   Naturalmente, uno puede hacer enemigos entre colegas, amigos y familiares debido a una mala relación u otras razones. Sin embargo, hay algunas personas en esta vida que

realmente te odian sin motivo. No son tu socio comercial, ni tus vecinos en un bloque de apartamentos; simplemente te odian por algunas razones que solo ellos conocen.

2. **Los detractores:** Los detractores no creen en tus capacidades. También pueden hacer todo lo posible para disuadir a otros de que no crean en ellas. Difunden rumores cínicos sobre ti y hacen que otros ignoren tu valor.

3. **Personas que mienten sobre ti:** En sus mentes malvadas, fabrican mentiras y se dedican a difundir calumnias de una persona a otra. Ellos instigan a otros crédulos a tratar tu nombre de manera irrespetuosa, a pesar de que esas personas no pueden decir enfáticamente lo que has hecho mal.

4. **Personas que te envidian demasiado:** No hay forma de que puedas apaciguar a alguien que está muy celoso o envidioso de tus logros. Cada vez, sus corazones arden con ira porque has logrado lo que ellos nunca lograrían en la vida. Incluso el ex presidente de los Estados Unidos, Theodore Roosevelt, dijo lo siguiente acerca de las personas envidiosas: "El vicio de la envidia no solo es peligroso, sino un vicio mezquino; porque siempre es una confesión de inferioridad. Puede promover una conducta que será fructífera o mala para los demás, y debe causar desdicha al hombre que la sienta".

5. **Aquellos que te usan y te abandonan:** Debes mantenerte alejado de cualquier persona que esté interesada en simplemente usarte y dejarte. Por ejemplo, si tu socio comercial solo está entusiasmado con usarte para obtener

nuevas ofertas, pero te rechaza inmediatamente después de que las ofertas hayan tenido éxito, debes evitar a esa persona.

6. **Personas que agotan toda tu energía:** La vida es demasiado corta para estar rodeado de sanguijuelas y vampiros que te chupan la energía creativa. Todo lo que quieren lograr es agotarte y luego dejarte débil e impotente.

7. **Malas influencias:** La mayoría de los amigos y socios que resultan ser malas influencias en nuestras vidas, en realidad nos están manipulando para sus propios beneficios. Entonces, ¿por qué querrías permitir que esos desalentadores se queden cerca de ti?

8. **El viejo amigo malhumorado:** Los viejos amigos son aquellos con quienes compartimos el pasado pero, desafortunadamente, muchos de ellos no merecen compartir nuestra vida presente. ¿Por qué no? Los viejos amigos malhumorados serán los que te recordarán lo pobre, poco inteligente y descuidado que eras antes. Están demasiado absortos en sus fracasos pasados que no son capaces de apreciar su buena vida presente o sus logros.

9. **Los desleales:** No importa lo amable que seas con las personas desleales, eventualmente mostrarán su verdadero color, que es traicionándote cuando más los necesitas. Ellos son los que astutamente expondrán tus secretos al mundo entero y volverán a simpatizar contigo en la miseria en la que te dejaron.

10. **El "nunca lo haces bien":** Este tipo de persona es perezosa, pero será la primera en criticar tu gran trabajo.

Nunca pueden intentar iniciar un negocio, pero vendrán para disuadirte de hacerlo.

De todos los indicios se desprende claramente que los diferentes tipos de personas descritos anteriormente pueden utilizar la Psicología Oscura para aprovecharse o controlar a los demás si tienen acceso a ella. Es probable que dañen a otros y se aprovechen cuando se les presente la oportunidad.

POR QUÉ LO HACEN

Los manipuladores e hipnotizadores no solo buscan algo, también quieren robarte tu valioso tiempo, propiedades tangibles y, si es posible, quitarte la vida durante el proceso. La verdad es que nunca se acercan porque tienen buenas intenciones hacia ti. No, nunca. Los manipuladores acuden a ti porque tienen algunos objetivos establecidos que quieren actualizar. Por lo tanto, cuando descubren que no pueden llevar a cabo sus malvados planes de forma natural, recurren a la Psicología Oscura para hacer el trabajo.

En los últimos años, algunos manipuladores que han sido atrapados y procesados confesaron que utilizaron la Psicología Oscura con los siguientes propósitos:

- Para ganar ventaja en una relación/situación
- Dominar el subconsciente de sus víctimas
- Destruir la autoestima y fuerza de voluntad de sus víctimas para que no puedan recuperarse rápidamente de su hipnotismo y sus maquinaciones malvadas

- Confundir la realidad de sus víctimas mientras las engañan
- Para vengarse de sus víctimas por cualquier error que hayan cometido en el pasado

SEAMOS SINCEROS

La verdad es dura, y lo cierto es que muchos de nuestros amigos más cercanos, parientes, compañeros y vecinos son los que, en la mayoría de las ocasiones, más intentan dañarnos psicológica y emocionalmente.

Incluso la Santa Biblia reconoce que los enemigos más peligrosos que tienen las personas, son los que están en sus propios hogares.

Es por eso que debes tomar este problema muy en serio. Empoderarte con la cantidad adecuada de conocimiento sobre los trucos de los hipnotizadores y manipuladores, te colocará por delante de ellos.

4

¿POR QUÉ PSICOLOGÍA OSCURA?

Probablemente ya sepas por qué algunas personas traviesas adoptan la Psicología Oscura, a partir de las advertencias que ya se han hecho en los capítulos anteriores. En este capítulo, se hacen esfuerzos para explicar, en detalle, qué constituye una Psicología Oscura, por qué es diferente de la "psicología" habitual, su lado oscuro y por qué debes hacer todo lo posible para mantenerte constantemente informado y protegerte a tanto a ti y a como a tus seres queridos.

PSICOLOGÍA Y PSICOLOGÍA OSCURA, ¿CUÁL ES LA DIFERENCIA?

No debes confundir "Psicología" con "Psicología oscura". La Asociación Americana de Psicología define "Psicología" como el estudio científico de la mente y el comportamiento. Es una disciplina multifacética que se aplica en diversas áreas como en el deporte, la salud, los procedimientos clínicos, el desarrollo humano, para la comprensión de los procesos cognitivos y el comportamiento social.

Por el contrario, la "Psicología Oscura" se puede describir sucintamente como la ciencia y el arte del control y la manipulación mental. También estudia las condiciones humanas en relación con su naturaleza psicológica para poder dominar las mentes y las rutinas con el único propósito de atacar a otros.

Aunque los dos tipos de psicología implican un estudio científico de las mentes humanas y los comportamientos, son muy diferentes entre sí en la forma en que son aplicadas. Uno podría diferenciar una de la otra llamando a la "Psicología Oscura" una psicología mala o negativa mientras que a la psicología normal podríamos llamarla la psicología buena o positiva.

Mientras que la buena psicología estudia la mente humana para identificar cualquier atributo del carácter que requiera mayor desarrollo y mejora, la psicología oscura analiza la mente con el propósito de descubrir cómo funciona, sus aparentes debilidades y rutinas, para idear enfoques malvados para así aprovecharse de la gente.

Debe hacerse hincapié en las diferencias entre estas dos formas de psicología para que no se confunda una con otra. Cuando visitas un hospital, los psicólogos son los que practican la buena psicología, por lo tanto, no debes tenerles miedo. Por otro lado, los practicantes de la psicología oscura pueden estar en cualquier parte. Pueden ser tus parientes, amigos, socios comerciales, comerciantes que intentan venderte algo o incluso tus líderes religiosos. Se necesita mucho discernimiento para identificar rápidamente a estos malhechores. Este libro está escrito específicamente para ayudarte a detectarlos mucho antes de que ataquen y te conviertan en una de sus desesperadas víctimas.

¿POR QUÉ EXISTE UNA PSICOLOGÍA OSCURA?

Ésta es una pregunta importante que todos se hacen. Desafortunadamente, la Psicología Oscura ha existido durante siglos, incluso antes de que el mundo moderno existiera. Era una práctica antigua, adoptada por personas de todas las razas, culturas y afiliaciones religiosas. Tomemos, por ejemplo, a los nigromantes judíos y a los griegos quienes fueron sus primeros practicantes, invocando al espíritu de los muertos para manipular a los vivos. Dios, en Su santidad, habló volublemente en contra de la nigromancia, la hechicería, el lanzamiento de hechizos y otras prácticas detestables de la Psicología Oscura. Puedes leer sobre esto en el Libro de Deuteronomio 18, 9-12 (NVI): "Cuando entres en la tierra que el SEÑOR tu Dios te da, no aprendas a imitar los caminos detestables de las naciones allí. 10: No se encuentre a nadie entre ustedes que sacrifique a su hijo o hija en el fuego, que practique adivinación o hechicería, que interprete augurios, que se dedique a la brujería, 11: O que lance hechizos, o que sea médium o espiritista o que consulte a los muertos. 12: Cualquiera que haga estas cosas es aborrecible al SEÑOR; debido a estas mismas prácticas detestables, el SEÑOR tu Dios echará a esas naciones ante ti."

Quizás te interese saber que el Libro de Deuteronomio fue escrito en el siglo VII a. c. cuando el rey Josías (que reinó entre 641 y 609 a. C.) inició amplias reformas religiosas en Jerusalén. Sorprendentemente, la Psicología Oscura existió mucho antes de que existiera la psicología buena o positiva, la cual se inventó alrededor de 1879 (siglo XIX) cuando el científico alemán Wilhelm Wundt estableció un laboratorio que se dedicó por completo al estudio experimental de la psicología en Leipzig.

No se te cuentan estos hechos para asustarte, es solo una revelación para que seas plenamente consciente del mal de larga duración al que te enfrentas.

Entonces, para responder a esta pregunta retórica, "¿Por qué la gente practica la Psicología Oscura?" Las respuestas pueden sorprenderte. Nuevamente, el objetivo no es que te sorprendas, sino brindarte la oportunidad única de reevaluar tu vida y descubrir si has sido o serás víctima de sus practicantes.

Probablemente hayas leído en Internet o escuchado de los demás el por qué la Psicología Oscura está siendo adoptada por tanta gente y utilizada en contra de otros. En aras de la simplicidad, las enumero por categorías en este libro para que puedas comprender completamente el alcance de la maldad perpetrada hacia otros.

1. **Uso de la Psicología Oscura en las Relaciones:** Si un hombre o una mujer están en cualquier forma de relación con alguien que practica la psicología oscura, serán sometidos a una serie de cosas que no existen en las relaciones normales amorosas. Por ejemplo, los psicólogos oscuros controlarán al otro miembro de la pareja de una manera que éste no podrá rechazar. El manipulador puede utilizar el sexo, el dinero, las meras palabras y otras cosas influyentes para mantener la relación, incluso cuando saben con seguridad que no

terminará como esperan. Es posible que hayas visto a uno o a algunos de tus amigos comprometidos o en una relación con un manipulador, simplemente permanecerán en ella durante años (algunos llegan a estar hasta 10 años) sin ninguna promesa de matrimonio o pareja comprometida. Al final, la otra persona se da cuenta de que ha perdido el tiempo. En un tono más serio, un manipulador puede llevar a su novio o novia al límite. Habrás leído de personas que fueron introducidas en la cocaína y la heroína por sus amantes o que han sido conjuradas para que les presten grandes cantidades de dinero porque están profundamente enamoradas de la otra persona. Estos son ejemplos de los efectos nocivos de permitir que un psicólogo oscuro entre en tu vida.

2. **Uso de la Psicología Oscura en la Política:** Los políticos no sólo son individuos de dulces palabras que prometen a sus electores lo que saben que nunca podrán cumplir si son elegidos, sino que algunos de ellos también adoptan la psicología oscura para crear principalmente seguidores de culto. Un político astuto en Psicología Oscura se introducirá en el subconsciente de quienes le siguen y utilizará sus quejas para hacer una serie de promesas increíbles que les dejarán boquiabiertos. Adolf Hitler apareció en escena prometiendo a los envidiosos alemanes que les ayudaría a expulsar a los judíos de su país. En aquella época, los judíos eran los que más éxito tenían en todos los campos; destacaban en la ciencia, los negocios, la política, la educación, en lo que fuera. Todo lo que esos alemanes necesitaban era un país sin competidores judíos. Del mismo

modo, Donald Trump se presentó ante los estadounidenses como alguien que les ayudaría a expulsar a los mexicanos a quienes se refirió como narcotraficantes, violadores y asesinos. Cautivó a los cristianos prometiendo anular cualquier legislación LGBTQ que amenazara la moralidad y se opuso firmemente a la financiación de organizaciones abortistas. Muchos cristianos estadounidenses cayeron fácilmente en sus manipulaciones sin cuestionar necesariamente las convicciones cristianas personales de Trump, tal como se revelan en su vida personal.

3. **Uso de la Psicología Oscura en los Negocios:** Si tienes algún trato comercial con un psicólogo oscuro, es algo muy peligroso. ¿Por qué? Sus ojos siempre están puestos en la recompensa, el dinero, y en cómo defraudarte y tener todo para sí mismo. No le importa nada en absoluto para hacer realidad su deseo. Un socio comercial que practica la psicología oscura te manipulará en cada etapa de sus interacciones comerciales solo para darse una ventaja en las negociaciones, la parte de los ingresos comerciales o incluso reclamar todo para sí mismo. Ya no es noticia que la principal razón por la que las personas pierden en los negocios es que la otra persona los engañó. De la misma manera, un vendedor que te empuja a comprar algo que no necesitas, usando extrañas técnicas persuasivas para despojarte de tu dinero ganado con tanto esfuerzo, es un psicólogo oscuro. No es raro ver a la gente arrepentirse de una nueva compra poco después de haber gastado el dinero, realmente no querían gastar en ello: "¡Oh, Dios, no debería

haber comprado esto!". Se golpearán a sí mismos poco después de que el vendedor psicólogo oscuro se haya ido con su dinero. Últimamente, ha habido una creciente preocupación por la manipulación corporativa, mediante la cual las empresas convierten a sus empleados en robots insensatos y decididos que ensayan el mantra de la empresa todas las mañanas y perciben a los competidores como enemigos mortales. Algunos de estos empleados neuróticos pueden dejar incluso a sus propias familias, gastando muchas horas extra en la oficina solo para promover la causa sin preocuparse por su propia salud y felicidad personal.

4. **Uso de la Psicología Oscura en los Círculos Sociales:** Todos tienen amigos, parientes, vecinos o conocidos muy cercanos. Los casos recientes revelaron que alguien es 75% más proclive a ser manipulado por gente en la que confía que por gente que no conoce. En este caso, las personas en las que confías, como tus padres, amantes, hermanos, amigos de la infancia y líderes religiosos, pueden volverse en tu contra para lastimarte mediante la manipulación egoísta de tu subconsciente. Los amigos falsos, dicen, son peores que los enemigos. Su envidia o celos de tus logros pueden volverlos locos hasta el punto de que estén dispuestos a probar la psicología oscura contigo. ¿Eres miembro de un grupo social o asociación? ¿Has sido vilipendiado por los otros miembros del grupo porque un miembro ha controlado los pensamientos de los otros miembros en tu contra? Como ves, las aplicaciones de la

psicología oscura son más frecuentes de lo que uno pueda imaginar.

5. **Uso de la Psicología Oscura en la Educación:** ¿Te has preguntado qué fue lo que en el mundo pudo haber dado lugar a un movimiento muy letal llamado Estado Islámico en Irak y el Levante (ISIS) que mató a muchas almas inocentes y desestabilizó muchas comunidades antaño pacíficas? ¡Ese fue el poder de la manipulación educativa! Hoy en día, en varias partes del mundo, millones de personas (o estudiantes) todavía están siendo entrenados para odiar a otros sin razones obvias. Una gran parte de esta manipulación educativa está consagrada en la religión. Coaccionaron a la gente a librar una guerra religiosa "santa" contra personas que no habían hecho nada para incitar esta batalla. La severidad de la manipulación educativa se puede sentir en todos los rincones donde la violencia, el caos y los disturbios sociales son causados por la mala educación (o desinformación), desde las costas de Europa, América y África.

6. **Uso de la Psicología Oscura en la Religión:** Hablar de religión es un tema muy delicado, lo sé. Sin embargo, algunos psicólogos oscuros cobardes ahora han utilizado la religión como una estratagema para manipular, coaccionar y robar a las personas sus posesiones. Hoy en día, los líderes de la iglesia, que se supone deben proteger y cuidar tiernamente a los feligreses que los admiran en busca de elevación espiritual, se han convertido en sus "Señores". Despojan a sus seguidores de su última libra o dólar, volando en jets

privados mientras los miembros de su iglesia lidian con niveles desalentadores de pobreza. Han hablado con dulzura o manipulado a sus feligreses para que se despidan del dinero que deberían haber gastado en ellos mismos y en sus familias.

Como ves, el resultado de las aplicaciones de la psicología oscura suele ser el mismo: dejar a la víctima en un estado más pobre, más abatida y herida. Es por eso que debes tomar en serio toda la información que ves en este libro y trabajar para mantenerte a ti y a tus seres queridos a salvo de las personas malvadas.

EL LADO OSCURO

Todos tienen su lado oscuro. Algunas personas son mentirosas, tramposas y engañosas por naturaleza. En lugar de centrarse en cómo reconstruir o pulir su carácter y convertirse en buenas personas en sus respectivas comunidades, puede que opten por perpetuar sus comportamientos asociales. ¿Qué esperas que haga un mentiroso cuando finalmente adquiera el conocimiento de la Psicología Oscura?

Es parte de nuestra humanidad utilizar nuestro conocimiento recién adquirido para hacer el bien o el mal. Un médico, por ejemplo, sabe que tiene el poder de curar o matar a un paciente. En este escenario, el destino del paciente está en manos del médico, y si la parte maligna de su mente le dicta acabar con la vida del paciente, ¡así será!

Es igualmente aterrador darse cuenta de que la proliferación de cursos accesibles de Psicología Oscura en línea puede dotar a algunos amigos falsos, parientes desleales o incluso colegas envidiosos con algunos poderes para manipularte. Cuando un psicólogo oscuro se abalanza sobre ti, no lo hace con buenos pensamientos o intenciones. Todo lo que quiere lograr es derribarte, tomar tus posesiones y, en una circunstancia desafortunada, quitarte la vida. Para ser sincero, corremos más peligro ahora que nunca antes, por eso es recomendable que adquieras todos los conocimientos necesarios sobre estas personas malvadas y te protejas.

SÉ CAUTELOSO

Ahora es tu responsabilidad desconfiar de las personas que quieran usar la psicología oscura contra ti y tus seres queridos. Proteger tu cordura y vivir una vida feliz y equilibrada debe ser el objetivo que persigas a diario, porque esas grandes cosas que aprecias, como tu paz mental, felicidad y una vida equilibrada, son el objetivo de los psicólogos oscuros.

Probablemente leído o escuchado a personas decir alguna de estas cosas:

- La simple manipulación no es Psicología Oscura
- La hipnosis no es Psicología Oscura
- La persuasión coercitiva no es Psicología Oscura
- El simple control mental no es Psicología Oscura
- La programación neurolingüística (PNL) no es Psicología Oscura

Cuidado, la primera acción sutil de un manipulador es desinformarte. Aquellos que claman que la simple manipulación, el hipnotismo, la persuasión coercitiva, el control mental y la PNL no son elementos de la psicología oscura, se equivocan. "Science Daily", una publicación respetable que proporciona información actual sobre cómo la ciencia pura afecta a la humanidad, dice lo siguiente sobre la "Psicología Oscura": *"Todos los rasgos oscuros se remontan a la tendencia general de anteponer los propios objetivos e intereses a los de otros incluso hasta el punto de disfrutar de herir a los demás, junto con una serie de creencias que sirven como justificaciones y, por lo tanto, previenen los sentimientos de culpa, vergüenza o similares ".*

Si alguien usa la manipulación simple, la PNL o la persuasión coercitiva para mejorar a tus expensas, eso cuenta como psicología oscura porque la persona no necesita tu permiso para manipularte psicológicamente y poder salirse con la suya, justificando sus acciones con ciertas creencias.

A medida que continúes leyendo este libro y descubras más datos sobre los psicólogos oscuros y sus trucos malvados, algo que debería sonar en el fondo de tu mente debería ser: "¡Solo yo soy responsable de protegerme!". Antes de abrir las puertas de tu mente a alguien, hacer estas seis preguntas puede ayudarte a mantenerte seguro:

- **¿Quién es esta persona?** Pregúntate quién es esta persona: ¿Qué tipo de carácter tiene? ¿Qué le atrae? ¿Es el tipo de persona con la que puedo abrirme con confianza? Estas preguntas preliminares te ayudarán a descubrir qué tipo de persona estás a punto de permitir que entre en tu espacio. El carácter, dicen, es como el humo; nadie puede ocultarlo durante mucho tiempo. Como el humo, incluso cuando está cubierto con un cuenco, encontrará la manera de darse a conocer. Y cuando descubres que el carácter de una persona no coincide con el tuyo, y que no hay indicios de química entre ustedes dos, es una señal de que literalmente debes cubrirte. No seas esa persona que cree que puede cambiar a alguien. Quien cambiará, quien será diezmado en caso de manipulación serás tú, si no tienes cuidado.

- **¿Qué es lo que quiere?** A veces, las personas ocultan sus verdaderos motivos cuando se acercan a nosotros por algo. Una persona que se presenta a sí misma como un posible socio comercial puede estar buscando el amor. Puedes ahorrarte mucha vergüenza si pudieras detectar rápidamente lo que realmente quiere un conocido antes de bajar la guardia en todos los frentes. Puedes protegerte proactivamente en todos los aspectos de tu vida.

- **¿Cuánto espacio puedo darles?** No todos los que llaman a la puerta de tu mente deben ser bienvenidos. Algunas personas merecen que se les cierren las puertas en la cara, debido a la magnitud de su maldad. Grandes y talentosos animadores han perdido sus valiosas vidas porque no tuvieron cuidado de a quién permitían entrar en sus espacios personales. Sin mencionar nombres, maravillosos cantantes que se dedicaron a consumir drogas, y deportistas enérgicos cuyas carreras fueron destruidas antes de que sus amantes les introdujeran en las drogas de mejora del rendimiento. Si hubieran tenido cuidado con a quién permitían entrar en sus espacios privados, todavía hoy estarían vivos haciendo buena música.

- **Cómo actuar cuando descubro los primeros signos de manipulación:** Si detectas desde el principio que la persona con la que estás tratando es un manipulador, considérate muy afortunado. La verdad es que la mayoría de las víctimas ni siquiera saben que ya están en la trampa de un psicólogo oscuro hasta que terminan de tratar con él. Entonces, después de descubrir que es un manipulador, debes actuar con rapidez. Si puedes, sienta al psicólogo oscuro y cuestiona sus motivos. Sin embargo, si sientes que podría estar a la defensiva hasta el punto de ser violento, puedes dejarle ir fácilmente sin dejar rastro. Simplemente corta el compromiso.

- **¿Qué estoy ganando con esto?:** Para cualquiera que ya haya profundizado demasiado con un manipulador o un psicólogo oscuro, todavía hay una forma de escapar. Esto empieza haciendo esta pregunta: "¿Qué estoy obteniendo de esto?" "¿Esta situación es cómoda para mi desarrollo personal y profesional?" Tomemos, por ejemplo, si te has casado con un manipulador, o firmado un contrato de varios años con una empresa manipuladora o un socio comercial, todavía necesitas preguntarte si estás obteniendo algo tangible de la alianza o no. Si estás siendo usado a diario por estar en esa relación y no tienes nada que ofrecer, es hora de considerar la siguiente pregunta.

- **¿Cómo salgo de este lío?** Muy pocas víctimas de los practicantes de la Psicología Oscura llegan a esta etapa en la que pueden recuperar el sentido rápidamente y elaborar estrategias para liberarse del dominio de un manipulador.

Muchos de ellos ya han sido diezmados, abusados, utilizados, acosados y empujados a un estado de desesperanza total antes de que puedan retroceder de su racha de miseria. Si te encuentras en esta situación, debes buscar ayuda de inmediato. Puede resultarte difícil salir del bajón en el que te has puesto, pero deberías considerarte afortunado de estar vivo para rehabilitarte. Muchos han sido enviados temprano a la tumba, ya no están aquí para reflexionar sobre el desastre que han causado en sus vidas al permitir descuidadamente que los manipuladores les destruyan.

Una de las razones por las que se escribió este libro es para crear suficiente conciencia en las personas, para que no caigan necesariamente en todos los problemas que provocan las manipulaciones, la psicología oscura y el hipnotismo. Puedes salvar a tus amigos, familiares y colegas compartiendo con ellos todo lo que descubrirás en él.

Ser víctima de un psicólogo oscuro nunca es agradable: además de las consecuencias financieras y sociales de la experiencia, esto podría conducir a un desafortunado problema de salud mental. Durante el resto de sus vidas, las víctimas de la Psicología Oscura tienen a menudo dificultades para confiar en nadie, y siempre sospechan de las acciones de las personas porque no pueden permitirse el lujo de ser maltratadas nuevamente. Naturalmente, fortalecen sus mecanismos de defensa y mantienen a raya a los posibles manipuladores.

Te preguntarás ¿por qué los practicantes de la Psicología Oscura parecen no tener conciencia de que sus acciones están dañando a otros? En el próximo capítulo, descubrirás los tres rasgos oscuros principales o centrales en las personas que obtienen cierta satisfacción al causar incomodidad a los demás.

En su investigación, Ingo Zettler, profesor de psicología de la Universidad de Copenhague, y dos colegas alemanes, Morten Moshagen de la Universidad de Ulm y Benjamin E. Hilbig de la Universidad de Koblenz-Landau concluyeron que: "De la misma manera, los aspectos oscuros de la personalidad humana también tienen un denominador común, lo que significa que, similar a la inteligencia, se puede decir que todos son una expresión de la misma tendencia disposicional."

Esto indica que, ya sean hipnotizadores o manipuladores, sus malvados objetivos son los mismos: ¡convertir a las personas en seres desesperados!

5

LA TRÍADA OSCURA

Los lados oscuros de la humanidad, o para decirlo suavemente, los comportamientos oscuros de los seres humanos a través de los cuales infligen dolor y tristeza a otros, se presentan en diferentes formas. En este libro, se intenta resumir todos esos actos de maldad humana en solo tres tipos principales. En conjunto, se les conoce como "La tríada oscura".

¿QUÉ ES LA TRÍADA OSCURA?

La Tríada Oscura no es un término que se escuche a la gente decir muy a menudo, pero describe algunos de los principales rasgos psicológicos que exhiben las personas. Estos rasgos dictan cómo se comportan y cómo tratan a los demás en su entorno.

La historia dice que este término comenzó a ganar reconocimiento público en la década de 1990 cuando un grupo de psicólogos y científicos, incluidos McHoskey, Worzei, Szyarto y Delroy L. Paulhus, debatieron las similitudes y diferencias entre sus tres componentes centrales, a saber, narcisismo, maquiavelismo y psicopatía.

Desde entonces, el término ha despertado mucho interés entre psicólogos y científicos, y se han llevado a cabo estudios y experimentos sobre cómo impacta plenamente en la humanidad.

NARCISISMO

El narcisismo tiene su origen en la mitología griega, que cuenta la historia de un cazador, Narciso, quien se sintió atraído y se enamoró de su propia sombra reflejada en un estanque hasta que se ahogó. Una persona narcisista tiene tendencia a exhibir alguno o la mayoría de los siguientes rasgos de personalidad: orgullo, falta de empatía, egoísmo, arrogancia, jactancia, grandiosidad, hipersensibilidad a las críticas y egoísmo.

Es parte de la naturaleza humana desear siempre estar una relación o tener algo que ver con quien esté de acuerdo con nosotros en la mayoría de las ocasiones. Si estás trabajando o en una relación romántica con un narcisista, sentirás cierto grado de incomodidad.

Hay cuatro dimensiones distintas del narcisismo observables en varias capacidades:

- **Liderazgo/Autoridad:** Los líderes narcisistas demuestran un desprecio absoluto por sus subordinados. ¿Conoces a esos presidentes o propietarios de empresas seguros de sí mismos que desprecian a todas las demás personas en sus establecimientos? Solo les preocupa lo que pueden obtener de sus empleados, presionándolos tanto hasta el punto de que puede ir en su detrimento. Pero les importa un comino el bienestar de sus empleados.

- **Superioridad/Arrogancia:** Algunas personas que se encuentran en posiciones sociales altas y privilegiadas, o que afortunadamente han adquirido alguna riqueza pueden ser tan arrogantes hasta el punto de ser crueles. Ellos revelarán su sentido de superioridad a todos quienes les rodean, haciéndoles sentir inferiores en todo momento.

- **Ensimismamiento/Autoadmiración:** Tratar con personas ensimismadas o que se admiran a sí mismas es lo más difícil de hacer. Solo ven el bien en ellos mismos; cualquier otra persona, para ellos, es inútil, desesperada y no vale la pena de ser apreciada.

- **Explotación/Derecho:** Si estás en una relación de cualquier tipo con un individuo explotador, ellos te quitarán lo mejor de ti para su beneficio. En otras palabras, se agregan valor a sí mismos reduciéndote. Un cónyuge que a menudo se siente autorizado, te volverá loco hasta obtener exactamente lo que quiere. Piensa en pasar treinta o cuarenta años con una persona así, ambos estarán física y mentalmente agotados.

Por qué los narcisistas son muy peligrosos

Dependiendo de la cultura de la que provengas, a veces las sociedades o culturas confunden el narcisismo con una alta autoestima. No necesariamente lo ven como un trastorno psicológico o conductual. Esta percepción errónea da un amplio margen para que los narcisistas se salgan de control. Últimamente ha habido informes de abuso narcisista debido al hecho de que nuestras culturas, especialmente la mentalidad de que el ganador se lo lleva todo, les han dado a algunas personas una ventaja para socavar la integridad de los otros mientras afirman que son más importantes que los demás.

Otro tema perturbador es lo que los psicólogos denominan rabia narcisista, que a menudo ocurre cuando alguien que se siente demasiado importante descubre que las personas que le rodean no están comprando su supuesta importancia personal. Muchas personas han terminado siendo maltratadas o sufrieron lo que se llama daño narcisista porque los narcisistas creen que tienen derecho a defenderse, o lo que sea que crean sobre sí mismos.

Debe quedar claro que a nadie que habita el mismo espacio que un narcisista le gustará lo que está experimentando. En ciertas circunstancias extremas, pueden hacer que sus víctimas sufran problemas de salud mental, al igual que una esposa o un esposo abusador hará que su cónyuge atraviese momentos de locura.

Tres enfoques principales utilizados a menudo por un individuo narcisista para seguir siendo relevante a sus propios ojos, es manipular a los demás a través de:

- **Amenazas:** Pueden amenazar con hacer cosas crueles a cualquier persona que no esté en sintonía con ellos.
- **Culpa:** Hacen que los demás se sientan culpables o menos importantes en todas las condiciones.
- **Celos/Envidia:** Se presentan a sí mismos como la persona

más exitosa del lugar, lo que incita a la gente a sentir envidia o celos.

MAQUIAVELISMO

La palabra "Maquiavelismo" proviene del nombre de un político y diplomático italiano del siglo XVI, Nicolás Maquiavelo. Publicó en 1513 un libro titulado "El Príncipe", que fue visto por sus lectores como un vergonzoso mensaje de apoyo a las tramposas artes oscuras para manipular a la gente con engaños y exhibir un temperamento indiferente.

Desde entonces, los psicólogos han etiquetado este rasgo con su nombre, y un individuo maquiavélico emplea mentiras, trucos y duplicaciones para obtener lo que quiere. Lo hace con aparente falta de emoción. Persigue ardientemente su propio interés a expensas de los demás y carece de moralidad.

Si alguna vez en tu vida te has encontrado con alguien que hará cualquier cosa, incluso mentir y no ser honesto, solo para conseguir lo que sea a lo que esté apuntando, has estado tratado con una persona maquiavélica.

Es un hecho innegable que todos somos diferentes. Para comprender mejor cómo piensan, sienten y razonan estas personas, debemos considerar estas actitudes que generalmente se atribuyen al Maquiavelismo:

- **Poco apego emocional hacia los demás:** El Maquiavelismo se caracteriza por una disposición extremadamente fría hacia los otros. En otras palabras, no expresan, en principio, empatía hacia nadie. Cuando alguien siente dolor o se ve envuelto en circunstancias peligrosas, una persona maquiavélica simplemente mira para otro lado en lugar de mostrar simpatía. Esto explica por qué son fácilmente susceptibles de dañar a otras personas sin mostrar ningún remordimiento.

- **Manipulación engañosa:** Aunque un individuo maquiavélico se dé cuenta de que no merece algo, igual lo intentará y utilizará mentiras, trucos y engaños para aprovecharse de los demás. Esto es común en los negocios, la política, la diplomacia e incluso entre hermanos.

- **Duplicidad:** La duplicidad implica llamar a las cosas por lo que no son para halagar y engañar a la gente al mismo tiempo. Es probable que una persona que muestra duplicidad en todos sus tratos use palabras dulces para engatusar a la gente, lo que hace que hagan lo que no tenían la intención de hacer o que se separen de su dinero u otras posesiones valiosas. Este atributo es común a todos los manipuladores cuyas principales intenciones son mejorar a sí mismos a expensas de los demás. Pueden elogiarte y confundirte con su falso interés en tu bienestar, sin embargo, no están siendo sinceros porque en el fondo de sus corazones saben que les importas un comino. ¿No es esto peligroso?

- **Egoísmo extremo:** Por defecto, es prácticamente imposible que un maquiavélico se ponga en la posición de su víctima. En otras palabras, no parecen sentir el mismo nivel de dolor y agonía por el que están pasando. Esto les deja con una sola opción: concentrarse completamente en lo que podrían ganar con la relación. Este egoísmo incondicional es lo que motiva a un individuo maquiavélico a empujar a los demás contra la pared mientras se divierte durante todo el proceso. Naturalmente, se espera que la amistad entre dos personas se base en consideraciones y respeto mutuos. Sin embargo, cuando uno de ellos es un Oliver Twist desvergonzado y desalmado, que pide más y más hasta que el otro se agota y se seca, ese amigo debe ser evitado a toda costa.

- **Hambre irresistible de poder y relevancia:** La codicia excesiva y la gratificación personal son dos cosas que a menudo motivan a un maquiavélico en cualquier relación. Primero pueden fingir que el dinero, el poder y los engrandecimientos personales no son sus objetivos para entablar un vínculo contigo, pero sus pretensiones descaradas no durarán mucho. El entusiasmo con el que persiguen sus deseos egoístas puede ser dañino, ya que no están dispuestos a frenar hasta lograr sus malas intenciones. Es por eso que debes emprender el vuelo cuando te encuentres con una persona así.

PSICOPATÍA

La psicopatía es la tercera parte de La Triada Oscura y es considerada en Psiquiatría, como el Trastorno de Personalidad Antisocial (TPA). La palabra "psicopatía" se suele confundir con sociopatía y psicosis. La sociopatía se utiliza para describir una lista de comportamientos asociales que incluyen manipulación, falta de modales, empatía, agresividad y engaño. Por otro lado, la psicosis es una condición, generalmente asociada con una enfermedad mental, que afecta la forma en que el cerebro de una persona procesa la información. Un individuo psicótico puede perder el contacto con la realidad, y oír, ver y creer cosas que no son reales.

Signos de Psicopatía

Un psicópata usualmente muestra algunos de los siguientes signos o todos:

- **Comportamiento asocial:** Un psicópata a menudo revela algunos comportamientos asociales que indican un cierto grado de irresponsabilidad de su parte. Puede ser agresivo con los demás y mostrar un bajo sentido moral.

- **Indiferencia absoluta por los derechos de los demás:** A los psicópatas les puede resultar muy difícil apreciar el hecho de que el resto de las personas tienen derechos que deben ser protegidos y respetados.

- **Lo correcto versus lo incorrecto:** Debido a su insensibilidad, los psicópatas pueden no ser capaces de diferenciar el bien del mal. Cuando hacen daño a las personas, no lo perciben como algo malo. De hecho, obtienen una extraña alegría al poner a otros en problemas. Más aún, lo que les parece correcto pueden ser solo cosas que les hacen ilusión o fantasía, a pesar de que públicamente se consideren ilegales o inmorales.

- **Falta aparente de empatía:** Los psicópatas no son

necesariamente empáticos con los sentimientos de otras personas, ya sea que estén tristes o con dolor. Esto explica sus actitudes crueles hacia los demás.

- **Mentirosos habituales:** En la mayoría de las ocasiones, los psicópatas son mentirosos o tienden a mentir ocasionalmente. Necesitan fabricar falsedades de vez en cuando para encubrir sus comportamientos egoístas. Nunca les importa si sus mentiras pueden poner a otros en un gran problema o no, todo lo que quieren es lograr sus metas egocéntricas.

- **Manipular y herir cruelmente a los demás:** Esto se ha convertido en la segunda naturaleza de los psicópatas. Hacen esto tanto al azar como intencionalmente. Y no les importa qué efectos tendrán sus acciones desagradables en los otros. ¿Puedes imaginar lo molesto que es cuando alguien que te causa dolor no siente que te está haciendo algo malo?

- **Tendencia a violar las leyes:** Es común que los psicópatas tengan problemas recurrentes con la ley. Está en su naturaleza faltar el respeto a la ley y el orden. Además de socavar los derechos de otras personas, se desviven por desacatar las reglas y leyes promulgadas para la seguridad de las sociedades. Es probable que veas a un psicópata conduciendo por el lado equivocado de la carretera, o fumando en áreas prohibidas.

- **Desprecio común hacia la responsabilidad:** Dado que tienen un bajo sentido de la moral, no mostrarán una consideración adecuada hacia ningún acto de responsabilidad. Es muy probable que los psicópatas no paguen sus impuestos ni participen en actividades de desarrollo comunitario.

- **Comportamiento imprudente:** Actúan de manera imprudentemente y no muestran respeto por las personas en los lugares de autoridad. Pueden unirse fácilmente a bandas criminales o grupos terroristas. También pueden actuar impetuosamente en público, como, por ejemplo, conducir un automóvil entre la multitud.

- **Tendencia a asumir riesgos:** Los psicópatas son conocidos por asumir riesgos. A veces, sus acciones exponen a otros al peligro, y realmente no les importan las consecuencias de sus actos.

SIMILITUDES Y DIFERENCIAS ENTRE LAS TRÍADAS OSCURAS

La principal similitud entre las Tríadas Oscuras es que un narcisista, un maquiavélico y un psicópata carecen de empatía por los sentimientos de los demás. No les preocupa cómo sus acciones hirientes impactarán en la vida de sus víctimas. Esta demostración de maldad indiferente es la razón por la que a la gente generalmente les desagradan. No puedes permitirte el lujo de mantener una relación prolongada con ninguno de ellos, porque esto tendrá algunos efectos en tu salud mental. Son también manipuladores descarados; naturalmente les gusta engañar a otros para lograr sus ambiciones egoístas.

Sin embargo, mientras que un narcisista es fanfarrón y está lleno de orgullo, un maquiavélico carece de aptitud moral y practica la duplicidad, mientras que un psicópata demuestra un absoluto desprecio por los derechos de los demás, bajo actividades riesgosas e ilegales que pueden poner en peligro la vida de los otros.

Como puedes ver, aquellos que exhiben habitualmente las características de las Tríadas Oscuras no tienen motivos verdaderos para preocuparse por ti. Realmente no pueden entender si lo que te están haciendo te hace daño o no. No muestran empatía; en resumen, no sienten lo que tú sientes. Y es por eso que debes protegerte a ti y a tus seres queridos de ellos.

6

PERSUASIÓN INOFENSIVA VERSUS PERSUASIÓN OSCURA

¿Cómo diferencias a un vendedor inofensivo que llama a tu puerta para venderte algo que probablemente necesitas, del que viene intencionalmente a tu casa para llevar a cabo una persuasión oscura sobre ti? La mayoría de la gente estará de acuerdo en que esta es una pregunta muy complicada. Es un hecho innegable que regularmente estamos sujetos a estos dos tipos de persuasión: la persuasión inofensiva y la persuasión oscura.

En este capítulo, descubrirás algunos elementos de persuasión oscura y señales de alerta que siempre debes buscar cuando se te acerque alguien que muestre algunos rasgos de manipulación persuasiva.

PERSUASIÓN, EN SU ESENCIA

La persuasión es el proceso de transmitir compulsivamente cierta información a alguien cuya actitud puede verse alterada o influenciada por ella. En sí misma, no connota negativismo; no es perjudicial ya que la persona que está siendo persuadida tiene derecho a aceptarla o rechazarla.

En la vida, la persuasión es una herramienta común utilizada por las personas para diferentes propósitos. Se puede utilizar para generar una comunicación eficaz dentro de un equipo en una organización. Los padres normalmente persuaden a sus hijos para que elijan los caminos correctos. Los maestros a menudo persuaden a sus estudiantes para que hagan lo mejor que puedan en sus exámenes.

Sin embargo, algunos psicólogos creen que la comunicación persuasiva, aunque se emplea comúnmente en la educación y las reuniones, puede resultar contundente y amenazante. Tomemos, por ejemplo, a un maestro que puede optar por castigar a uno de sus estudiantes hablándole de mala manera. Este tipo de enfoque punitivo puede provocar reacciones negativas del estudiante al que se dirige. El estudiante puede estar asustado, avergonzado y a la defensiva, después de sentirse incómodo frente a toda la clase.

En principio, la naturaleza de la comunicación persuasiva depende de cómo la interprete el receptor de la información. Tomemos, por ejemplo, mientras que el estudiante A, tímido y sin pretensiones puede considerar ser criticado frente a la clase como degradante e inapropiado, el estudiante B, popular y desvergonzado, puede capitalizar la acción del maestro para volverse más popular entre sus compañeros de clase.

¿CUÁNDO ES CONSIDERADA INOFENSIVA?

Como se indicó anteriormente, la persuasión puede ser inofensiva y buena para el receptor. ¿Por qué? Porque no todas las comunicaciones persuasivas están destinadas a acosar, degradar y manipular al receptor, como se muestra a continuación. Podemos ver ejemplos de esto en marketing, literatura, prácticas jurídicas e incluso en todas las profesiones

- **Persuasión inofensiva en Marketing:** Desde anuncios comerciales fugaces en tu televisor, hasta comerciales largos y pomposos, algunas compañías ubicadas en algún lugar te están bombardeando con información persuasiva para alentarte a meter las manos en tu billetera o bolso y comprarles algo. Ya sea que aparezcan en tu puerta, o se comuniquen por correo electrónico o chat, los vendedores están tratando de convencerte de que te separes intencionalmente de parte de tu dinero. Como puedes ver, esto se hace de manera inofensiva: no se usan palabras amenazadoras, tampoco nadie implanta el miedo en ti con el propósito de desestabilizarte emocionalmente. Hay informes de que algunos vendedores demasiado ambiciosos van más allá de la sensata tarea de marketing y realizan algunos pequeños trucos persuasivos. Sin embargo, si eres capaz de volver rápidamente a tus sentidos, puedes decirle a un vendedor exagerado que se detenga, y de inmediato se comportará de manera adecuada. Incluso puede llegar a disculparse por presionar demasiado. Está claro que dicho vendedor, a pesar de estar ansioso por vender su mercancía, no significa nada malo para su posible cliente y hará todo lo que esté a su alcance para actuar con amabilidad y cortesía.

- **Uso inofensivo de la persuasión en la literatura:** Hay algunos aspectos de la literatura que requieren que los estudiantes defiendan de manera persuasiva sus creencias en las clases de crítica de lectura y escritura. Cada estudiante hablará con vehemencia en apoyo de sus opiniones o perspectivas personales sobre el libro que está leyendo o un artículo escrito bajo crítica. Ninguno de ellos intenta manipular a nadie; simplemente se están involucrando entre sí en una persuasión académica.

- **Aplicación inofensiva de la persuasión en procesos judiciales:** Cualquiera que haya asistido a un proceso judicial en un tribunal habrá visto cómo los abogados persuaden de forma convincente a los jueces para que consideren el caso desde sus perspectivas. Los abogados, haciendo su trabajo, no significan ningún mal para los jueces, simplemente están haciendo lo que tienen que hacer en favor de sus clientes. La persuasión, en este sentido, es positiva e inofensiva.

- **Persuasión inofensiva en otras áreas:** Todos estarán de acuerdo en que los médicos, a veces y con el permiso de su profesión, persuaden a sus pacientes para que tomen algunos medicamentos o prueben un nuevo tipo de tratamiento. De la misma manera, cuando un oficial de policía persuade a un delincuente para que se entregue a la ley, el oficial no tiene la intención de dañarlo. Si eres un fanático del fútbol, también habrás visto cómo los entrenadores les gritan a sus jugadores en el campo, persuadiéndolos de que se enfrenten a un oponente que avanza sin piedad, pero con habilidad. En todos estos ejemplos, nadie está en riesgo de ser manipulado peligrosamente, socavado y convertido en víctima.

Tal vez estés preguntándote por qué los discursos de los políticos no se utilizan como un ejemplo típico de comunicación persuasiva positiva. Puede ser cierto que no todos los políticos hacen esfuerzos conscientes para manipular a sus seguidores o miembros del partido, sin embargo, la tendencia de los políticos a incitar a las multitudes contra sus rivales, hace que sea inadecuado considerar sus discursos como inofensivos o no insinuantes. En política, suele ser "yo" contra "él/ella" o "nosotros" contra "ellos". Esto puede crear una atmósfera negativa en la que los miembros de un partido político pueden causar un caos que podría llevar a una destrucción y daño sin precedentes a los miembros del partido contrario.

Los líderes religiosos, por ejemplo, son buenos ejemplos de personas que adoptan la comunicación persuasiva para exhortar a sus seguidores a permanecer santos y firmes en sus llamamientos religiosos. Pueden gritar a todo pulmón en los altares solo para asegurarse de que sus feligreses no se aparten, pero dejando su fe en el Señor para involucrarse en una vida pecaminosa.

La persuasión positiva e inofensiva está destinada a sacar lo mejor de la vida de otra persona. Es una herramienta para empujarles a tomar acciones decisivas para mejorar sus vidas.

Elementos de Persuasión Inofensiva

En aras de la simplicidad, estas son las características de la persuasión inofensiva que deberías buscar. Estar alerta en toda ocasión puede salvarte a ti y a tus seres queridos de calamidades inminentes. Cuando alguien te está persuadiendo por cualquier motivo, fíjate si:

- **Plantea tus necesidades:** Un buen vendedor te dirá repetidamente lo que puedes ganar comprando sus productos o servicios. Tus padres, que te molestan con sus innumerables consejos, a veces no solicitados, simplemente te apoyan a ti y a tu éxito futuro. Tu profesor, quien parece hablarte con dureza frente a otros compañeros de clase, está haciendo todo lo posible por guiarte. Verás, estás en el centro de la persuasión positiva e inofensiva, orientada a hacerte mejor y más fuerte.

- **Establece relaciones inofensivas:** Los manipuladores crueles no se preocupan necesariamente por hacerte sentir bienvenido o apreciado en su espacio. De repente entran en tu vida, quieren controlarte y luego te dejan abatido y agotado después de haber logrado sus ambiciones egoístas. ¿No es una locura que un tipo desesperado entre al dormitorio de una celebridad, y le tome fotos desnuda amenazándola con mostrarlas sino paga una determinada suma de dinero?

Inmediatamente te diste cuenta de que una persona astuta trataba de controlarte, incluso si la acabas de conocer hace unos días, semanas o meses, debes considerar eso como una señal de alerta. Es importante hacer una comparación con eso; una persona bien intencionada vendrá a tu vida, actuará con cuidado según tu permiso y continuará teniéndote en alta estima. Hoy en día, Internet ha hecho posible que las personas se enamoren sin llegar a conocerse mejor.

Existen informes confiables de que algunas niñas desafortunadas han caído en manos de asesinos en serie o pedófilos porque no fueron lo suficientemente cautelosas en su enfoque para buscar amistades con extraños.

- **Escucha tus opiniones:** Si alguien que intenta persuadirte por cualquier motivo no escucha tus propias opiniones sobre la situación, existe la posibilidad de que esté socavando tus derechos personales. Eso debería darte una señal de que la persona con la que estás tratando tiene tendencia a ser un manipulador. Incluso los padres estrictos tienden a darles a sus hijos el beneficio de la duda para demostrar su valía hoy en día. Por cada persuasión que recibes, está en tus manos aceptarla o rechazarla. Entonces, si alguien, no importa quién, te está obligando o coaccionando a hacer lo que no te gusta, eso es un acto puramente manipulador.

¿QUÉ ES LO QUE LA HACE OSCURA?

A estas alturas, es posible que te pregunte qué cuenta exactamente como persuasiones oscuras y qué las hace oscuras. En este libro se hacen esfuerzos para simplificarte todo. Entonces, siéntate y deja que cada hecho penetre en tu mente.

La persuasión se vuelve oscura cuando los manipuladores utilizan técnicas de persuasión oscura para robarte, controlarte u obligarte a elegir un estilo de vida peligroso. Cualquiera que utilice alguna de las siguientes técnicas de persuasión oscura en ti, no merece tu tiempo ni tu respeto:

- **Seducción:** Literalmente, la palabra "seducción" significa el acto de persuadir a alguien del sexo opuesto para que se acueste contigo. Si bien esta definición está directamente relacionada con el tema de la manipulación, según la cual hombres y mujeres usan el "sexo" como arma para controlarse entre sí, sin embargo, "seducción" tiene significados ampliados. Podría significar el acto de atraer a alguien para que crea algo y actúe sin pensarlo bien. Los creadores de los esquemas Ponzi aplican esta interpretación para robar a las personas la riqueza que tanto les costó ganar. Les dirán que depositen su dinero en sus esquemas y ganen múltiples intereses en las devoluciones. Si la tasa de interés armonizada en sus países es de alrededor del 15%, un esquema Ponzi puede prometerles un interés del 35% sobre cualquier depósito que realicen. Fieles a sus palabras, los intrigantes Ponzi pagarán el 35% prometido en los primeros meses de depositar en sus arcas el dinero que tanto les costó ganar. Sin embargo, después de un tiempo, después de haber recolectado mucho dinero de diferentes víctimas, los intrigantes darán la espalda a todos y se declararán en bancarrota, mientras esconden sus botines en cuentas bancarias en el exterior.

- **Lavado de cerebro:** El lavado de cerebro, que también se conoce como persuasión coercitiva, se analiza ampliamente en el capítulo 8 de este libro. Es una técnica oscura persuasiva muy común, utilizada por líderes dogmáticos religiosos, políticos y culturales. Ponen ideas en la cabeza de sus seguidores y les roban la oportunidad única de pensar por sí mismos. Hitler lo hizo a la perfección y puso al mundo entero en una guerra que duró seis años. Varias organizaciones terroristas están empleando la misma técnica para convertir a sus seguidores en explosivos humanos que llevan bombas autodetonantes, matando así a personas inocentes.

- **Tentación:** Un manipulador puede decidir primero atraer a su posible víctima con algo que no pueda resistir o rechazar. Una mujer desempleada podrá verse tentada por una oferta de trabajo que no existe. La gente ha sido atrapada por estafadores que les presentaron inversiones financieras irresistibles, solo para que perdieran todo su dinero invertido en las inversiones falsas.

- **Coerción:** Esto es completamente diferente de los otros métodos adoptados por los manipuladores en el sentido de que es la persona que los controla —un cónyuge, pariente o socio comercial— quien les obliga a hacer exactamente lo contrario de lo que pretendían hacer. Cuando un secuestrador le retiene, la víctima está obligada a seguir todas las instrucciones estrictas transmitidas por su captor. En este escenario, hay pocas posibilidades de oponerse al secuestrador, que podría ser muy peligroso.

- **Aislacionismo:** En ciertos casos, un manipulador puede permanecer en un segundo plano y dirigir a otros bajo su guía para que lleven a cabo su oscura comunicación persuasiva. Aquellos que actúan bajo su liderazgo bombardearán a la víctima elegida con cualquier acción que se les indique emprender. Si la víctima no se acobarda o no se rinde, será aislada de su grupo o asociación. De esta forma, se busca que sufra la culpa que otros le proyectaron. En muy pocas circunstancias, podrá liberarse de sus ataques, que podrían prolongarse.

En resumen, un manipulador es un individuo egocéntrico y malicioso cuyo objetivo principal es controlar, coaccionar, diezmar y exterminar a sus víctimas si no es desafiado.

DIFERENCIANDO LOS TÉRMINOS

Es importante identificar las similitudes y diferencias entre la persuasión y la manipulación. Esto eliminará cualquier confusión que a menudo surja cuando las personas utilizan ambos términos. Si bien tienen algunas similitudes, son bastante diferentes entre sí.

Similitudes: Tanto la persuasión como la manipulación implican hablar o tener algunas discusiones con otra persona. Y tanto la persuasión como la manipulación son iniciadas por el individuo que está tratando de persuadir o manipular al otro.

Grandes diferencias: Las diferencias entre persuasión y manipulación se pueden comprender mejor si se consideran los tres puntos que se destacan a continuación:

La intención: Por lo general, se persuade a las personas para que adopten una mejor forma de vida o se alejen de los malos estilos de vida que podrían dañarlas y destruir su futuro. Un niño que sigue fallando en sus exámenes puede recibir persuasión constructiva de su maestro preocupado. Por el contrario, la manipulación tiene como objetivo convertir al receptor en víctima del manipulador, con el propósito de robarle algunas cosas valiosas.

La sinceridad: Cuando recibes la persuasión de alguien que realmente se preocupa por tu bienestar o éxito, él interactuará contigo con toda honestidad y veracidad. Abordará con franqueza el problema principal que puede amenazar tu carrera, matrimonio o éxito. Sin embargo, un manipulador se acercará a ti con todas las herramientas en su bolsillo. Si descubre que eres un hueso duro de roer, empleará falsedades o mentiras descaradas para confundirte y engañarte. El propietario de un esquema Ponzi te dirá toda clase de mentiras solo para asegurarse de que te desprendas del dinero que tanto te costó ganar y lo inviertas en su esquema.

- **¿Quién se beneficia de la interacción?** Es obvio que la persuasión constructiva o positiva está destinada a alentarte a que salgas de un camino equivocado hacia una elección de carrera o estilo de vida muy prometedores. Por otro lado, un manipulador te persigue por lo que puede ganar con la relación o interacción. En este escenario, el manipulador se convertirá en el centro o foco de la interacción en lugar de ti.

- **El enfoque adoptado:** La persuasión es principalmente suave y benigna; no hay una emisión abierta de amenazas y palabras o expresiones intimidatorias. Sin embargo, en la manipulación se emplean muchas amenazas y coacción. El objetivo de un manipulador desvergonzado es sembrar el miedo en el corazón de su víctima antes de diezmarla. La mayoría de la gente pierde su fuerza mental cuando es intimidada; ese es exactamente el enfoque que utilizan los manipuladores.

SABER QUÉ ES

Debes conocer estas técnicas de persuasión para que puedas detectar inmediatamente cuando las personas se exceden al usarlas. Los manipuladores también las utilizan, pero siempre estiran demasiado las cosas solo para asegurarse de que están logrando sus malas intenciones:

- **Anticipación:** Cuando alguien te persuade, lo que la persona quiere lograr es hacerte anticipar las cosas buenas que pueden llegar a tu vida si eliges cambiar de rumbo y hacer las cosas correctas en tu educación, negocios, matrimonio, etc. Se te pintará una imagen de una vida mejor para que fantasees y así trabajes para lograrla.

- **Unidad de propósito:** La persona que te persuade te hará sentir que está en tu misma página, es decir, que hay unidad de propósito entre los dos. Por ejemplo, si deseas avanzar en tu negocio y aumentar tu flujo de ingresos, un mentor te permitirá comprender que está ahí para ayudarte para que puedas mejorar tus finanzas. En ese momento, la persona no está hablando de sí misma, está discutiendo cómo puede llevar tu negocio al siguiente nivel.

- **Energía emocional:** A todos nos encanta cuando amigos, familiares y vecinos demuestran un gran interés en nuestro bienestar, porque nos revelan sus sentimientos a través de sus expresiones emocionales de alta energía. Imagina que te acabas de ganar la lotería y un vecino sale corriendo de su casa con los dos brazos extendidos para saludarte en la calle. ¡Eso muestra su nivel de emoción por verte triunfar!

- **Compromiso y coherencia:** Naturalmente, tendemos a escuchar a alguien que se compromete constantemente a dirigirnos de la manera correcta. Sentiremos que han abandonado sus propias necesidades para concentrarse en hacernos más felices, mejores y más prósperos. Para ser honestos, ese es uno de los mejores métodos para persuadir a alguien: perseverar hasta que llegue el éxito.

- **"Porque...":** Todo el mundo desea saber la razón por la que está siendo persuadido. En ese caso, una persona que piense que existen razones convincentes por las que deberías cambiar de rumbo y adoptar otro enfoque, vendrá a decírtelas. Puede ser tu colega, jefe, compañero de clase o incluso tu cónyuge. Conocer las razones de un cambio puede acelerar el proceso de adaptación a un sistema más nuevo o mejorado.

- **Razonamiento por analogía:** Es común que las personas razonen por analogía cuando se persuaden entre sí. Pueden usar historias, anécdotas, testimonios pasados y eventos populares para enfatizar sus puntos. Esto parece tener un gran impacto en la persona que está siendo persuadida. Pueden ver claramente que alguien estaba en su posición antes de que hiciera algo para salir de la situación desesperada. Se persuade, por ejemplo, a la gente pobre para que trabajen más duro; contarles la historia de personas que han salido de la pobreza gracias a su arduo trabajo puede ser una gran motivación.

- **Reciprocidad:** A veces, eres persuadido para que realices una determinada acción basándote en las cosas buenas que has hecho por alguien en el pasado. La persona simplemente está correspondiendo el buen gesto al pedirte que lo hagas. Por casualidad, pídele a un amigo que compre un número de lotería, si sorpresivamente gana, seguramente vendrá a aconsejarte que lo intentes también.

- **Autoridad:** Una persona puede ofrecerte algunos consejos basados en su experiencia en la misma área o campo. Su autoridad en el asunto en discusión es suficiente para agregar más peso a su persuasión.

- **Urgencia:** Puedes ser persuadido por una persona que te permita ver la urgencia del problema en cuestión y no debes perder tiempo rechazando su consejo. En este caso, tienes que considerar el asunto rápidamente y tomar una decisión sensata a tiempo.

Advertencia: Tan inofensivas como son las técnicas descritas anteriormente, ten en cuenta que los manipuladores también pueden utilizarlas para lastimarte. Depende de ti usar tu discreción para detectar cuándo las personas engañosas están pidiendo más de lo que puedes dar. Esa podría ser una señal oportuna de que un manipulador ha invadido tu espacio. ¡Se prudente!

7

LO QUE NECESITAS SABER SOBRE LA MANIPULACIÓN

Las personas a menudo confunden la manipulación psicológica con la manipulación emocional. Aunque los dos términos comparten ciertas similitudes, son bastante diferentes entre sí. La manipulación psicológica es un tipo de influencia social sobre una persona o un grupo de personas para cambiar sus comportamientos o percepciones sobre las cosas a través de tácticas engañosas, indirectas u ocultas. Sin embargo, la manipulación emocional ocurre cuando alguien, con propósitos egoístas, intenta controlar a los demás a través de estrategias de explotación para poder diezmar, coaccionar e incluso victimizar a sus objetivos. Ambos tipos de manipulaciones implican el apuntar a una víctima, pero la manipulación emocional tiene más peso que la psicológica.

¡Cuidado! La mayoría de las personas que utilizan la manipulación emocional con nosotros son aquellas que tenemos muy cerca: nuestros amantes, parientes, mejores amigos y colegas.

EL COMPORTAMIENTO MANIPULADOR

A las personas a menudo se les aconseja que estén atentas a algunos comportamientos manipuladores en la gente que está a su alrededor. La pregunta más importante que surge normalmente es: ¿Qué hace que algunas personas sean manipuladoras en sus comportamientos o actitudes?

Hay solo tres respuestas a esa pregunta:

1. **Razones hereditarias:** Una persona puede provenir de un linaje o antecedentes familiares que literalmente tienen los "genes" para manipular a otros. En otras palabras, exhiben naturalmente actitudes que huelen a deshonestidad y mentiras. Podría haber una razón muy fuerte para mostrar este tipo de comportamiento. Si la familia tuvo en el pasado que luchar por el poder, los recursos materiales, el amor, el afecto, el control, el estatus social y la aceptación, esto podría haber cambiado su cerebro hacia la adaptación de varias tácticas engañosas para salir adelante. Esto podría haber ocurrido dentro de ella o con un extraño. Como consecuencia, para mantener lo que hayan ganado con los engaños o la manipulación de otros, persistirán en sus

formas socialmente inaceptables. ¿Nunca has oído hablar de una expresión que dice: "el engaño está profundamente arraigado en esa familia"? Significa que todos, desde los jóvenes hasta los mayores, son mentirosos descarados. Existen muchas familias así, sobre todo las familias políticas. Pueden llegar a ser groseros, engañosos y manipuladores, solo para seguir manteniendo su estatus social actual.

2. **Desarrollo inadecuado durante los años de formación:** Aquellos que no se desarrollaron adecuadamente durante sus años de formación, a menudo muestran ciertas debilidades cognitivas en sus comportamientos. Y para compensar sus defectos, pueden ser extrañamente agresivos, manipuladores y desconsiderados. Son sus mecanismos de defensa naturales. A veces, no pueden explicar personalmente algunas de sus actitudes porque se han convertido en una característica de sus rutinas diarias. Por lo tanto, es posible que no tengan espacio para adaptarse a los sentimientos de los demás ni empatizar con ellos. Todo lo que quieren es demostrarles a todos que son perfectos cultural, económica, social y profesionalmente, a pesar de que hay pruebas sobre ellos que demuestran lo contrario.

3. **Entornos propicios para la manipulación:** A veces, la gente no quiere ser manipuladora; sin embargo, los entornos donde habitan permiten tal cosa. Entonces, dado que se ha convertido en una norma o tendencia dentro de ese lugar ser astuto, explotador, engañoso, desconsiderado,

agresivo y manipulador, simplemente se convierte en un status quo para todos los que allí están. En un entorno competitivo, como un lugar de trabajo, las personas o los propietarios de empresas tienden a competir peligrosamente entre sí. Si no hay reglas o estándares que prohíban o desalienten las prácticas desleales, podría haber manipulaciones crónicas ese lugar. Para mantenerse al tanto en sus trampas, la gente podría ser despiadada, maliciosa y manipuladora.

¿ESTÁS SIENDO MANIPULADO?

Desafortunadamente, no todos pueden detectar o saber conscientemente que están siendo manipulados. Esto puede deberse al hecho de que viven en un entorno donde los actos de manipulación son muy comunes o tolerados, por lo tanto, perciben erróneamente la manipulación como un comportamiento social más en sus alrededores. Los científicos y psicólogos han pasado años estudiando o investigando cómo las personas pueden detectar fácilmente que un manipulador ha entrado en su espacio. La mayoría de los estudios revelan que las personas pueden sentir los efectos de la manipulación, es entonces cuando se dan cuenta de que se han convertido en víctimas de crueles manipulaciones.

Si experimentas alguno de los sentimientos que se describen a continuación, es probable que alguien a quien permitiste entrar en tu vida te esté manipulando:

- **Sentir que estás siendo monitoreado:** Si tu instinto te dice que estás siendo monitoreado constantemente, tal vez por un amante celoso, un padre autoritario o un jefe, sin darse cuenta te estás convirtiendo en víctima de manipulación. Quienes hacen esto tienen un solo objetivo en mente: ¡Dominarte o controlarte! Esto es bastante frustrante porque tu no solicitas esto y, por lo tanto, no puedes hacer nada para que cese el monitoreo maligno. Debes actuar de inmediato cuando lo descubres: puedes desafiar a quienes lo realizan o hacer algo que frustrará sus peculiares esfuerzos.

- **Eres constantemente cosificado:** En lugar de ser respetado y tratado amablemente por las personas que te rodean, te tratan como a un objeto. Eres percibido como un "objeto sexual" o cualquier otro tipo de objetivación. En las relaciones románticas, es posible que te toleren simplemente por lo que tu pareja o cónyuge obtiene de ti. En psicología, esta condición se conoce como "constancia del objeto". En lugar de mostrar abiertamente su odio, disgusto e ira hacia ti, seguirán soportándote mientras sigas complaciendo su fantasía de objetivación. Los problemas comenzarán cuando ya no cumplas con los requisitos. Los informes muestran que muchas parejas que fueron felices inmediatamente después de su boda, comenzarán a tener algunos problemas en su matrimonio tan pronto como las esposas comiencen a dar a luz. Ya sabes qué, dado que las mujeres ya no pueden ser consideradas "sexys", sus maridos insatisfechos comenzarán a buscar otras mujeres bonitas afuera, participando en aventuras extramaritales. En esencia, la gente que te objetiva no te quiere naturalmente; simplemente te soportan mientras tú satisfagas sus fantasías. De la misma manera, es posible que no le agrades en absoluto a un empleador narcisista y desconsiderado; lo que le importa es el buen trabajo que estás haciendo por su negocio.

- **La necesidad de sentirse superiores:** Los manipuladores no solo se dirigen a personas débiles o vulnerables, sino que también tienen el hábito de buscar individuos fuertes y emocionalmente estables a los que puedan diezmar. Se dan cuenta de que destruir a una persona poderosa es una buena oportunidad para demostrar que son importantes. Su espíritu maquiavélico no descansará hasta que hayan derribado a un individuo de alto rango. Si alguien siempre te persigue en tu lugar de trabajo o reuniones, castigándote abiertamente en presencia de otros colegas, debes marcar a esa persona, porque está tratando de manipularte y de controlar tus pensamientos. En política, el objetivo principal de un político opositor es hacer que pierdas la concentración, desviando tu atención de sus grandes políticas mientras dedicas la mayor parte de tu precioso tiempo a responder a sus tácticas desestabilizadoras.

- **Proyección:** Después de dedicar un tiempo a estudiarte, los manipuladores sabrán qué hacer para hacerte enojar o perturbarte emocionalmente. Para empeorar las cosas, se darán vuelta y te acusarán de hacer exactamente lo que están haciendo, encubriendo engañosamente sus acciones. Por ejemplo, un manipulador puede alegar erróneamente que estás planeando implicarle criminalmente en el trabajo. Mientras tanto, sus acciones diarias tienen el objetivo de atraparte fabricando algunas mentiras en tu contra. Si no tienes cuidado, puedes llegar a creer en sus proyecciones y comenzar a absorber energías incorrectas.

- **"Gaslighting":** El término "gaslighting" proviene de la película de 1944 "Gaslight", donde un hombre controlaba a su esposa y le hacía creer que estaba loca. De la misma manera, un manipulador hoy en día querrá controlarte o dominarte haciéndote sentir literalmente como si estuvieras loco. Te hará sentir mal contigo mismo y se posicionará como la solución que necesitas para liberarte de tus problemas. En ese caso, si se lo permites, tomará una posición de asiento delantero en tu vida, en la cual podrá controlarte en la forma que quiera.

- **Perspecticidio:** Este es un tipo de abuso emocional que ocurre en una relación en la que un miembro de la pareja controla al otro en la medida en que la víctima pierde su control sobre la verdad y la vergüenza. En este tipo de relación la víctima se convierte automáticamente en un prisionero, perdiendo los sentidos y no pudiendo soportar lo que cree. El miembro controlador es responsable de todo, incluidas las ideas sociales, religiosas y culturales que deben ser adoptadas en la relación.

- **Vinculación a través del trauma**: Los manipuladores no siempre son totalmente duros y poco corteses. A veces, actúan amablemente con sus víctimas. Es por eso que algunas personas en relaciones abusivas nunca sintieron la necesidad de irse, disfrutando de la sensación de ser atendidos, pero pasando por alto el maltrato que reciben de sus compañeros manipuladores.

- **"No estás haciendo tu parte"**: Cuando hay una situación de abuso psicológico, el socio controlador siempre hará que el otro se sienta inútil en todo. Por lo general, le echará la culpa al otro, por lo que comenzará a dudar de su capacidad.

- **Sentirte culpable:** Una de las mejores armas que utilizan los manipuladores para controlar absolutamente a sus víctimas es hacerles sentir culpables por nada. Son constantemente desacreditados, para que permanezcan en una situación abatida o deprimida. Es bastante fácil derribar una pared débil, así también, una persona mentalmente débil puede ser aplastada en poco tiempo.

LENGUAJE CORPORAL MANIPULADOR

Te ahorrarás muchos problemas si puedes identificar rápidamente el lenguaje corporal manipulador común usado por personas malinten-cionadas. En lo que concierne a la manipulación maliciosa, la principal diferencia entre la comunicación no verbal y la comunicación verbal es que puedes detectar al alborotador en la distancia antes de que ataque. La comunicación no verbal se compone de señas y lenguaje corporal que puedes leer e interpretar, lo que te dará tiempo para elab-orar estrategias y ponerte a salvo. Por otro lado, la comunicación verbal no te da mucho tiempo para correr a esconderte, porque una vez que discutes con un manipulador, hay más del 65 por ciento de tendencia a que pueda atraparte.

Familiarízate con los siguientes ejemplos de lenguaje corporal manipulador real adoptado por manipuladores malvados:

- **Gestos:** A los manipuladores les gusta usar gestos
  degradantes para controlar a las personas. Pueden
  manipularles a través de la forma en que mueven sus manos,
  dedos, cabeza, piernas y brazos. Cada cultura tiene sus
  diferentes tipos de gestos que apuntan a transmitir ciertas
  instrucciones, información o incluso amenazas. Los
  manipuladores conocen bien el significado que expresa cada
  gesto. Se concentrarán en usar aquellos que están destinados
  a amenazar a las personas o reprenderlas para que puedan
  hacer que sus víctimas se sientan incómodas e inquietas.
- **Frotarse las manos y el cuello:** Cuando están
  intentando entrar en tu psique y controlarte, los
  manipuladores tienden a frotarse las manos. Este gesto
  inofensivo, así como el frotarse el cuello, se percibe como un
  intento de parecer nervioso e inocente ante ti para que
  puedan hacerte sentir culpable. En la mayoría de las
  ocasiones, las víctimas a menudo suelen ceder ante tales
  gestos para no sentirse mal o malvadas, sin saber que los
  manipuladores les tendieron una trampa intencionalmente.
- **Acariciarse/rascarse el brazo:** Presta atención a las
  personas que se acarician o se rascan los brazos cuando
  hablan contigo. Los manipuladores hacen mucho eso. Están
  tratando de captar tu atención, atraerte emocionalmente y
  luego controlarte. Es triste que, por inofensiva que sea esta

acción, muchas personas desprevenidas han sido víctimas de hipnotizadores o manipuladores.

- **Rascarse la barbilla:** Se cree que los manipuladores también pueden actuar como si no tuvieran ni idea de que lo que se está hablando con ellos. Cuando los niños pequeños se rascan la barbilla, les están mostrando a sus interlocutores que momentáneamente no tienen ni idea.

En un esfuerzo por influir en tus opiniones, un manipulador puede fingir que no tiene ni idea para que puedas fácilmente, por lástima, aceptar sus tímidas sugerencias.

- **Cambios en la posición del cuerpo:** Si una persona se encuentra en una situación incómoda, cambia continuamente la posición de su cuerpo. Cuando un manipulador quiere hacerte sentir incómodo, cambiará la posición de su cuerpo varias veces cuando estés hablando con él.
- **Golpeteo de pies:** Las personas normalmente golpean sus pies cuando están asustadas o enojadas. Cuando un manipulador lo hace, está tratando de disuadirte de tomar una posición firme sobre un tema. Quiere que te deshagas de tu oposición al asunto en discusión.
- **Contacto visual:** Normalmente en la comunicación, las personas utilizan el contacto visual para transmitir mensajes de forma no verbal. Sin embargo, el ceño fruncido o la mueca de un manipulador es un intento de desequilibrarte y tomar el control, o hacerse cargo de la situación. Si no tienes

cuidado, estas personas pueden volver la situación en tu contra para beneficiarse a sí mismos.

DIFERENTES TIPOS DE MANIPULADORES

Es probable que te encuentres con diferentes tipos de manipuladores a lo largo de tu vida. Por lo general, no todos poseen las mismas características, pero emplean tácticas similares. Es por eso que de alguna manera es difícil identificarlos rápidamente. La mayoría de nosotros hemos pasado una gran parte de nuestras vidas conviviendo con manipuladores, pensando que eran nuestros amigos, colegas o vecinos. Desafortunadamente, como ya vienes descubriendo en este libro, los manipuladores no buscan tu bondad, ya que siempre tienen motivos ocultos y buscan sus propias gratificaciones egoístas la mayor parte del tiempo.

¿Recuerdas haber tratado con alguno de estos tipos de manipuladores?

- **Agresor encubierto:** Un agresor encubierto también es llamado un lobo con piel de cordero. No se presentará física o emocionalmente como un agresor o un manipulador. En una circunstancia crítica, pueden incluso ser tu mentor, socio comercial o tu cónyuge. Por ejemplo, cuando escuchas atentamente todos los consejos que te transmite tu mentor, está ocupado desacreditando tu capacidad para conseguir mejores logros. Es por eso que los agresores encubiertos son peligrosos. ¿A quién más escucharás además de a tu mentor? De manera similar, mientras compartes de manera apasionada tus metas y ambiciones con tu pareja, quien es un agresor encubierto, secretamente te desanima para que no lo intentes. Un agresor encubierto te hace sentir una persona inadecuada y problemática, haciéndote perder la autoestima.

- **Agresores activos:** Todos podemos detectar inmediatamente a los agresores activos cuando los encontramos. De manera predeterminada, nunca intentan ocultar quiénes son en realidad a quienes les rodean. Por lo tanto, no tienen realmente muchos amigos o asociados, porque sus actitudes contraproducentes no son tolerables para la mayoría de las personas.

- **Agresores pasivos:** Por otro lado, los agresores pasivos pueden describirse como las serpientes verdes bajo la hierba. No suelen parecer manipuladores o agresivos, pero cuando se les da la oportunidad, ocasionalmente, pueden mostrar su verdadero rostro. Todos tenemos ese amigo, tío, hermanastro, novio o novia que puede ser impredecible. Todo el mundo sabe que cuando es puesto contra la pared, literalmente, ¡pueden ser muy violentos y romper o tirar cosas!

- **El competidor despiadado:** La razón principal por la que un manipulador llega a tu vida es para presentarse más grande que todo sobre ti. Aparecerá para competir contigo, sin piedad. Si surge la necesidad, el manipulador podría ser bastante destructivo solo para beneficiarse a tu costa.

- **El crítico cruel:** ¿Alguna vez te has encontrado con una persona que nunca ha visto nada bueno en los demás? Un crítico despiadado hablará mal de todos. Su mala intención es hacerte dudar de ti mismo en todo. Con frecuencia te sentirás como un inexperto, una persona inadecuada e indigna de vivir una vida mejor o de lograr algo grandioso en tu carrera.

- **El amenazador descarado:** Es evidente que todos los manipuladores amenazan a sus víctimas. Redoblar el miedo en la mente de las personas es una de las herramientas o armas más poderosas. Ellos pueden amenazarte con exponer públicamente o filtrar en línea tus fotos íntimas, si no haces lo que te han pedido. Antes de meterte en una posición tan difícil, debes tener cuidado de analizar los comportamientos de cada nueva persona que encuentres en tu camino por la vida.

- **El que brinda un trato silencioso:** Recibir un trato silencioso entre colegas o amigos puede ser bastante perturbador o agotador emocionalmente. Un manipulador puede utilizar esta arma para socavar tu integridad y hacerte sentir hipnotizado. Otras personas en el lugar pueden imitar al proveedor de tratamiento silencioso si está en una posición más alta que tú y el resto. Siempre debes recordar que lo que un manipulador quiere conseguir es hacerte sentir menos de lo que realmente eres.

- **Generadores de culpa:** Este tipo de manipulador te hace sentir culpable todo el tiempo por las cosas. Puede ser un agresor encubierto que te está ocultando sus verdaderas razones, pero está ocupado proyectando en ti malas actitudes. Por ejemplo, puede acusarte erróneamente de sus errores porque algo le convenció de que el error podría haberse evitado si tú hubieras hecho tu parte. ¡Ten en cuenta que fue su error, no el tuyo!

LAS RELACIONES PUEDEN SER MANIPULADORAS

De alguna manera, existe una zona gris entre el amor y el odio en las relaciones románticas. Muchos amantes encuentran relativamente difícil diferenciar las relaciones amorosas de las manipuladoras. Sin embargo, los sentidos humanos están diseñados de manera que podamos oler los problemas, literalmente, antes de que ocurran. Si ves algunas de las señales de alerta que se describen a continuación, probablemente estés o vayas a estar en una relación manipuladora:

- Si no estás realmente seguro de que tu pareja está enamorada de ti después de haber estado juntos durante varios meses o años: Los manipuladores suelen hacer eso, confundirán a sus parejas manteniéndolas lo bastante cerca para satisfacer sus impulsos sexuales o su sentido de objetivación, pero no confiarán en ellas lo suficiente como para querer casarse.
- Tú y tu pareja siempre pelean en lugar de sentarse a discutir las cosas con madurez.
- Tu pareja a menudo intenta ocultarte muchas cosas. En otras palabras, no es transparente y esconde otra agenda.
- Si tu pareja es abiertamente negativa: Sabiendo que no puedes cambiar a nadie, debes ser cuidadoso al iniciar una relación con una persona negativa porque no cambiará su negatividad de la noche a la mañana.
- Si sientes con frecuencia que estás siendo manipulado o controlado por tu pareja, es probable que ya estés en una relación manipuladora.
- El amor verdadero persevera, sin embargo, si tu pareja a

menudo se enoja ante la menor provocación, tu relación no es normal. La misma pareja te insultaría sin parar si te negaras a dejar la relación.

- Cuando los amantes se rehúsan a tener relaciones sexuales, es una indicación de que uno de ellos es manipulador. Uno de ellos quiere usar el "sexo" como arma para pedir algo o hacer que la otra persona se sienta infeliz.

¡Ninguna relación que esté empañada por el resentimiento puede prosperar! Si tu pareja es de los que mantiene la malicia o no se comunica contigo por una pequeña discusión, ya estás en una relación manipuladora.

8

ENFRENTANDO LOS HECHOS DE LA HIPNOSIS, EL LAVADO DE CEREBRO Y EL CONTROL MENTAL

En este capítulo, aprenderás sobre tres herramientas mutuamente relacionadas, que los psicólogos oscuros suelen utilizar frecuentemente con sus víctimas o futuras víctimas. ¡Lo que estás a punto de descubrir seguramente te sorprenderá! ¿Por qué? Pronto descubrirás cómo los psicólogos oscuros comunes utilizan estas armas devastadoras en las personas.

LA VERDAD SOBRE LA HIPNOSIS

- Comencemos por separar la verdad o los hechos de los mitos en lo que respecta a la hipnosis. A continuación, se destacan los mitos más comunes que las personas han transmitido de una generación a otra:
- **La hipnosis solo funcionará en determinadas personas:** Es sorprendente que algunas personas se hayan

aferrado a este concepto erróneo tanto tiempo. Por eso no es de extrañar que no puedan detectar fácilmente cuando están siendo hipnotizadas. A decir verdad, hay gente que puede ser más susceptible a la hipnosis que otra, pero la verdad es que todo ser humano puede caer bajo su poder.

- **Solo las personas de mente frágil o débil pueden ser hipnotizadas:** Esta es otra falacia que ha sido ampliamente promovida por aquellos que son verdaderamente ignorantes sobre el tema. Tu fuerza mental no tiene nada que ver con caer bajo la influencia de la hipnosis o no, ya que puede afectar a todos los seres humanos, independientemente del hecho de que sean emocionalmente fuertes o débiles.

- **La hipnosis es un estado de inconsciencia o sueño:** Esta afirmación no es absolutamente cierta: Cuando estás siendo hipnotizado, puedes sentir como si estuvieras en un estado de sueño, pero no estás prácticamente dormido o inconsciente. Muchas víctimas de la hipnosis aún pueden mover algunas partes de su cuerpo y recordar claramente todo lo que hacen cuando están bajo su influencia.

- **La hipnosis no puede ser peligrosa:** Hasta cierto punto, ser sometido al efecto hipnótico puede no ser peligroso en sí mismo, pero ¿conoces los motivos implícitos del psicólogo oscuro que te está poniéndote bajo el proceso? Si quiere hacerte daño durante ese momento, tiene ventaja en tu contra porque estabas en una situación totalmente indefensa.

Dicho esto, la hipnosis no es un concepto completamente malo, porque se le ha dado un buen uso en la medicina alternativa. ¿Alguna vez has oído hablar de la hipnoterapia? Es un tratamiento médico alternativo que utiliza la hipnosis para crear una condición de ultraenfoque durante la cual una persona puede ser guiada a través de una serie de sugerencias e imágenes positivas que transforman la vida, destinadas a impartirle un mejor estilo de vida o una mejor opción de salud.

Algunos de los beneficios médicos de la hipnoterapia incluyen, entre otros, los siguientes:

- **Controlar el dolor**: Si sufres de dolor debido a quemaduras, parto, cáncer, dolores de cabeza, fibromialgia, problemas en las articulaciones o procedimientos, puede ayudarte a controlarlos.
- **Cambios de comportamiento:** La hipnosis se ha empleado para tratar con éxito algunos problemas de salud como fumar, enuresis nocturna, comer en exceso e insomnio.
- **Tratar los sofocos:** Se puede utilizar para tratar los sofocos que están relacionados con la menopausia.
- · **Tratamiento de los efectos secundarios del cáncer:** Es posible tratar los efectos de la quimioterapia o la radiación del cáncer con hipnosis.
- · **Manejo de condiciones de salud mental:** La hipnoterapia se ha utilizado para estabilizar con éxito a personas con estrés postraumático, ansiedad y fobias.

¿Cómo puedes saber si la hipnosis tiene un uso bueno o peligroso? Es posible que la respuesta a esta pregunta no sea tan simple. En términos generales, esto depende de quién te aplique la hipnosis y con qué propósito. Si eres plenamente consciente de los beneficios de someterte al procedimiento hipnótico, es probable que lo estés haciendo por tu propio bien. De lo contrario, ¡un enemigo podría estar tratando de controlarte con el propósito de robarte algo que es muy valioso para ti!

BAJO EL ESTADO HIPNÓTICO

La hipnosis es un sistema que involucra algunos procesos. Para que estés realmente bajo un estado hipnótico, alguien tiene que realizar el proceso. Esto es contrario a la creencia errónea de que, naturalmente, nos hipnotizan cosas que realmente llaman nuestra atención, como una mujer muy hermosa y atractiva o un automóvil o una mansión extravagantes.

Un hipnotizador utiliza algunas técnicas, conocidas como técnicas de inducción hipnótica, para hipnotizarte. Algunos de estos procedimientos se analizan a continuación:

- **Técnica de visualización:** Durante la visualización guiada, un hipnotizador aparta deliberadamente tu mente de las cosas o sustancias que te rodean y te pide que te concentres en otras cosas que usualmente te dan alegría o buenos sentimientos. El hipnotizador también te alentará a concentrarte en algunas situaciones bonitas que hayas vivido antes, y te hará fantasear con disfrutarlas ahora. Por ejemplo, si eres el tipo de persona que disfruta visitar lugares exóticos alrededor del mundo, el hipnotizador puede pedirte en ese momento que imagines que estás en tu lugar favorito, mientras disfrutas de la naturaleza y otras cosas agradables que el entorno tiene para ofrecer. Seguramente te perderás en un sentimiento tan estremecedor.

- **Técnica de fijación ocular:** Como su nombre lo indica, un hipnotizador te indicará que te fijes en un objeto en particular. A veces, el objeto elegido tendrá relevancia espiritual o cultural, por lo que quedarás cautivado al enfocar tus ojos en él. Después de un tiempo, es probable que te canses de mirarlo fijamente. En ese momento, cerrarás los ojos por reflejo, incluso puedes quedarte dormido, ya que los músculos alrededor de los ojos se han debilitado por la concentración de la mirada.

- **Técnica de inducción rápida:** Esta técnica es un poco dramática en el sentido de que involucra al hipnotizador arrastrándote de un lugar a otro , tal vez tomándote de las dos manos y tirando de ti, gritando: "¡duerme, duerme!". A veces, un hipnotizador experimentado puede adoptar lo que se conoce como el apretón de manos de Eriksson para tirar de ti. Se informa que la mayoría de los sujetos, que ya están conmocionados por esta técnica, a menudo se resisten a caer en el estado hipnótico. Probablemente se hayan asustado por la cantidad de presión ejercida sobre ellos por el hipnotizador.

- **Técnica de ritmo y liderazgo:** Lo que tiene de especial este método es que el sujeto, tú, representarás lo que el hipnotizador está haciendo o diciendo. Por ejemplo, si el hipnotizador dice que ahora estás en trance, entonces te sentirás colapsando bajo su hipnosis. En esencia, estás siguiendo estrictamente todo lo que está haciendo o pronunciando en ese mismo momento.

- **Técnica de postura física**: Esta técnica consiste en colocar al sujeto la posición que le resulte más cómoda para relajarse. Por ejemplo, es posible que te pidan que te acuestes o te reclines en una posición sentada. La mejor posición es la que pueda hacer que te duermas rápidamente. Se espera que caer bajo hipnosis te brinde un cierto nivel de relajación que normalmente no tienes. Todos tus nervios y músculos se calmarán.

- **Técnica de espejo:** Un hipnotizador puede usar tu inclinación natural para copiar/imitar inconscientemente lo que otra persona está haciendo sin saberlo necesariamente. ¿Alguna vez has ido al cine e inconscientemente te encuentras actuando (o imitando) lo que el actor principal o tu actor favorito está haciendo en la película? La hipnosis también puede funcionar de esa manera: todo lo que el hipnotizador debe hacer es mencionar algunas actividades que te gustan y probablemente intentes imitarlas inconscientemente. Usando esa herramienta, es posible que seas empujado a una situación similar a un trance en poco tiempo.

- **Técnica de sobrecarga sensorial:** Este método es único, en el sentido de que el hipnotizador está tratando de sobrecargar tus sentidos para que quedes totalmente en blanco. Un hipnotizador puede abrumarte con mucha información, sonidos o ideas al mismo tiempo hasta el punto de que tu mente se sienta sobrecargada y desconectada. En este cruce, ya no estás asimilando nada, simplemente existiendo con la mente en blanco. Cuando eso suceda, habrás caído bajo la hipnosis.

- **Técnica de sigilo:** Un hipnotizador comenzará a hacer un soliloquio con expresiones interesantes que pueden llamar tu atención de inmediato. Una vez que te dejas llevar por la dulzura del monólogo del hipnotizador, soñando despierto con lo que está diciendo, tu mente puede volverse insípida y débil en poco tiempo. En ese caso, ¡ya estás siendo transportado a un lugar lejano en donde las cosas que dice el hipnotizador están sucediendo!

Querrás preguntarte: ¿No seré capaz de detectar inmediatamente que la persona con la que estoy tratando es un hipnotizador, considerando cuan obvias que son las técnicas mencionadas anterior-mente? Desafortunadamente, un hipnotizador profesional puede realizarte hipnosis sin que necesariamente descubras que lo está haciendo. Un ejemplo típico son los líderes religiosos a los que les gusta usar la hipnosis. La gente acude a sus líderes espirituales para orar, y en el curso de esta interacción, sus líderes espirituales pueden hipnotizarles. En vez de ser cuidadosos a lo que están siendo expuestos, los fieles estarán muy felices de que sus líderes espirituales se tomen de la mano con ellos o les pongan las manos sobre la cabeza.

Sin embargo, la razón principal por la que se te presentan las diferentes técnicas utilizadas por los hipnotizadores es para abrir los ojos a los actos que realizan, para que puedas protegerte y proteger a tus seres queridos de sus tácticas engañosas

¿SOMOS TODOS SUSCEPTIBLES AL LAVADO DE CEREBRO?

Por más importante que sea esta pregunta, es imposible ofrecer una respuesta convincente sin comprender primero qué es el lavado de cerebro. Según Encyclopedia.com, el lavado de cerebro es definido como: *"La técnica o proceso empleado en Estados controlados por comunistas como China, para lograr uno o ambos objetivos: (1) obligar a una persona inocente a admitir, con toda sinceridad subjetiva, que ha cometido graves delitos contra el pueblo y el Estado, y (2) cambiar de forma coercitiva los puntos de vista políticos de un individuo para que abandone sus creencias anteriores y se convierta en un defensor del Comunismo. Ambos objetivos, por muy diferentes que puedan parecer inicialmente, son intentos de hacer que un individuo acepte como verdadero lo que previamente rechazó como falso y que considere falso lo que antes consideraba verdadero".*

Europa y América también tienen su buena parte de lavado de cerebro ideológico y sociocultural, desde la promoción del Marxismo, el Leninismo incluso la Democracia, se le ha dicho a la gente que abrace un nuevo conjunto de ideologías que antes podrían haberles resultado desagradables.

A lo largo de los años, el lavado de cerebro ha pasado de ser un arma política a una herramienta educativa, cultural, militar o religiosa con el único propósito de desinformar a las personas en su propio detrimento. La policía soviética, los ejércitos chino y japonés recibieron en un determinado momento un lavado de cerebro. Su propósito es crear una atmósfera de homogeneidad entre un grupo de personas para que puedan perseguir unánimemente la misma agenda, sin importar cuan falsa e ilegítima sea.

El proceso de lavado de cerebro es muy simple: es un enfoque de "control del pensamiento" que tiene como objetivo cambiar la forma en que una persona o un grupo de personas piensa sobre algo, mediante la aplicación de presión tanto interna como externa para lograr el cumplimiento o la conformidad.

Algunas de las técnicas adoptadas en el lavado de cerebro incluyen, pero no se limitan a:

- **Humillación personal:** Cualquiera que se niegue a seguir a la manada y no acepte cualquier ideología que adopte el grupo, usualmente es sometido a humillación personal. Otros miembros del grupo pueden burlarse, simplemente porque está defendiendo su posición contra la falsedad.

- **Control total:** La esencia del lavado de cerebro es controlar absolutamente a las personas. Esto es muy peligroso porque controlan sus pensamientos, su imaginación e incluso su forma de actuar en público. Cualquiera que se destaque o sea diferente es inmediatamente criticado por la sociedad. En este escenario, a nadie se le permite expresar sus opiniones o sentimientos personales. Todos deben seguir la línea del Estado o la organización que controla sus pensamientos, incluso si es una falsedad.

- **Creación de incertidumbre:** Cuando las personas siempre están confundidas acerca de algo o se encuentran en una situación de incertidumbre, es probable que sean engañadas y se les pueda lavar el cerebro fácilmente. Por lo tanto, la responsabilidad principal de la organización o del gobierno que lo hace, es mantenerlos constantemente en un estado de cambio. Cuando la gente está confundida, es prácticamente difícil separar la verdad de las mentiras. Y no les resulta difícil tragarse todo lo que les habían contado sin cuestionar su veracidad. Tomemos, por ejemplo, el presidente Trump, ex presidente de los Estados Unidos, quería que la gente creyera que todos los mexicanos son traficantes de drogas o violadores, lo que no puede ser cierto. Pero logró crear una atmósfera de miedo y desconfianza entre la gente.

- **Aislamiento:** Cualquiera que no quiera seguir la mentalidad del grupo queda inmediatamente aislado. Se alienta a los otros miembros a evitarle. Se les aconseja que no tengan nada que ver con el rebelde o el renegado que se negó a subirse al tren. Tal rebelde puede ser aislado durante un largo período de tiempo hasta que se vuelva psicológicamente débil y no tenga otra opción aparente que unirse al grupo y apoyar su agenda perversa.

- **Tortura:** En circunstancias extremas, un renegado podría ser propuesto para algunos tipos de tortura. Esto es para generar un sentido en su cabeza y obligarlo a seguir la línea que otros están apoyando. Esta técnica tiene como objetivo debilitar psicológica y mentalmente al objetivo. El uso de la fuerza para lograr la conformidad entre los rangos y filas fue muy común entre los ejércitos soviético y chino durante la Segunda Guerra Mundial. Esto se hizo para disuadir a cualquier soldado de alimentar sus pensamientos individuales y encontrar una causa para oponerse a la guerra a la que no tenía razón para unirse en primera instancia.

- **Agotamiento físico:** El gobierno u organización que lava el cerebro a su gente, en ocasiones llega al extremo de someterlos a una situación de agotamiento y debilitamiento físico para fomentar su plena lealtad. En el lavado de cerebro, no importa cómo se sienta la persona, el objetivo supremo es asegurarse de que se le robe el derecho a pensar por sí misma. Solo se espera que acepten la universalidad, aunque nunca se les justifique ni se les explique nada. Es como esperar que tu mascota haga exactamente lo que deseas; en ese caso, ¡tu mascota no tiene otra opción!

- **Destrucción del ego y la autoestima:** Para obligar a las personas a cumplir con reglas estrictas, la agencia de lavado de cerebro se asegurará de que todos sus sujetos no tengan autoestima o ego. No podrán verse a sí mismos como un ser humano capaz de pensar de forma creativa y resolver muchos problemas por sí solos. La agencia los convierte en seres irreflexivos que tienen que depender únicamente de lo que ellos dicen para formarse una opinión.

- **Sentimiento de culpa:** En una situación en la que a todo el mundo se le lava el cerebro, cualquiera que intente oponerse a los conceptos erróneos generales será oprimido de forma rutinaria y será insultado hasta que se vuelva culpable sin razón alguna.

- **Alternancia de miedo y esperanza:** Es deber de la agencia de lavado de cerebro asegurarse de que sus sujetos tengan miedo de ajustarse a los principios establecidos. Pueden lograr esto golpeando alternativamente el miedo y la esperanza en sus mentes. Por ejemplo, pueden establecer una ley marcial para castigar a los renegados. Sin embargo, aquellos que se ajusten a las ideologías generalmente aceptadas serán elogiados y recompensados. Esto ejercerá presión sobre cualquiera que esté pensando en no seguir a la multitud para hacer el mal.

Dependiendo del entorno en el que te encuentres, hay que decir que a cualquier persona se le puede lavar el cerebro. De hecho, la mayoría de las personas a las que les han lavado el cerebro no consideran que la experiencia sea haya sido terrible y destructiva, simplemente lo consideraron una forma de lealtad a su nación u organización.

Sin embargo, las siguientes categorías de personas tienden a ser más susceptibles al lavado de cerebro:

- **Individuos emocionalmente débiles:** Aquellos que son emocionalmente o mentalmente débiles pueden caer fácilmente en el lavado de cerebro. Su falta de fuerza interior les convierte en un objetivo realmente fácil para las organizaciones que lavan el cerebro a las personas.
- **Aquellos que carecen de autoestima**: Cualquiera que

no crea en sí mismo puede convertirse en el objetivo de estas organizaciones. Se necesita confianza en uno mismo y confiar en tu instinto para sobresalir en un mundo que está tratando de hacer que todos actúen de la misma manera.

- **Aquellos que se sienten culpables con facilidad:** Como ya tienen ese tipo de naturaleza cargada de culpa, su enemigo puede sacar provecho de eso para lavarles el cerebro. Una vez que una persona así se siente abrumada por un sentimiento de culpa, todo lo que se le dice se convierte en verdad.

- **Personas insulares:** Las personas insulares no son flexibles; aceptan una cosa o no. No tienen punto medio cuando toman posición sobre un asunto. Entonces, una persona así puede ser fácilmente conquistada por alguien que le lave el cerebro.

- **Aquellos que tienen un problema de identidad:** Tratar de encajar dentro de un grupo o cultura puede exponerte a algunas experiencias ridículas. Técnicamente, puede hacerte susceptible al lavado de cerebro. Hay muchas personas en el mundo que no pueden identificarse con ciertas culturas, y están dispuestas a absorber las culturas de donde sea que se encuentren. Esa es la forma más fácil de invitar a policías culturales que quieran enseñarte sobre su cultura, y así lavarte el cerebro. Todos tienen su cultura intrínseca; es tu responsabilidad promoverla y alinearte fuertemente con ella. Puedes así evitar a la policía cultural no deseada cuyo deber principal es lavar el cerebro sobre cómo sus culturas son más superiores a la suya.

CÓMO FUNCIONA EL CONTROL MENTAL

El control mental es el proceso de controlar la mente de una persona o la mente de un grupo de personas. Hasta cierto punto, el control mental y el lavado de cerebro se pueden usar indistintamente. ¿Por qué? Porque los procedimientos empleados por una organización de lavado de cerebro también pueden ser usados también por alguien que está tratando de controlar la mente de otra persona.

Generalmente, un psicólogo oscuro puede controlar la mente de una persona o víctima mediante la realización de cualquiera de los siguientes procesos:

- **Creando una nueva identidad para su víctima**: Un manipulador te lavará el cerebro para despojarte de tu identidad, para que puedas recibir una nueva que coincida con la vida que quiere que asumas. Es como un actor cambiando tu papel en una película. Supongamos que eres un buen tipo que es muy considerado cuando trata con los demás. Sin embargo, un manipulador puede querer que te vuelvas duro y despiadado diciéndote, por ejemplo, que "¡las personas agradables nunca se vuelven millonarias!".
- **Fatiga:** Un controlador mental siempre te llevará al agotamiento o la fatiga hasta que hagas exactamente lo que quiere. En este caso, para evitar ser consumido por sus interminables problemas, es posible que te veas obligado a ceder ante su voluntad.
- **Repetición:** Una de las mejores herramientas que usa el jefe o el individuo que controla la mente es aburrirte con la

repetición. Todos los días, seguirá pidiéndote que hagas lo mismo por él. Para evitar volverte loco, te encontrarás haciendo exactamente lo que te solicita.

- **Presión de grupo:** Para obligarte a cambiar de opinión sobre algo, puedes verte sometido a una intensa presión social o de grupo. No muchas personas pueden mantenerse firmes cuando se trata de enfrentar a mucha gente en una comunidad, que les acusan erróneamente por algo que no han hecho

- **Crítica interminable:** Cuando alguien está tratando de cambiar la forma en que actúas o te comportas, es posible que te ataque todos los días. Todo lo que hagas será criticado por la persona que intenta controlar tu mente. Por ejemplo, se dice que las esposas que regañan a sus maridos, tienen el poder de cambiar sus actitudes durante un período determinado.

CRÍMENES INVOLUCRADOS

La hipnosis, el lavado de cerebro y el control mental han sido usados para cometer algunos delitos en nuestro mundo. Un pedófilo puede hipnotizar a su víctima, lavarle el cerebro y luego terminar controlando su mente. Con estas tres "armas de destrucción humana", por así decirlo, un psicópata puede atrapar y retener a su víctima durante mucho tiempo.

En política, la gente ha sido empujada a cometer algunos actos de perjurio y traición después de que algunos políticos les lavaran el cerebro. En finanzas, algunos dueños de negocios desafortunados han perdido gran parte de su riqueza debido a hipnotizadores que se les han metido en la cabeza y les han controlado como bebés.

En las relaciones, muchas personas están en una especie de "prisión de amor", porque sus amantes les han lavado el cerebro y los están reteniendo como rescate.

En las religiones, a las personas se les ha lavado el cerebro hasta el punto de que no pueden separar la verdad de la mera fabricación. En varios rincones del mundo, cada año hay sangrientos enfrentamientos entre personas de diferentes culturas, religiones y etnias porque les han lavado el cerebro para percibirse mutuamente como enemigos declarados.

En la educación, a los niños pequeños se les ha enseñado a odiar a las personas sin motivo. Los anarquistas se están levantando por doquier en diferentes partes del mundo, porque les han lavado el cerebro para ignorar a las autoridades constituidas. En todas partes, la seguridad básica de la vida y la propiedad se han convertido en serias preocupaciones, a medida que las autoridades luchan contra miembros de organizaciones neonazis y otras organizaciones de piel roja.

Ahora pregúntate: ¿Quién es el más cruel? ¿Es la persona que lava el cerebro, controla la mente o hipnotiza? Diferentes personas tendrán diferentes respuestas a esta importante pregunta. Cualquiera que sea tu respuesta, recuerda que estas tres categorías de personas pueden ser muy peligrosas. Debes tener cuidado de cómo te expones a ellos y a sus fantochadas. Muchos de los problemas que tenemos en este mundo pueden evitarse si las personas aprenden a mantenerse a salvo.

Muchas personas que se encuentran en un problema u otro deberían culparse por no hacer lo suficiente para protegerse.

Los psicólogos oscuros son una raza de personas que carecen de moral, sentimiento humano y aptitud moral. Sus malas intenciones se superponen a su facultad de pensar, y por lo general se ven consumidos por lo que van a ganar al engañar, maltratar y abusar de los demás.

En la medida en que carecen de ningún tipo de orientación moral con la que puedan saber que sus actos son dañinos y pueden exterminar la vida de alguien, deberíamos poner la defensa más fuerte contra ellos para que no puedan disfrutar de ni una pulgada de espacio a nuestro alrededor.

Es triste darse cuenta de que muchas personas han perdido sus preciadas vidas debido a las malas acciones de manipuladores, controladores mentales, hipnotizadores y otros tipos de psicólogos oscuros.

¡Hoy tienes suerte porque su secreto te está siendo revelado!

9

LAS DOS CARAS DE LA PNL

La programación neurolingüística (PNL) se considera una técnica pseudocientífica empleada en la comunicación, la psicoterapia y el desarrollo personal. Fue desarrollado en la década de 1970 en California, Estados Unidos, por Richard Bandler y John Grinder.

ENTENDIENDO CÓMO FUNCIONA

Esta sección explicará cómo funciona la PNL. Básicamente, la Programación Neurolingüística es en realidad una técnica para alterar los pensamientos y comportamientos de alguien con la esperanza de hacer que la persona muestre los resultados esperados. En otras palabras, si deseas que alguien actúe de cierta manera, puedes aplicar PNL y observar cómo hace exactamente lo que habías previsto.

Cabe señalar que la PNL se creó inicialmente para solucionar algunos problemas médicos. Ha sido utilizada en el tratamiento de trastornos de ansiedad y fobias. También se ha empleado para mejorar el desempeño en el lugar de trabajo y el desarrollo personal.

El sistema de la PNL utiliza principalmente métodos de comunicación, de percepción y de comportamiento para facilitar el cambio de pensamientos y acciones de las personas. Por cierto, se basa en el procesamiento del lenguaje, pero no debe confundirse con el Procesamiento Natural del Lenguaje, que tiene el mismo acrónimo.

A continuación, se destacan los principales supuestos que impulsan el uso o la aplicación de la PNL para alterar los pensamientos y comportamientos de las personas:

- El concepto central de la PNL tiene que ver con la suposición de que las personas operan mediante "mapas" internos del mundo que han adquirido o aprendido a través de sus experiencias sensoriales.
- Entonces, la PNL es aplicada en un individuo con el propósito de detectar y modificar las limitaciones inconscientes o los prejuicios que existen en su mapa del mundo.
- Si bien no es hipnoterapia, la PNL utiliza la programación del lenguaje para provocar conscientemente cambios positivos en los pensamientos y el comportamiento de un individuo.
- Se supone que todos demuestran una inclinación hacia un sistema sensorial descrito como el Sistema de Representación Preferido (SRP).

- Lo que hace un terapeuta de PNL es detectar tu SRP utilizando algunas frases como "Veo tu punto" (que indica un SRP visual) o "Escucho tu punto" (que significa un SRP auditivo).

- Una vez que tu tipo de SRP ha sido identificado, el siguiente paso para un practicante de PNL es diseñar su respuesta terapéutica alrededor de ese SRP.

- Todo el tratamiento de la PNL implica la construcción de una buena relación con los sujetos, la recopilación de la información adecuada y el establecimiento de objetivos prácticos con ellos.

Es importante que entiendas cómo funciona la PNL para que puedas darse cuenta de cuándo te someten en secreto a sus técnicas.

USO DE LA PNL PARA FINES MÉDICOS

La PNL se utiliza con fines médicos, como se muestra a continuación. Además de su utilidad terapéutica, el sistema de salud ha encontrado muchas otras formas de aplicarla para mejorar la prestación de salud a los pacientes. Principalmente, es usada para curar los trastornos de ansiedad y fobia. En una escala ampliada, se ha utilizado para mejorar el desempeño personal y profesional de las personas.

Por consiguiente, la PNL ha revolucionado drásticamente la atención médica de las siguientes maneras:

- **Reconocimiento de voz:** Antes de que la PNL fuera utilizada para el reconocimiento de voz, los médicos generalmente tenían que dictar notas de informes clínicos a los transcriptores. Hoy en día, con las tecnologías de reconocimiento del habla, que incorporan técnicas de PNL, es posible que los médicos transcriban sus notas sin problemas sin tener que pasar por el estrés de dictarlas.

- **Mejor documentación clínica:** La aplicación de la PNL ha mejorado drásticamente la documentación clínica en el sentido de que se han eliminado las estructuras manuales y complejas de las historias clínicas electrónicas (HCE).

Esto se debe, en parte, a la revolucionaria capacidad de conversión de texto a voz y al avanzado sistema de almacenamiento de datos clínicos, todo ello posible gracias a la adopción de técnicas de PNL.

- **Decisión clínica más rápida:** Hoy en día, los médicos pueden tomar decisiones rápidas en función de los datos que tienen a su disposición. Ya no es engorroso procesar los registros médicos de los pacientes, con un clic del mouse, se pueden recuperar, procesar y clasificar miles de informes médicos para realizar tratamientos y prescripciones precisas. Hace varias décadas, esta característica mejorada no estaba disponible; por lo tanto, los hospitales enfrentaron largas horas de espera, lo que les llevó a una mala administración.

Cabe señalar que la PNL ha contribuido enormemente al tratamiento de enfermedades sociales como la ansiedad y la depresión. A las personas deprimidas se les puede pedir que adopten los siguientes principios alteradores de la mente para recuperar su salud:

- **Garantía:** El terapeuta de PNL te asegurará que no eres tu comportamiento y que los comportamientos pueden cambiarse. Esta premisa está destinada a reforzar tu creencia de que no eres responsable de tu ansiedad o depresión. Es algo que simplemente te sucede en el transcurso de tu vida. De por sí, el terapeuta te está ayudando a no sentirte culpable por una condición que no tienes poder de mejorar.

- **Capacidad:** Después de la primera garantía, el terapeuta de PNL te recordará que estás naturalmente equipado con todos los recursos necesarios para superar tu ansiedad o depresión. Te guiará a través de historias de cómo otras personas como tú han podido superar sus problemas, porque los seres humanos están dotados de capacidades ilimitadas.

- **Retroalimentación, no fracaso:** Para eliminar por completo el miedo de tu mente, el terapeuta de PNL te hará saber que cualquier cosa que suceda en el curso de la consulta nunca debe ser percibida como un fracaso: sus consejos deben considerarse como una retroalimentación que debe ser trabajada o mejorada.

- **Una mejor comunicación es la clave:** El objetivo principal de tu terapeuta de PNL es convencerte de que todo lo que necesitas cambiar para tener una vida mejor es tu método de comunicación. A la gente a menudo se le instruye sobre que las personas responden principalmente a lo que escuchan. Y para tener una mejor relación con quienes te rodean, necesitas mejorar tus estrategias de comunicación

La buena noticia es que la PNL ha sido aplicada con éxito para ayudar a muchas personas a lograr un mejor estilo de vida, el cual se refleja en todo lo demás que hacen. Hay casos en los que alguien quien solía ser una persona solitaria, modificó su estrategia de comunicación y terminó convirtiéndose en un orador o presentador famoso en la televisión. A pesar de que la programación neurolingüística ha sido utilizada únicamente con fines positivos, hay indicios de que algunos psicólogos oscuros también han agregado la técnica a sus arsenales, aplicándola a sus desafortunadas víctimas.

Tener un conocimiento profundo de los procedimientos de PNL debería hacer que desconfíes de pasar por estos mismos pasos. Tu conocimiento de este sistema te permitirá liberarte a ti y a tus seres queridos de cualquier manipulador que quiera controlar sus vidas.

EL OTRO LADO DE LA PNL

Esta es la parte más aterradora: ¿El sistema de la PNL puede ser pirateado por un manipulador y ser usado para controlar la mente de sus víctimas? ¡Definitivamente! En esta sección, descubrirás información confidencial sobre los psicólogos oscuros que adoptan las técnicas de PNL para manipular y coaccionar a sus víctimas.

El otro lado de la PNL implica que un manipulador, armado con el conocimiento de cómo funcionan sus técnicas, puede controlar la mente de otra persona a través de:

- **Adoctrinamiento:** Pasar información negativa al subconsciente de sus víctimas para que el miedo les venza todos los días. Hablar palabras que socavan su integridad, autoestima y esperanza, tiene como objetivo frenarlas y evitar que lleven una vida normal.

- **Desempoderamiento:** A diferencia del terapeuta de PNL que intenta empoderar a su cliente, el objetivo principal de un manipulador es desempoderar a sus víctimas. ¿Por qué? Un manipulador sabe que cuando les da poder, se volverán mentalmente fuertes y eventualmente resistirán cualquier táctica de manipulación desplegada contra ellos.

- **Falta de educación:** Cuando las víctimas de manipulaciones permanecen en la oscuridad durante tanto tiempo en las causas de sus desgracias, sus manipuladores se alegran porque la falta de educación les mantendrá en cautiverio. Por lo tanto, los manipuladores harán todo lo posible para evitar que reciban la educación necesaria que pueda abrirles los ojos.

Leer este libro es una forma de educación que un manipulador puede querer evitar que hagas. Si tu amigo, colega o cónyuge es responsable de tu desgracia, debes tener cuidado cuando te estás entrenando sobre cómo actúan los manipuladores. En sus mentes malvadas, ellos creen que, si tus ojos están abiertos, no podrán aferrarse a ti durante mucho tiempo. En realidad, debes cuidar seriamente tu corazón cuando interactúas con un psicólogo oscuro. Si tu mente no está aún vencida, todavía tienes la oportunidad de mantener la cabeza erguida.

TÉCNICAS DE PNL

Existen diferentes técnicas integradas en el Sistema de Programación Neurolingüística. Tú y tus seres queridos estarán en un lugar más seguro si pueden familiarizarse con las siguientes características principales de la PNL:

1. **Anclaje:** Esta es la práctica de responder de manera diferente a una situación desencadenante. Esto es de alguna manera similar al condicionamiento clásico. El principio subyacente de esta técnica es que, si sigues respondiendo a los estímulos externos de la misma manera en que lo has hecho durante años, es probable que obtengas los mismos resultados. Por ejemplo, cuando una esposa a menudo ignora las instrucciones de su esposo con ligereza, sin embargo, si la misma esposa cambia de parecer, y espera que su esposo se tome en serio sus palabras, puede sentirse decepcionada porque su esposo también puede optar por tratarla mal. El único cambio en su relación es factible si la esposa cambia la forma en que responde a las palabras de su esposo. Si ella comienza a mostrarle un poco de respeto y a valorar sus sugerencias, él también cambiará de opinión hacia ella y ambos podrán disfrutar de una mejor relación amorosa. El anclaje, como técnica NLT, brinda una oportunidad única para refrescar las relaciones y ayuda a las personas a mejorar su comunicación. Imagina a un gerente que nadie quiere dentro de una organización por la forma en que habla con dureza a sus subordinados. Si el mismo gerente decide ser

amable y atento, podrá cambiar las situaciones hostiles que le rodean.

2. **Re-encuadre:** Se refiere a la práctica de identificar comportamientos adaptativos que pueden ser usados en lugar de algunos comportamientos desadaptativos, para continuar logrando las metas que se persiguen. En otras palabras, si un estudiante que ha estado reprobando sus exámenes y quiere tener un mejor desempeño, puede identificar sus comportamientos desadaptativos. Estos comportamientos pueden incluir pereza, ausentismo escolar y desinterés en sus estudios. Los comportamientos adaptativos para reemplazar los comportamientos desadaptativos enumerados incluyen estudiar más, asistir a clases con regularidad y aprender atentamente. Cuando el estudiante realice los cambios necesarios en su comportamiento, se lograrán mejores resultados ya que podrá aprobar sus exámenes. La PNL está diseñada para ayudar a las personas a mejorar su tasa de desempeño, tomando decisiones de forma consciente que pueden cambiar las cosas para bien en sus vidas.

3. **Cambio de creencias:** Esta es una de las características principales de la PNL. Se cree que todos tienen internalizado cierto sistema de creencias debido a lo que están expuestos. Tomemos, por ejemplo, lo que aprendemos de lo que vemos, oímos, tocamos, gustamos y olemos. Nuestras experiencias sensoriales aportan la mayor cantidad de información que ahora internalizamos como hábitos. Para tener éxito, debemos estar dispuestos a cambiar nuestros sistemas de creencias. Un buen ejemplo para ilustrar este tema es que los

niños nunca albergan ningún odio hacia nadie; pero a medida que crecen, comienzan a sentirlo por lo que ven o escuchan de los adultos que les rodean. Cuando crecen, ya han creado su propia perspectiva sobre el odio. Para eliminar este sistema de creencias, se requiere una nueva actitud o hábito. La Ciencia del Comportamiento afirma que las personas necesitan un promedio de 21 días para crear un nuevo hábito. Para ser honestos, eso no es mucho tiempo. Una persona con una mala actitud tiene mucho que perder en la vida. Por lo tanto, dedicar tiempo a cambiar de página no debe considerarse una pérdida de tiempo.

4. **Estimulación futura:** Se espera que someterse a una terapia de PNL sea una experiencia para toda la vida. En otras palabras, un terapeuta de PNL espera que sus pacientes continúen trabajando en sí mismos para lograr el éxito a largo plazo. El ritmo futuro se refiere a la práctica de incorporar continuamente buenas cualidades en nuestro estilo de vida, con el propósito de permanecer mental y psicológicamente equilibrado. Puede ser difícil para alguien seguir haciendo las cosas correctas cuando nadie está mirando. Es por eso que las personas asisten a una terapia de PNL con amigos y compañeros, para que puedan ayudarse mutuamente a mantenerse fuertes y comprometidos.

No hay duda de que la PNL fue creada con un propósito positivo y enriquecedor para la vida. Se ha convertido en una de las funciones médicas más populares que las personas adoptan para cambiar sus vidas para siempre. Al mismo tiempo, algunos psicólogos oscuros maliciosos la han estado utilizando para acosar y controlar mentalmente a sus víctimas de manera constante, entonces, ¿Cómo sabrías cuándo se están utilizando estas técnicas para destruirte? Bueno, aquí hay cinco aspectos que siempre debes tener en cuenta cuando te sometes a un procedimiento de PNL:

- **Energía positiva:** La energía positiva que emana de las palabras del terapeuta de PNL estimulan la confianza y tienen el objetivo de fortalecerte psicológica y mentalmente. La mayoría de las personas con el espíritu quebrantado no pueden ver o apreciar fácilmente las cosas buenas de sí mismas. Entonces, las palabras tranquilizadoras y poderosas de un practicante de PNL están destinadas a elevar sus almas. Si, por accidente, te encuentras en una sesión de PNL en la que se utilizan expresiones negativas que destruyen la moral, ten la seguridad de que estás en el lugar equivocado.

- **Se trata de tu bienestar:** La razón principal por la que las personas pasan por los procesos de PNL es para mejorar, ser más productivas y tener más claridad sobre la vida. Cuando veas que un terapeuta de PNL se concentra en sí mismo durante la rutina, debería ser una señal de alerta de que estás tratando con la persona equivocada. Los manipuladores siempre antepondrán sus propios intereses a los de los demás. De esta manera, violarán todas las reglas de la PNL y te dejarán peor de lo que estabas antes de venir a la sesión.

- **Sin coerción:** Ninguna de las técnicas estándar de la PNL requiere la aplicación de fuerza o presión externa. En otras palabras, no hay presión cuando te estás sometiendo a un procedimiento de PNL. Si alguien que dice ser un terapeuta de PNL te obliga a hacer algo que consideras inapropiado, es aconsejable que dejes de practicar este tipo de técnica y corras por tu vida. Las personas solo pueden cambiar verdaderamente cuando están convencidas de que lo que están haciendo vale la pena. Obligar a una persona a memorizar, internalizar o emprender algunos procesos a la fuerza, irá en contra de los principios subyacentes de la PNL.

- **La confianza es importante:** Aquellos que han pasado con éxito por el proceso de PNL, afirman que la confianza es un aspecto integral de todo el procedimiento. El terapeuta intentará primero ganarse tu confianza siendo muy amable y comprensivo contigo. Luego, a cambio, le confiarás tu tiempo y participación plena en el proceso. Huye de cualquier terapeuta que esté tratando de ganarse tu confianza a través de amenazas, fuerza o falta de respeto. Normalmente, no puedes seguir las instrucciones o los consejos de un terapeuta en quien no confías. En resumen, la confianza es el pilar necesario para conectarse plenamente con un terapeuta y hacer que todo el proceso sea un éxito.

- **¡Es tu vida!** ¡Recuerda que es tu vida! Si percibes algún peligro en un terapeuta de PNL, tienes derecho a llevar todo a un final abrupto. Vivimos en un mundo donde las personas malas están en todas partes disfrazadas de buenas personas. Puedes encontrar manipuladores en cualquier lugar, y en ningún momento sienten vergüenza de atacar. Por lo tanto, utiliza todo lo que has aprendido en este capítulo para protegerse a ti y a tus seres queridos. Es tu vida y no tiene duplicado.

Toma la responsabilidad de compartir los descubrimientos de este libro con tus amigos, colegas y familiares quienes podrían beneficiarse de ellos. Este es un libro excepcional que expone todas las maquinaciones secretas de los psicólogos oscuros para que siempre puedas buscar protección contra sus malas acciones.

III

PROTÉGETE

10

¿ERES UNA VÍCTIMA?

Ahora que eres bien consciente de los peligros que los psicólogos oscuros pueden representar para tu valiosa vida, es hora de que te autoconfigures un poco. ¿Eres víctima de manipulación? Para responder perfectamente a esta pregunta, debes ser absolutamente honesto contigo mismo. ¿Has estado viviendo en la autonegación de que no eres víctima de manipulación, hipnotismo o Programación Neurolingüística (PNL) malvada? ¿O es posible que hayas sido víctima de psicología oscura maliciosa sin reconocerla?

Según los informes, la revista "Psychology Today" declaró que casi el 2.5 por ciento de las mujeres y el 1.3 por ciento de los hombres en los Estados Unidos que están en relaciones manipuladoras, enfrentan problemas severos de salud, mentales y psicológicos. Estas estadísticas muestran un grave problema social que está pidiendo soluciones inmediatas.

414 | PSICOLOGÍA OSCURA Y PROTECCIÓN CONTRA LA MANIPUL...

- ¿Alguien te hace sentir como si no valieras nada?
- ¿Le das tanto lugar a alguien en tu cabeza que no puedes tener espacio para acomodar otras cosas más importantes en tu vida?
- ¿Vives con el temor de ser aislado socialmente y siempre estás buscando atención?
- En realidad, ¿Tu vida se ha vuelto miserable porque alguien en quién confiabas se aprovechó de ti y estás muy molesto por esa situación?

Si las respuestas a las preguntas anteriores son afirmativas (¡Sí! ¡Sí! ¡Sí!), entonces has sido víctima de una manipulación maligna durante algún tiempo sin darte cuenta. Este no es el momento de la autocompasión. Es hora de tomar algunas acciones proactivas para protegerte a ti y a tus seres queridos, evitando que el mismo ciclo de miseria se repita en tu vida

EVITA CONVERTIRTE EN UNA VÍCTIMA

Está en tu poder evitar ser víctima de manipulación en primer lugar. Se supone que este libro te ha enseñado mucho sobre cómo operan los manipuladores, hipnotizadores y otros psicólogos oscuros. Fortalecerte con esta cantidad de conocimientos útiles seguramente te salvará la vida. ¿Cómo evito a un manipulador malicioso? Es posible que quieras saberlo. Las respuestas a esta importante pregunta no son descabelladas.

- **Primero, aprende a decir "no":** Desafortunadamente, la

mayoría de las víctimas de manipulaciones severas son personas bondadosas y consideradas que siempre dicen "Sí" a cosas o personas. Estamos hablando de gente que nunca hará nada para lastimar a otros o ponerlos en circunstancias dañinas. Si eres demasiado amable, los manipuladores perciben tu actitud benigna como una debilidad. Por lo tanto, se lanzarán contra ti con todos sus disparos destructivos, porque se han dado cuenta de que nunca dirás que no a ninguna de sus malvadas maquinaciones. Nadie te está presionando para que digas "no" a todo, sólo debes aplicar tu discreción al seleccionar a qué decir sí o no. La regla general es que siempre debes negarte a cualquier cosa que no te beneficie ahora o en el futuro. Tomemos, por ejemplo, si un amante exigente o manipulador te pide que le sigas a Las Vegas para jugar al póquer o apostar, y tú sabes muy bien que no sabes cómo jugar. Es totalmente incorrecto aceptar tímidamente tal invitación y acompañarle. Puedes terminar no solo perdiendo el dinero que tanto te costó ganar, sino también perdiendo tu valiosa vida.

- **En segundo lugar, ponte en una posición segura:** La mayoría de las veces, somos nosotros quienes abrimos nuestras puertas a los manipuladores o tomamos algunas acciones que podrían atraerlos hacia nosotros. Hace diez años, uno de mis mejores amigos y yo ganamos a lo grande en la lotería. Compartimos el dinero equitativamente, porque contribuimos con la misma cantidad de dinero para comprar los boletos ganadores. Mientras depositaba mi dinero en el banco pensando seriamente en qué inversiones hacer o qué negocio emprender, mi amigo descuidado se puso a gastar mucho. La gente que lo rodeaba no tardó mucho en saber que de repente había ganado una fortuna. Mi amigo compró un Rolls Royce y se mudó a uno de los apartamentos más caros en Londres, que estaba elegantemente amueblado. Pasaba la mayor parte de sus noches de fiesta y era mujeriego. Menos de un año después, comenzó a quejarse de no tener suficiente dinero para pagar sus facturas. Corría el rumor de que una de sus muchas amigas hermosas, usó algún tipo de encanto con él y le robó una gran parte de su riqueza. Por otro lado, invertí sabiamente la mía y todavía me estoy beneficiando de las decisiones inteligentes que tomé hasta el día de hoy. Nunca te pongas en una situación que te haga vulnerable a los trucos de un manipulador.

- **En tercer lugar, deja de ser un buscador de atención:** Para ser honesto, los manipuladores siempre están buscando personas que buscan atención. ¿Por qué? ¡Porque es fácil manipularles emocionalmente! Cuando las emociones de alguien han sido usadas en su contra, esa persona ya se encuentra en una situación, posición o estado más débiles y simplemente seguirá obedientemente las órdenes del manipulador. En la vida, algunas cosas son más extrañas que en la ficción. Hemos visto a un hombre muy fuerte y seguro convertirse en un debilucho en manos de una mujer manipuladora. En la misma línea, una mujer que es constantemente abusada encuentra muy difícil salir de una relación tan abusiva. Estos dos ejemplos únicos revelan como nuestras emociones pueden usarse como una trampa de la que es difícil escapar. Es un dicho común que cualquiera que ame demasiado el dinero puede ser magnetizado por él. ¿Sabes cuántas personas en todo el mundo han sido atraídas a cometer delitos o dedicarse a la prostitución en nombre del dinero?

- **Cuarto, valídate a tu mismo:** Si eres del tipo que constantemente mira hacia afuera en busca de validación o aceptación, simplemente te estás exponiendo a la manipulación. Tu manipulador ya sabe que seguramente vendrás a buscar su aprobación antes de que se proponga hacer algo. Darse cuenta de ello, en sí mismo, da miedo, porque tu manipulador puede hacer tu vida miserable simplemente negándose a validar o aprobar cualquiera de tus planes. No es raro que los amigos busquen opiniones unos de otros sobre qué productos comprar, con qué novio o novia casarse, o qué coche o casa comprar. Si bien no es malo hacerlo, la decisión final sobre algunas cosas importantes en tu vida debe provenir de ti. ¿Sabías si tu amigo íntimo no estaba siendo sincero sobre los consejos que te estaba dando? Quizás estaba hablando por celos o envidia. Hemos visto casos en los que el padrino o la mejor amiga se da la vuelta y le arrebata la esposa o el esposo de su mejor amigo o amiga.

- **En quinto lugar, saber en qué te beneficia:** Armado con todo el conocimiento esencial sobre cómo identificar fácilmente quién es un manipulador o hipnotizador, puedes eludir rápidamente ser atrapado por sus trucos manipuladores. Si se trata de una persona arrogante y egocéntrica, ya sea un colega, un socio comercial o incluso un familiar, esa señal de alerta debería advertirte que debes huir de inmediato para salvar tu vida. Un socio comercial que siempre habla por sus propios beneficios no cree que puedas obtener nada de la transacción comercial. Un cónyuge que a menudo te acusa erróneamente y no aprecia tus diversas contribuciones a la relación. A los ojos de esa gente, no significas nada. Pueden optar por objetivarte y tratarte sin ningún tipo de respeto. Por lo tanto, siempre debes preguntarte cuando te encuentras en tales circunstancias: ¿Qué hay en esto para mí? Si no puedes encontrar razones convincentes para permanecer en una relación o tener una relación comercial con un socio, sal de ella.

- **En sexto lugar, nunca te culpes:** Una de las malas intenciones de un manipulador es proyectarte malas actitudes para que puedas sentir lástima por ti. Por ejemplo, un jefe manipulador puede optar por culparte siempre por cada error que ocurre en tu lugar de trabajo, incluso cuando fue cometido por otro empleado. Si dejas que las proyecciones de las personas malvadas te afecten, terminarás culpándote por una ofensa que no has hecho. Entonces, nunca te culpes a ti mismo. Defiende tu posición y defiende tu causa. Al hacer esto, inadvertidamente estás fortaleciendo tu mente y poniendo el campo del manipulador en desorden.

- **Séptimo, simplemente desconecta:** Finalmente, lo más sensato que puedes hacer para protegerte contra un manipulador o hipnotizador es simplemente desconectarte. No es factiblemente razonable suponer que puedes superar a un manipulador. Algunas víctimas de manipulación que podrían haberse ahorrado la vergüenza de la experiencia y correr por sus vidas optaron por permanecer estúpidamente en el engaño y el acoso. Habrás escuchado a algunas mujeres abusadas decir: "Me quedaré en la relación. Espero poder cambiarlo, o él cambiará". Para ser honestos, nadie puede cambiar a alguien que no ve nada malo en lo que está haciendo. El paso más honorable que se puede dar cuando se abusa, manipula o hipnotiza es desconectarse de una experiencia tan horrible.

RASGOS MÁS COMUNES DE UNA VÍCTIMA

Estás a medio camino de protegerte a ti y a sus seres queridos, si has seguido algunos o todos los pasos destacados anteriormente. Sin embargo, lo mejor que puedes hacer es nunca invitar a un manipulador a tu vida. ¿Cómo puedes lograrlo? En esta sección, descubrirás algunos rasgos comunes que suelen elegir los manipuladores y usuarios de la psicología oscura.

Consulta a continuación la lista y las descripciones de los rasgos comunes que pueden atraer a un manipulador hacia ti:

- **Ser abiertamente emocional:** Las personas emocionales son la categoría más débil de víctimas que los manipuladores buscan constantemente. Todo lo que un manipulador necesita hacer es aprovechar tu emoción y usarla en tu contra. Cuando era joven, había una señora amable, una cristiana que vivía calle abajo que siempre estaba dispuesta a ayudar a la gente. A veces, llegaba a compartir sus comidas con quienes no tenían nada para comer, incluso cuando era evidente que la comida no era suficiente para ella. ¿Puedes creer que se convirtió en el principal objetivo de muchos manipuladores? Algunos se acercaron a ella y le rogaron que les prestara algo de dinero solo para desaparecer y nunca pagar sus deudas.

El peor escenario ocurrió cuando un hombre del que se hizo amiga presuntamente tomó prestado su auto para una ocasión. Corría el rumor de que el manipulador condujo el automóvil relativamente nuevo a través de la frontera hacia Francia y nunca regresó.

- **Ser enfático:** Si eres alguien a quien le gusta ser enfático sobre los problemas y no dejarlos ir cuando deberías hacerlo, es probable que seas un blanco fácil para los manipuladores. Cuando algo no funciona a tu favor, o cuando no veas ninguna razón para aferrarse a ello, lo mejor que puedes hacer es desconectarte. Desafortunadamente, la gente enfática no es así; quieren permanecer en el juego hasta el final. Muchos de ellos, sorprendentemente, son manipulados en el transcurso de los eventos. Algunas personas tienen parejas que no pueden cocinar, limpiar o incluso ayudarles cuando están en problemas. Pero porque el sexo es bueno, eligen permanecer en esa relación por un largo tiempo, hasta que su amante manipulador lo utilice como un arma en su contra.

- **Hipersensibilidad:** La razón principal por la que a los manipuladores les gustan las personas hipersensibles es que nunca se soltarán ni se desconectarán por temor a herir los sentimientos de los demás. Una esposa abusada preferirá permanecer en su matrimonio, porque en algunas culturas es vergonzoso ser madre soltera. Un empresario que ha sido defraudado por uno de sus empleados puede decidir no despedirlo porque otros trabajadores podrían verse afectados por su decisión. Por tanto, ser hipersensible te pone a merced de tu manipulador, a pesar de que tienes la opción de huir o acabar con una relación tan poco gratificante.

- **Sentirse solo / tener miedo de estar solo:** Los hombres y mujeres solitarios son en su mayoría susceptibles a los trucos de los manipuladores. Un manipulador puede entrar en la vida de una persona solitaria ofreciéndole primero una falsa compañía. Una vez que le permitas meter el pie, el resto será historia. Por lo tanto, aunque te sientas solo, no le muestres al mundo que obviamente tienes miedo de estarlo. Eso podría hacer que un manipulador se aproveche de ti.

- **Dependencia emocional / de la personalidad:** Las personas que son emocionalmente dependientes de otras se encuentran fácilmente a merced de ser manipuladas por psicólogos oscuros. Una de las razones por las que los políticos son populares es que sus seguidores los ven como una personalidad que es más grande que todo y se sienten atraídos por ellos. Por lo tanto, esto los hace adorarlos como a un pequeño Dios y ser manipulados.

- **Miedo de decepcionar a los demás:** No todo el mundo tiene un corazón de piedra. Algunas personas son tan amables, sensibles y consideradas que pueden ser capaces de incomodarse a sí mismas para hacer felices a los demás. Una persona así se convierte fácilmente en un objetivo para los manipuladores, que saben muy bien que la víctima objetivo es una persona "Sí, señor", "Sí, mamá". Es bueno mostrar consideración por los demás; sin embargo, es igualmente dañino dejar que todo el mundo piense que eres un debilucho cuando se trata de controlar tu emoción exuberante.

SEÑALES

Los manipuladores son tan astutos que es posible que sus víctimas ni siquiera se den cuenta de que están siendo manipuladas. En circunstancias extremas, las víctimas podrían incluso pelear contigo por decir algo duro sobre sus manipuladores, a quienes han considerado sus benefactores. Recientemente, una mujer de 23 años sorprendió a los televidentes locales cuando dijo que su secuestrador había sido bueno con ella y acusó a la policía de interferir en su vida privada. El informe reveló que estaba embaucada por la maratón de sexo que estaba recibiendo por parte del hombre.

Si no estás seguro de si has sido sometido a algunas formas de manipulación o no, las siguientes **siete señales** te ayudarán a determinarlo:

- **Hacer agujeros en todos tus argumentos:** En casa, en la oficina o entre amigos, un manipulador a menudo te permitirá expresar tus opiniones primero antes de hacer agujeros o errores en ellas. Verás, este tipo de manipuladores no parecen ser dominantes o controladores al principio, sin embargo, quieren que siempre te sientas inferior o incapaz en todos los entornos. Todos tenemos personas así en nuestra vida: podría ser un jefe arrogante al que a menudo le gusta menospreciar a sus empleados. También podría ser un abuelo o vecino que nunca ve nada bueno en lo que haces.

- **Manipulación de hechos**: Un manipulador comúnmente manipula los hechos para ponerte en una posición de desventaja. Ellos debaten acaloradamente todo contigo y te hacen sentir incómodo cuando estás cerca de ellos. Solía tener un profesor así cuando estaba en secundaria. Sus ojos siempre estaban sobre mí en la clase, y todas las respuestas que di a sus preguntas nunca fueron expresadas correctamente. Sus acciones imprudentes a menudo me hacían eludir sus clases.

- **Aquellos que te hacen mostrar emociones negativas:** En una reunión o en el trabajo, un manipulador siempre te desacreditará. Pronunciará cosas o tomará acciones que te pondrán de los nervios. Su objetivo principal es llevarte al frenesí y hacerte perder la calma. En la mayoría de los casos, quiere verte maldecir, lanzar golpes y desestabilizar una reunión. Cuando demuestra todos esos atributos negativos, el manipulador prácticamente ha cumplido su misión.

- **No te da tiempo para decidir:** Este signo es común entre miembros de la familia donde cualquiera de los padres es dictatorial en su acercamiento a sus hijos. Esto también se puede encontrar en un lugar de trabajo donde el jefe es agresivo y absolutamente desconsiderado. Los manipuladores crueles son realmente una molestia, no les importa si tienes una opinión o no. Todo lo que quieren es que hagas exactamente lo que te dicen.

- **Tratamiento silencioso incesante:** Presta atención a este signo muy importante que usan los manipuladores: el tratamiento silencioso incesante. No importa lo que hagas para ponerte en contacto con el manipulador, no responderá en absoluto a tus llamadas, correos electrónicos, cartas u otros. La única razón detrás de esta acción es incomodarte o ponerte en un estado de nerviosismo perpetuo. ¿Te imaginas a alguien que dice ser tu mejor amigo estando repentinamente incomunicado contigo? Una experiencia así puede provocar depresión emocional o ansiedad. Eso es exactamente lo que un manipulador quiere lograr al volverse inquietantemente silencioso contigo.

- **Victimización inversa:** En lugar de reconocer que te ha convertido en su víctima, un manipulador astuto actuaría como si fuera tu víctima. ¡Todos podemos vernos reflejados en eso! Solíamos tener un vecino que era grosero y egocéntrico. Tocaba música a todo volumen todo el día, sus perros ladraban desde la mañana hasta la noche. Sin embargo, en lugar de aceptar el hecho de que él era la molestia, a menudo acusaba a mi familia de ser demasiado ruidosa y desconsiderada. ¿Por qué? Porque a menudo recibíamos visitantes los fines de semana, y él alegaba que los autos de nuestros visitantes y las carcajadas lo inquietaban mucho. Había olvidado que era él quien nos hacía sentir incómodos con los ruidos que emanaban de sus habitaciones los siete días de la semana.

- **Transfiriéndote la culpa**: Hace unos años, un hombre me contó una historia que me llenó de lágrimas los ojos. Dijo que uno de sus empleados, que resultó ser su gerente de ventas, se fugó con una enorme suma de dinero robado. Había confiado en él hasta el punto de que le permitió ir al banco en su nombre para retirar cualquier suma. En ese fatídico día, el empleado cobró 50,000 libras, pero en lugar de llevarlas a la oficina y entregárselas a su jefe, se fue con el dinero. Cuando el caso fue llevado a la corte, su abogado defensor alegó al juez que su cliente (el ladrón desvergonzado) era un cleptómano desde su niñez. Y cualquier gran cantidad de dinero podría hacer que se portara mal. La culpa se trasladó al jefe por no identificar esta cualidad en su empleado. Por lo tanto, con base en su reclamo de salud mental, se ordenó al empleado que devolviera la cantidad restante en su bolsillo, que eran sólo diez mil libras. ¡Finalmente fue puesto en libertad!

Mantén estos siete signos en tu mente. Cada vez que detectes alguno de ellos en alguien, emprende el vuelo de inmediato. También puedes utilizar este mismo conocimiento para salvar a otra persona, o a tus seres queridos.

ACEPTACIÓN

La aceptación es un paso importante que deben dar las víctimas de manipulaciones. Cuando te aceptas tal como eres, no necesitarías ninguna validación externa para vivir una vida feliz. Muchas personas que admiran a otros para aprobar todos los planes que hacen para sí mismos, sin darse cuenta, se hacen susceptibles a la manipulación. Los psicólogos oscuros a menudo buscan a esas personas.

Aunque la autoaceptación es difícil de lograr, es algo que todos pueden hacer. Puede que te lleve algo de tiempo hacerlo bien, pero definitivamente vale la pena. Aquí hay diez formas prácticas en las que puedes aumentar tu autoaceptación:

- Celebra tu singularidad, porque no necesitas a nadie que te haga sentir increíble acerca de quién eres en realidad.
- Deja ir las cosas que no puedes controlar. No te desveles por lo que no es esencial para tu supervivencia diaria.
- Identifica tus fortalezas y utilízalas a tu favor en todo momento.
- Establece algunas metas alcanzables y haz todo lo posible para conseguirlas. Te sentirás más realizado una vez que las hayas logrado.
- Organiza una celebración por los logros alcanzados, ya sean pequeños o grandes.
- Cultiva el hábito de planificar todo con anticipación para evitar decepciones inesperadas.
- Piensa positivamente en ti mismo y en todo lo que te

concierne. Es asunto tuyo preocuparte por las opiniones que los demás tengan sobre ti.

- Practica constantemente la autoestima siendo amable contigo mismo. No seas tu peor crítico.
- Vive activamente. La pasividad arrojará una sombra de duda sobre tu capacidad personal.
- Busca la ayuda de las personas más confiables y recuerda siempre no bajar la guardia por completo hasta que te hayas dado cuenta de que la persona que te está asesorando no es un manipulador.

NUNCA TE CULPES A TI MISMO

Cualquiera que sea la situación en la que te encuentres, o cualquier experiencia incómoda que el manipulador te empuje a atravesar, nunca te culpes a ti mismo. El culparse a uno mismo es un arma poderosa que los psicólogos oscuros suelen utilizar para despojar a sus víctimas de sus espíritus resistentes.

Culparte representará más peligro del que puedas imaginar. Te volverá impotente y débil para enfrentarte a los manipuladores e hipnotizadores. Estarás constantemente a su merced. En esa situación, ¡pueden salirse con la suya en todo lo que hagan!

De hecho, culparte a ti mismo puede aumentar tu nivel de ansiedad. Vas a estar resollando y resoplando por algo que no fue tu error en primera instancia. Por favor, sálvate de todas esas emociones negativas y vive tu vida felizmente.

Escríbelo claramente en un papel y cuélgalo donde siempre puedas verlo y leerlo: "¡NUNCA ME CULPARÉ DE NADA EN LA VIDA!" Internalízalo, vívelo, practícalo y predícalo. Deja que se convierta en una parte integral de tu vida diaria. Por consiguiente, hacer esto aumentará tu moral, y tu salud mental será sólida e inflexible a las presiones manipuladoras.

TRATAMIENTO Y TERAPIA

La exposición explícita o incontrolada a manipulaciones podría resultar en un cambio en la salud mental de la víctima. Después de un tiempo, se vuelven violentos, erráticos y deprimidos.

Los médicos y terapeutas no tienen un solo tratamiento para las personas que han sido manipuladas durante mucho tiempo, quienes obviamente muestran los síntomas de una exposición excesiva a la manipulación. Sin embargo, ofrecen tratamiento para cada síntoma que es detectado. La esencia del tratamiento es ayudar a mejorar la salud mental de las víctimas, para que puedan volver a ser mentalmente fuertes otra vez.

La siguiente tabla muestra un régimen de tratamientos médicos y terapias que se utilizan para tratar a las víctimas de psicólogos oscuros:

Síntoma mostrado por la víctima de manipulación	Posible tratamiento
Depresión	Medicamentos y terapias para la depresión
Ansiedad severa	Medicamentos y terapias para la ansiedad severa
Hábitos negativos copiados de los manipuladores	Terapias conductuales
Ser demasiado negativo	Exposición al positivismo y algunas terapias conductuales

11

MÍRALO POR LO QUE REALMENTE ES

E s pertinente comenzar este capítulo con una de acertada frase de Leona Lewis:

"Pienso que siempre es importante estar atento a lo que estás haciendo y consciente de tu entorno".

ESCUCHA Y OBSERVA

La mayoría de las batallas que libramos en esta vida se hacen individualmente. En otras palabras, somos los únicos responsables de nuestra seguridad y éxitos basados en la serie de acciones que tomamos. Nadie va a estar ahí afuera ayudándote a ver quién está tratando de manipularte o no. Es tu deber escuchar y observar todo lo que se encuentra a tu alrededor. Tienes que analizar conscientemente los comportamientos de las personas que te rodean, para detectar cualquier señal verbal y no verbal que pueda señalar a un manipulador o hipnotizador.

UNA COMPRENSIÓN MÁS PROFUNDA DE LA INFLUENCIA

Necesitas tener una comprensión más profunda de cómo los manipuladores influyen en sus víctimas. Si estás armado con este conocimiento, es probable que no caigas fácilmente en los engaños de un manipulador.

Una de las definiciones de la palabra "influencia", que realmente me gusta usar en este libro, se puede encontrar en el Diccionario Merriam-Webster. Afirma que "influencia" es: **"El acto o poder de producir un efecto sin un aparente ejercicio de fuerza o ejercicio directo de la autoridad"**. Por inofensivas que puedan parecer sus acciones físicas, el objetivo principal de un manipulador es hacer miserable la vida de sus víctimas. ¿Cómo logran esto? La influencia que ejercen los psicólogos oscuros sobre sus víctimas se presenta en diferentes formas, algunas de las cuales se describen a continuación:

- **Influencia neutral:** Por más astutos que sean muchos psicólogos oscuros, fingirán que no están directamente conectados con tu miseria, mientras que ellos son los principales responsables de las incalculables dificultades por las que estás atravesando. Un manipulador puede delegar en otra persona, tal vez en su socio cercano o incluso en su cónyuge, para influir directamente en cada decisión que tome. Si no sospechas del todo, es posible que estés luchando contra la persona equivocada mientras tu enemigo principal se esconde en la sombra. En ciertos casos, incluso puedes terminar acudiendo a tu manipulador para pedirle consejo sobre lo que debes hacer con respecto a tu situación, sin saber que es él quien toma las decisiones.

- **Influencia positiva:** Como su nombre lo indica, todo el mundo desea ser influenciado positivamente, en la medida en que creemos que es para nuestro bien a largo plazo. Pero debes tener cuidado con esto. Los manipuladores no necesariamente aparecen primero frente a nosotros como manipuladores, pueden comenzar como tu mentor, líder, jefe o incluso tu amante. Hasta cierto punto, intentarán influir positivamente en nosotros ofreciéndonos consejos destinados a hacernos crecer personal y profesionalmente. Nos mostrarán amor y cariño; manejarán nuestra situación con toda dedicación y desinterés. ¿A quién no le gusta ser consentido de forma cariñosa? Sin embargo, para cuando hayan entrado en nuestras cabezas y se hayan ganado nuestra confianza, podrían atacar, mostrando su verdadera naturaleza.

- **Influencia negativa:** Aquellos que siguen a la multitud equivocada pueden recibir alguna influencia negativa de su grupo, líderes o miembros de pandillas. Hay un dicho dice así: "Tú eres con quien te asocias". Hace diez años, uno de mis amigos, Fred, había tenido una transformación repentina que obviamente sorprendió tanto a sus padres como a sus amigos. Fred era un tipo tan tranquilo, siempre tímido y modesto. Durante su experiencia laboral en un banco local, conoció a un chico que le introdujo en las mujeres y la bebida. Fred captó los hábitos de su colega en poco tiempo y se volvió tan atrevido que podía acercarse a cualquier mujer y cortejarla. Y cuando bebía cerveza, no paraba hasta que decenas de botellas llenaban su dormitorio. ¡Así es como la influencia negativa puede arruinar la carrera y la vida de una persona!

- **Influencia que cambia la vida:** Cierta influencia en las personas puede cambiar la vida, para bien o para mal. Si alguien se te acerca demostrando alguna actitud de egoísmo, por favor despierta, podría ser un manipulador. Hagas lo que hagas en asociación con otros, en la medida en que no sea por tu propio bien, piénsalo dos veces antes de continuar por ese camino. Estamos dotados de un instinto natural con el que podríamos sentir algunos peligros mucho antes de que ocurran. No recuerdo quién lo dijo, pero hay una lección importante en esta cita: "Un amigo insincero y malvado es más temible que una bestia salvaje; una bestia salvaje puede herir tu cuerpo, pero un amigo malvado herirá tu mente". Recordemos siempre que tenemos derecho a rechazar cualquier acto de influencia no deseado sobre nuestra vida. Si no lo hacemos, es posible que nos veamos sometidos a una manipulación continua que puede dejarnos más dañados de lo que podríamos imaginar.

INFLUENCIADO POR EL LENGUAJE CORPORAL DE OTRA PERSONA

El lenguaje corporal (también conocido como kinésico) es una herramienta no verbal comúnmente usada en la comunicación. A lo largo de los años, las personas han transmitido información la una a la a otra utilizando diferentes tipos de lenguaje corporal. En las escuelas para personas con problemas de audición, el lenguaje corporal ha sido utilizado para educar a una generación de personas que de otro modo no habrían podido ser educadas. Mientras celebramos las buenas aplicaciones del lenguaje corporal, es triste darse cuenta de que los psicólogos oscuros también lo usan para influir y aprovecharse de otra persona.

A continuación, se destacan los tipos de lenguaje corporal más comunes utilizados por los manipuladores:

Tipos de Lenguaje Corporal

Ya has leído sobre algunos tipos de lenguaje corporal manipulador en el Capítulo 7. En esta sección, leerás sobre tipos adicionales de lenguaje corporal que también están usando los psicólogos oscuros.

- **Entrecerrar los ojos o mirar con picardía:**
  Entrecerrar los ojos se percibe como un gesto seductor si lo hace un hombre a una mujer, o viceversa. Por inofensivo que parezca, puede inquietar y confundir a alguien si lo hace un total extraño. Más especialmente, una mujer puede perder el equilibrio si un hombre que nunca ha conocido antes le mira furtivamente durante horas. Esta sensación de incomodidad

puede hacer que el objetivo o la dama pierdan la concentración en lo que estaban haciendo en ese momento. Los manipuladores han utilizado este lenguaje corporal exitosamente para confundir y controlar los sentimientos de sus víctimas durante minutos, horas o días, dependiendo de la frecuencia con la que puedan verlas.

- **Chasquear los dedos:** Un manipulador puede chasquear sus dedos, ya sea de forma ruidosa o silenciosa, para llamar tu atención sobre sí mismo. Es una estrategia o táctica que suelen utilizar cuando quieren inquietarte y hacerte dudar de ti. Por ejemplo, puedes estar en una reunión donde estás ofreciendo tus opiniones sobre el tema en discusión. Inmediatamente tu gerente, quien está presidiendo la reunión, comienza a chasquear los dedos, es probable que esté comprobando si lo que estás diciendo es razonable o no. Si no has sido consciente del hecho de que este gesto podría usarse para manipularte, existe la posibilidad de que te veas obligado a concluir abruptamente lo que estés diciendo.

- **Hurgarse la nariz:** A pesar de que es un comportamiento asocial, algunas personas se hurgan la nariz para expresar su disgusto por lo que están viendo o escuchando. Si no eres lo suficientemente confiado, es posible que estés respondiendo a tal gesto de vez en cuando.

- **Respiración profunda:** Cuando te interrumpe alguien que respira profundamente "¡Hmm!" varias veces cuando habla, está tratando de dar a los demás una impresión negativa sobre lo que estás diciendo. Es posible que desee que otras personas duden de la veracidad de tus palabras.

- **Bostezos incesantes:** Cuando una persona bosteza con frecuencia mientras estás diciendo algo, está mostrando que estás hablando demasiado o que tus palabras no le representan ningún sentido. Bostezar es una señal de que está aburrido con lo que sea que le digas.

- **Chasquidos con la lengua:** Cuando alguien chasquea la lengua mientras estás contribuyendo a una discusión, está tratando de alertar a otras personas de que estás mintiendo. Hacer chasquidos continuamente con la lengua, es una forma astuta en la que los manipuladores socavan el significado de lo que dicen sus víctimas.

- **Tos fingida:** Un manipulador puede toser varias veces para disuadir a su víctima de expresar su confianza en un tema. La tos es falsa y casi todo el mundo entiende lo que significa, simplemente indica que el tosedor ignora lo que dice o alega la víctima.

Por inofensivas que sean las formas de lenguaje corporal mencionadas anteriormente, los manipuladores las han utilizado repetidamente para debilitar y dejar a sus víctimas débiles e indefensas en reuniones, entre otros colegas y también en reuniones familiares.

PERMANECER NEUTRAL

Es posible que hayas oído hablar de las diferentes estrategias de afrontamiento que las personas adoptan cuando se trata de lidiar con manipuladores. Una de las estrategias más efectivas es mantener un comportamiento de referencia neutral sin ningún prejuicio. Lo que esto implica es que nunca debes expresar emociones extremas sobre tus circunstancias. Es casi imposible que un manipulador controle por completo tus sentidos si siempre operas en neutralidad. En otras palabras, cuando un seductor-manipulador se te acerca usando todos sus trucos para seducirte, si eres del tipo que responde modestamente a la seducción, tendrá poca o ninguna influencia sobre ti. De la misma manera, si no estás consumido por la codicia y el amor ilógico por el dinero, es casi imposible que los manipuladores fraudulentos te atrapen. En principio, un comportamiento neutral es comparable a no ser ni frío ni caliente sobre cualquier tema. Este estado de ánimo es necesario para hacer jaque mate a cada movimiento que un manipulador hace hacia ti. **Así es como funciona:** vienes a mí y pasas horas diciéndome qué tan rentable será un trato, cuántos millones de libras ganaré con el negocio y qué tan fácil es ejecutarlo. Si te parezco escéptico y no expreso entusiasmo por el trato, es probable que juzgues mal mis reacciones: puedes pensar que no me gusta hacer negocios contigo. En ese escenario, tú, el manipulador, no estarás interesado en perder el tiempo convenciendo a un escéptico.

La mayoría de las veces, las personas traen manipuladores a sus vidas por la forma en que expresan sus emociones cuando son atacadas. Por lo general, los psicólogos oscuros arrojarán algunos señuelos a sus posibles víctimas y observarán cuidadosamente cómo reaccionarán ante ellos. Si no exudas sobreexcitación por estos señuelos, es probable que los manipuladores se sientan confundidos acerca de cómo manejarte.

El comportamiento neutral es replicable. Es decir, puedes desarrollarlo si realizas los siguientes procedimientos:

- **Vive sin prejuicios**: No te apresures a asumir que algo es bueno o malo para ti. Dale tiempo y ve si eventualmente lo será o no. El hecho de que uno de tus familiares te haya presentado una idea para un negocio no significa que no pueda engañarte. Si yo fuera tú, agradecería cualquier sugerencia de mi cónyuge con una mentalidad neutral. De esa manera, cuando las cosas van mal, no viviría el resto de mi vida mordiéndome los dedos. ¿No te convierte esa acción en un escéptico natural? ¡Para nada! Cuando se trata de un manipulador potencial, debes hacer todo lo que esté a tu alcance para proteger tu corazón. Si una persona aún no está conquistada en su mente, todavía tiene alguna esperanza de superar todos los engaños de los psicólogos oscuros.

- **Nunca aceptes nada al pie de la letra:** Cuando cultives el hábito de no aceptar las cosas tal como se presentan, verás que todo tiene otro lado. La mayoría de los psicólogos oscuros no te dejarán ver sus otros lados cuando encuentres una manera de meterte en ti. Por lo tanto, si has sido cuidadoso desde el principio, les habrás dificultado mucho el montaje de su circo contigo.

- **Utiliza tu analizador mental:** Analiza rápidamente con tu cabeza si esta persona que busca tu atención y tiempo merece la pena. Todos tenemos instintos que nos harán saber que estamos jugando con problemas abriendo nuestro corazón o la puerta a un manipulador. Si en ese instante sientes que alguna inquietud se apodera de ti, discúlpate rápidamente y corta la comunicación. Un manipulador no será tan violento al principio, o de lo contrario no tendrá la oportunidad de meterse astutamente en ti.

- **Abraza momentáneamente una segunda opinión:** La mayoría de las víctimas de manipulación a menudo se culparon a sí mismas más tarde por no pensar dos veces en sus manipuladores cuando ellos entraron a su vida y las banderas rojas ondeaban por todas partes. Cuando no tengas claro qué hacer con una proposición repentina de conocidos, familiares o extraños, por favor, piénsalo dos veces.

AUMENTANDO TU CONCIENCIA

Ahora estás leyendo este libro porque quieres aumentar tu conciencia sobre cómo evitar que los psicólogos oscuros arruinen tu valiosa vida. La verdad es que el proceso real de protegerte durante los actos de la psicología oscura puede ser difícil de lograr, y el método principal que puedes adoptar es aumentar tu conciencia para evitar que suceda en primer lugar.

¿Qué pasos puedes tomar para lograrlo? En el capítulo 10 has leído acerca de los siete signos que revelan los actos retorcidos de los psicólogos oscuros. Aquí, aprenderás cómo contrarrestar sus tácticas sin causar un gran revuelo:

- **Defiende tu posición:** Ya sea que estés en una reunión de trabajo o una reunión familiar y un manipulador esté tratando de encontrar huecos en tus argumentos o palabras, ¡defiende tu posición! Si apoyas con confianza tu posición o argumento con evidencia convincente, es probable que obligues al manipulador a mantener la boca cerrada

- **Solicita pruebas:** Si te encuentras en una situación desesperada en la que tu detractor, un manipulador, está tratando de manipular los hechos en tu contra, pídele que muestre sus pruebas. En ausencia de cualquier evidencia sensata, el verdugo perderá la cara por hacer un intento malvado de destruirte.

- **Practica el conductismo neutral:** La forma más potente de evitar que alguien despierte emociones negativas en ti es practicar el conductismo neutral. No te apegues innecesariamente a nada. Deja que las cosas vuelen y nunca tengas miedo de pensar dos veces en ellas. ¿Sabes qué? Lo que te enoja en un segundo, puede convertirse en un tema ridículo que te hará reír a carcajadas al segundo siguiente.

- **Pregunta por las reglas de participación:** No permitas que nadie te ponga en una caja a la que no perteneces. Cuando tengas una reunión o una relación con alguien que resulta ser un manipulador, siempre pregunta por las reglas de participación. ¿Por qué estamos haciendo esto y cuáles son las reglas con las que estamos jugando? Sería difícil que una sola persona o un grupo de personas te aislara, te mantuviera incomunicado, te acusara injustamente o te hiciera sentir culpable cuando ya se han establecido las reglas de interacción y se espera que cada parte juegue en consecuencia.

SEGUIR TU INTUICIÓN

No existe una regla estricta cuando se trata de lidiar con psicólogos oscuros, quienes a menudo vienen en diferentes formas y categorías.

Por eso es imperativo que sigas tu intuición en cualquier enfoque que adoptes. Debes sopesar los pros y los contras de seguir la intuición y, al final, si tu instinto te dice que algo es inapropiado o incorrecto, es mejor prevenir que lamentar.

Estamos construidos de manera diferente y cada uno de nosotros tiene su forma única de detectar un peligro que aún no ha sucedido. Es una especie de sistema intuitivo incorporado que se desarrolla a lo largo de la vida. No te arrepientas más tarde por no haber prestado atención a lo que tu cuerpo, por así decirlo, te está diciendo.

Nunca te equivocarás al hacer cosas que te protegerán de las acciones desagradables de los desvergonzados psicólogos oscuros. Más aún, presta atención a cada revelación que se haga sobre ellos en este libro y compártela con tus seres queridos para que ellos también puedan ser plenamente conscientes del peligro inminente que se avecina en la oscuridad del exterior.

12

LEVANTANDO TUS MUROS

R eflexiona seriamente sobre esta cita:

"La forma más común en que las personas renuncian a su poder es pensando que no tienen ninguno".

— ALICE WALKER

TIENES DERECHOS

Deja que esto suene alto y claro en tu mente todo el tiempo: ¡Tienes derechos! Independientemente de dónde vivas o de qué cultura provengas, existen leyes locales y nacionales promulgadas para proteger tus derechos humanos.

Los derechos humanos, tal como los define el Diccionario de Oxford, son: *"Uno de los derechos básicos de que todo el mundo tiene, de ser tratado de forma justa y no cruel, especialmente por parte de su gobierno".* Un psicólogo oscuro que te somete a una serie de acciones condenatorias ha violado tus derechos humanos fundamentales. Por lo tanto, está sujeto a ser castigado según las leyes locales y nacionales.

Un manipulador que te ha tratado de manera injusta y cruel, debe ser entregado a las agencias policiales apropiadas para su enjuiciamiento. Sin embargo, cuando se trata de un manipulador muy inteligente, es posible que no deje ningún rastro para que descubras que está detrás de tu terrible experiencia. En ese escenario, probablemente no tengas nada que usar en su contra como prueba.

Al tratar con astutos psicólogos oscuros, asegúrate siempre de documentar todo. Si el manipulador se hace pasar por un socio comercial, puedes grabar cada reunión o pedirle que agregue su firma a todos los acuerdos comerciales que ambos acordaron. Podrás utilizar esas pruebas para buscar una reparación legal.

Sin embargo, no te dejes llevar, lo que buscan la mayoría de los psicólogos oscuros es tu mente para poder manipular fácilmente tus emociones. En ese caso, es casi imposible cuantificar el alcance del daño que te han hecho.

El artículo 5 de la Declaración Universal de Derechos Humanos de las Naciones Unidas establece que: *"Nadie será sometido a torturas ni a penas o tratos crueles, inhumanos o degradantes".* En la medida en que tu país sea miembro de las Naciones Unidas, estás protegido por esta carta. Su objetivo es protegerte de los ataques mentales o emocionales de estas personas.

Cuando conozcas tus derechos humanos, tendrás la confianza para evitar que nadie los menoscabe.

MANEJANDO TUS EMOCIONES

Marya Mannes dijo una vez que: *"El signo de una persona inteligente es su capacidad para controlar sus emociones mediante la aplicación de la razón".*

Controlar nuestras emociones puede no ser tan simple como parece, pero la buena noticia es que todos pueden manejarlas con éxito si lo intentan. Es imperativo que aprendas a manejar tus emociones para poder protegerte adecuadamente.

A continuación, se destacan algunos enfoques prácticos que cualquiera puede adoptar para controlar sus emociones:

- **Haz una pausa por un momento:** Cuando descubras que tus emociones se están volviendo locas y están en proceso de sacar lo máximo de ti, haz una pausa breve. Si te encuentras en una condición en la que las emociones negativas te abruman y no sabes necesariamente cómo mantener tus pensamientos bajo control, ¡detente! Una gran técnica que se usa a menudo para detener una avalancha de pensamientos negativos es la respiración profunda. Abstente de decir nada, solo respira profundamente durante unos minutos. Sería útil si pudieras decidir cambiar tu entorno por un tiempo breve, o dejar la presencia del psicólogo oscuro y cruel que despierta pensamientos negativos en ti. Si pudieras hacer esas acciones sugeridas, te sentirás mucho más liviano, a medida que los pensamientos negativos comenzarán a desaparecer de tu mente.

- **Afirmaciones positivas o ensayos:** Los psicólogos creen que las personas pueden reemplazar los pensamientos negativos que acuden a sus mentes con afirmaciones positivas. Por ejemplo, si estás abrumado por la idea de perder tu patrimonio, puedes reemplazar ese pensamiento molesto con una afirmación positiva como: "¡Mi abundancia es eterna! ¡Viviré hasta la vejez con gran prosperidad! ". Repetir estas afirmaciones positivas de vez en cuando te ayuda a hacer callar la voz negativa que te ha mantenido inquieto durante algún tiempo. Las afirmaciones positivas también se conocen como "ensayos positivos". Constantemente, le dices a tu subconsciente o mente cosas grandiosas y maravillosas sobre ti, sobre tus circunstancias actuales y futuras. Al hacer esto como una rutina, es probable que puedas recrear la mentalidad positiva y poderosa que necesitas para lograr éxitos tangibles en la vida.

- **Escucha, pero no hables:** Podríamos llamar a esto una técnica bíblica de acondicionamiento mental. Está escrito en Santiago 1:19 (Versión de King James), que: "Por tanto, mis amados hermanos, todo hombre sea pronto para oír, tardo para hablar, tardo para enfurecerse". No importa lo que el manipulador te diga para molestarte, esta técnica te aconseja que escuches, pero que te abstengas de decir nada en absoluto. Por lo tanto, si haces precisamente eso, podrás controlar tu reacción de enojo y mantener la situación bajo control. Recuerda que el objetivo principal de un manipulador es verte preocupado, enojado e inquieto. Es tu poder demostrarles que están equivocados y confundirlos en su estrategia.

Hay otras formas que la gente usa para controlar sus emociones. Sin embargo, solo recomendamos las técnicas positivas descritas anteriormente. Es igualmente importante diferenciar los métodos útiles de algunas formas dañinas que las personas han estado utilizando para administrar sus emociones.

Dejemos en claro que lo siguiente no es recomendado para controlar tus emociones: Si adoptas cualquiera de los enfoques dañinos que se describen a continuación, inadvertidamente te estarás haciendo más daño a ti mismo que cualquier bien:

- **Uso de sustancias o drogas que alteran la mente:** Es posible que puedas controlar temporalmente tu mente al abusar de las drogas u otras sustancias, pero a la larga, estás causando un daño grave a tu cuerpo y tu vida.
- **Consumo excesivo de alcohol:** Hay algunas personas que suelen presumir de mantener la calma consumiendo mucha cerveza y alcohol. Para ser honesto, cualquiera que lo

haga solo se está poniendo en peligro causando daño en su cuerpo. Mantente alejado de las borracheras.

- **Negación:** Es curioso que las personas controlen sus sentimientos viviendo en negación. Desafortunadamente, la realidad pronto les golpeará mientras intentan ocultar los verdaderos sentimientos de lo que les está sucediendo exactamente.

- **Apego:** Es común que las personas se unan a sus amantes, amigos, colegas amables y vecinos mientras intentan superar algunas experiencias incómodas en sus vidas. Ten cuidado: no se puede confiar en nadie, y ellos pueden hacerte vulnerable a través de un apego irrazonable. Si no eres cuidadoso, es posible que estés huyendo de Pedro solo para ser golpeado por Pablo.

DESARROLLA TU AUTOESTIMA

Tu autoestima es exactamente cómo te sientes sobre ti mismo. Las personas con baja autoestima a menudo se menosprecian a sí mismas, por lo general, menosprecian sus propios logros y parecen sufrir un complejo de inferioridad. Cuando tu autoestima es bastante alta, a un extraño le tomará un momento arduo antes de que pueda entrar en ti. Comprende que tener una alta autoestima no es lo mismo que ser irracionalmente arrogante. Significa que sabes lo que vales y que no harás ninguna tontería para ponerte en una situación de riesgo en la que alguien se aproveche de ti. Los psicólogos oscuros siempre están buscando a personas con baja autoestima para que puedan hacerles la vida insoportable. Con esta información, es imperativo que desarrolles o mejores tu autoestima. Al hacer esto, evitarás convertirse en una víctima. Puedes aumentar tu autoestima haciendo algunos o todos los procesos resaltados a continuación:

- **Canaliza tu superestrella interior:** Todos tenemos una superestrella en nosotros que está pidiendo ser revelada al mundo. Darte cuenta de que has nacido con algunas habilidades, talento y singularidad inherentes siempre te proporcionará la cantidad adecuada de confianza que necesitas para afrontar cualquier situación en esta vida. Aquellos que se menosprecian a sí mismos y a sus habilidades posiblemente tengan dudas sobre si nacieron con algún talento o no. Si puedes dejar que tu superestrella interior hable por sí misma de vez en cuando, las personas que te rodean te respetarán y te tendrán en alta estima. Uno de mis amigos de la universidad era la persona más tímida que he visto en mi vida. Era tan tímido hasta el punto de que simplemente no podía mirar a nadie a los ojos. Un día, estábamos en un evento importante y todos estuvieron de acuerdo en que él debería ser el Maestro de Ceremonias. Después de su resistencia inicial, se rindió y subió al podio. Todo el mundo estaba sonriendo porque sabía que hablar en público no era lo suyo. Fue como arrojar pescado a una olla con agua caliente. Después de murmurar durante unos minutos, se armó de valor y obviamente nos sorprendió a todos allí con su don oculto de oratoria que ninguno de nosotros había detectado en él.

La conclusión: Saca al héroe que hay en ti y enséñaselo a todo el mundo.

- **Se consciente de todo:** Es peligroso vivir inconscientemente con un psicólogo oscuro. Es como vivir en un vacío donde uno no tiene control sobre los eventos que suceden a su alrededor. Solo las personas sin esperanza u oprimidas viven sin pensar. Debes ser esa persona que participa activamente en todo lo que ocurre a tu alrededor. Muéstrale al mundo que tienes una personalidad fuerte y que no eres un inocente para ningún manipulador. Cuando estábamos en la escuela secundaria, no era la chica más bonita o el chico más guapo lo que era demasiado difícil de conseguir, eran esos difíciles y ruidosos momentos que a menudo tenían los chicos y chicas antes de aceptar convertirse en sus amigos. ¿Sabes que no hay nada como un político joven o viejo a la hora de buscar apoyos para aprobar una nueva ley? Incluso un parlamentario que ha trabajado durante décadas debe buscar a esos recién elegidos, sin importar cuán jóvenes sean, para obtener su apoyo para hacer avanzar su agenda legal. Esto indica que cuando te presentas como una personalidad formidable, la gente tendrá que pedirte permiso antes de entrar en tu espacio. De la misma manera, un manipulador se lo pensará dos veces antes de acercarse a alguien que tiene mucha confianza y es muy consciente de las cosas que suceden a su alrededor.

- **Vive en el presente:** Tu pasado es asunto tuyo y nunca debes permitir que moldee o defina tu estilo de vida actual. Una de las cosas malas que las personas se hacen a sí mismas es aferrarse a su pasado vergonzoso y dejar que les robe la posibilidad de vivir una vida maravillosa. Si antes fuiste un fracaso, pero tu situación ha cambiado para mejor, por favor abraza tu actual "tú" con orgullo y habla con valentía y autoridad. Mientras te aferras a tu pasado, te estarás incapacitando o no estarás capacitado para vivir una experiencia nueva y maravillosa. Los psicólogos oscuros entienden que pueden usar fácilmente tu pasado para pedir un rescate.

- **No te compares con nadie:** La mejor manera de evitar desesperarte constantemente es dejar de compararte con los demás. Todos somos únicos, hacemos las cosas de manera diferente y nuestros resultados no son los mismos. Lo que tú eres es capaz de lograr, puede ser difícil para otros. Incluso los gemelos que nacieron el mismo día nunca crecen actuando de la misma manera: son genética y conductualmente diferentes. Albert Einstein advirtió una vez a quienes se comparan con los demás en una de sus citas populares: "Todos son genios. Pero si juzgas a un pez por su capacidad para trepar a un árbol, vivirá toda su vida creyendo que es estúpido". Nada mata la estima de una persona más rápido que compararse con los demás.

- **Cuídate bien:** Presta atención a tu salud y mantente alerta. Haz ejercicio y come bien. Cuida tu apariencia física, preséntate siempre aseado y bien vestido. Recuerda que las primeras impresiones importan mucho. Más aún, necesitas dormir lo suficiente y rejuvenecer tu cerebro para que pueda funcionar correctamente. Cuando descuidas tu autocuidado, puedes terminar sufriendo estrés u otras enfermedades que pueden impedirte presentar una imagen maravillosa de ti mismo al mundo. Si un manipulador está pensando en meterse contigo, pero ve que tienes buen físico y agudeza mental, reconsiderará sus planes. A veces, la gente invita involuntariamente a psicólogos oscuros a atacarlos por la forma en que presentan débilmente su persona. Es de sentido común pensar que una persona débil se convertirá en una víctima fácil. ¡Y eso es exactamente lo que piensan los psicólogos oscuros!

Decir "No"

No podrás creer cuan alto es el muro de protección que puedes levantar simplemente diciendo "¡No!". Las personas bondadosas y consideradas a menudo piensan que están haciendo del mundo un lugar mejor al decir generosamente "¡Sí!" a todos. Hasta cierto punto, pueden tener razón; el mundo necesita personas amables y bondadosas que siempre estén dispuestas a ofrecer una mano amiga a los necesitados. Desafortunadamente, los psicólogos oscuros no razonan de la misma manera. Perciben a las personas de buen corazón como débiles de los que pueden aprovecharse fácilmente. Las personas buenas son las que más sufren en este mundo perverso, y es por eso que debes aprender a decir que no. Entrénate para identificar que funciona para ti y lo que no. Recuerda que decir "¡No!" no significa que seas grosero o desconsiderado. Simplemente significa que ya no te vas a poner en una situación en la que eres vulnerable a los asaltos y manipulaciones de los psicólogos oscuros. Más aún, nunca debes sentirte culpable por decir no, incluso si la otra persona sigue insistiendo en obtener un sí. Debes decir enfáticamente "no" en las siguientes situaciones:

- Cuando el asunto en discusión no agrega valor medible para ti o tu negocio. No querrás dar lugar a interacciones que desperdicien tu valioso tiempo y permitan que un total extraño se establezca en tu vida.
- Si el propósito de la conexión viola los derechos humanos de otras personas. Es un delito socavar los derechos humanos fundamentales de los demás. Puedes ser responsable de cargos criminales por hacerlo.
- Si contradice tus principios o ideologías personales. Tomemos, por ejemplo, si eres es el tipo de persona a la que no le gusta la falsedad y los negocios clandestinos, debes decir inmediatamente "no" cuando alguien te está sugiriendo tales cosas.
- Cuando sospeches que estás interactuando con un manipulador o un psicólogo oscuro.
- Si no eres el centro de la transmisión y tu interlocutor parece manipulador en palabras y lenguaje corporal.
- Cuando tu instinto te dice que debes decir "no". A veces, es posible que no te sientas convencido de algo. En ese momento, tu cuerpo quiere que digas que no a lo que sea que la otra persona te sugiere.

No hay reglas fijas sobre a qué debes negarte. En este punto, debes usar tu discreción y seguir tus instintos. No todo lo que reluce es oro. A veces, lo que crees que es tangible y que vale la pena explorar puede resultar una pérdida de tiempo para ti. En una circunstancia extrema, podrían ser trampas que te llevarán a la red de un psicólogo oscuro.

SER ESCÉPTICO

Nunca tomes ninguna información o sugerencia al pie de la letra o tal como se presenta. No importa si proviene de tu cónyuge, amigos o socios comerciales. Debes cultivar el hábito de analizar siempre los hechos para asegurarte de que estás asimilando nada más que la verdad. Se tan escéptico que todos los que te rodean sepan que no eres un crédulo.

Hay momentos en que las personas se engañan al creer en información que no se puede cuantificar. Algunas personas se han quejado de haber sido engañadas y manipuladas por lectores de manos, chamanes o espiritistas que les ayudaron a revelar información vaga sobre su futuro. En esencia, esta práctica se conoce como el "efecto Barnum".

Hay personas que tienen el hábito de escuchar atentamente a los lectores de la palma de la mano o espiritistas que afirman haber tenido poderes sobrenaturales para ver el futuro lejano. No es raro ver gente visitar a ese tipo de espiritualistas cada semana para escuchar más profecías sobre diferentes aspectos de sus vidas. A su vez, este tipo de personas ejercen mucha influencia sobre ellos y, cuando es necesario, manipulan los pensamientos y acciones de sus víctimas.

Los espiritualistas, en determinadas situaciones, han capitalizado la confianza absoluta que tienen sus víctimas en ellos para defraudarlos, obteniendo de ellos dinero y otras propiedades. Es casi imposible saber cuántos millones de personas en todo el mundo han perdido una gran parte de su patrimonio personal consultando a los adivinos.

PREVENIR Y LIBRARSE DE LA HIPNOSIS, EL LAVADO DE CEREBRO Y EL CONTROL MENTAL

La mayor parte de la información presentada en este libro trata sobre cómo evitar ser víctima de un psicólogo oscuro y liberarse de la hipnosis, el lavado de cerebro y el control mental. Hay dos formas principales de lograr esto:

- **Comprender quién eres:** ¿Tienes una autoestima alta? ¿Eres capaz de frustrar todas las tácticas que despliega un psicólogo oscuro para atraparte? Parafraseando a Mahatma Gandhi, "Nadie puede lastimarte sin tu permiso". Después de hacer un autoanálisis y descubrir que todavía te encuentras deficiente en algunas áreas de tu vida, es muy importante las fortalezcas antes de ponerte en público. Los psicólogos oscuros siempre están al acecho de personas débiles a quienes atacar.
- **Establece tus mecanismos defensivos:** Has aprendido muchos mecanismos defensivos en este libro, que pueden ayudarte a evitar la posibilidad de convertirte en víctima del hipnotismo, el lavado de cerebro y el control mental. Ahora es el momento de que designes la estrategia de defensa que funcione mejor para ti. Esto puede implicar la combinación de algunos de los temas que ya has leído. Por ejemplo, posiblemente necesites mejorar tu autoestima. Aprende a

decir que no enfáticamente, domina tu lenguaje corporal para ahuyentar a los manipuladores potenciales y abstente de ser emocional en público.

DESARROLLANDO TU "CARA DE PÓQUER" Y OTRO LENGUAJE CORPORAL

Las mejores armas para usar contra un enemigo, como dicen, son las mismas que usa para atacarte. Este aforismo es cierto en la mayoría de las ocasiones. Cuando se trata de un manipulador, es sensato aprender parte del lenguaje corporal y los signos que está usando para oprimirte. Luego, los usarás en él. Una de las armas poderosas que puedes desarrollar es una cara de póquer y otro lenguaje corporal relacionado. Cuando usas una cara de póquer, estás confundiendo intencionalmente a tus enemigos, porque no pueden leer con precisión tus emociones. No pueden confirmar si estás feliz, triste o tienes emociones encontradas. Más aún, también puedes emplear el lenguaje de alguien que crees que te protegerá de un psicólogo oscuro, especialmente de las personas que usan el lenguaje corporal como un medio de manipulación.

Otras técnicas de lenguaje corporal en las que puedes concentrarte incluyen:

- **Lectura en frío:** Se refiere a la práctica de obtener una gran cantidad de información sobre alguien mediante el análisis de su comportamiento, edad, moda, género, peinado, lenguaje corporal, forma de hablar, educación, orientación sexual, religión, etc.

- **Lectura de la mente:** Se trata de leer la mente de una persona sin necesariamente hacerle preguntas. Esta práctica requiere algún poder sobrenatural o telepatía, y dos personas pueden comunicarse entre sí sin usar sus cinco sentidos.

- **Lectura de labios**: Cuando se trata de un manipulador que habla otro idioma distinto al que tú entiendes, puedes utilizar la lectura de labios para predecir su comportamiento, a través de la forma en que pronuncia las palabras.

EN UNA RELACIÓN CON PERSONAS DIFÍCILES

Si estás en una relación con una persona difícil, existe la posibilidad de que exista una cierta forma de manipulación en esa relación. En realidad, las personas no se sienten atraídas por nadie por quien no sientan un afecto natural. Sin embargo, permanecer en una relación con alguien a quien odias indica que estás siendo manipulado sin saberlo, o que la otra persona ha permanecido en la relación porque ya te ha objetivado y está obteniendo el máximo placer de eso.

RELACIONES MANIPULADORAS Y TÓXICAS

Probablemente hemos visto ejemplos de relaciones manipuladoras y tóxicas a nuestro alrededor. Por defecto, una relación tóxica es aquella en la que quienes participan no están contentos con tal alianza. Desafortunadamente, a la mayoría de las personas involucradas en relaciones de este estilo, a veces les resulta muy difícil dejarlas debido a algo que les une.

Algunos ejemplos comunes de relaciones tóxicas incluyen:

- **Relaciones controladoras:** Una de las personas en la relación puede ser tan controladora, que elige tratar a la otra con absoluta falta de respeto. Una pareja controladora te dirá todo lo que tienes que hacer, hasta el punto de elegir el tipo de ropa o zapatos que debes usar todos los días, o qué tipo de alimentos o bebidas puedes consumir. Este tipo de actitudes harán que la otra persona involucrada en la relación se sienta como una persona impotente a la que están dando órdenes. Cuando ves a alguien que es dominado por su pareja, siempre estará descontento. Ante el menor malentendido, podrían terminar dándose un puñetazo en la cara. Este nivel de toxicidad podría resultar en problemas de salud o incluso problemas de salud mental.

- **Personas celosas:** Todo el mundo tiene cierto grado de celos, pero estar en una relación con una persona muy celosa puede convertirse en una seria pesadilla. Tu teléfono será chequeado en secreto. Todos tus mensajes privados serán revisados para detectar si estás haciendo trampa, incluso cuando no haya razones para tener tal sospecha. Las personas en una relación tóxica y celosa a menudo se ven afectadas por la ansiedad porque nunca podrían imaginar lo que sus compañeros celosos están haciendo. Los celos patológicos, que también se conocen como "Síndrome de Otelo", se consideran muy peligrosos porque la pareja celosa puede ser absolutamente delirante y obsesiva. Uno de los inusuales estudios realizados sobre los celos delirantes fue en los Estados Unidos en 1998, en donde veinte participantes fueron elegidos al azar y trece de ellos eran hombres. La investigación reveló que, de los trece hombres, nueve en realidad atacaron a sus cónyuges. Tres de ellos utilizaron un arma y doce les hicieron daño. Esto revela la magnitud de los inconvenientes asociados con una relación tóxica.

- **Un pensador negativo:** No hay forma de que un pensador negativo pueda entablar una relación bonita con nadie. Cada pensamiento en su corazón es malvado. Incluso si estás haciendo todo lo posible para impresionarle, tu buen gesto seguirá siendo malinterpretado. A veces, las personas que han tenido una experiencia traumática en el pasado siempre sospecharán de las acciones de los demás, independientemente de lo grandiosas que sean. Por eso es imperativo que dediques tiempo a estudiar muy bien a las personas antes de enamorarte o iniciar una relación con ellas. Es posible que seas afortunado al haber descubierto antes que tal persona puede no ser la mejor opción para ti.

- **El gruñón:** Esto no necesita mucha explicación: Un cónyuge rezongón es un completo dolor de cabeza. En este tipo de relación, te hablan como a un bebé. Todas tus acciones son cuestionadas y tus decisiones se sopesan a fondo con el propósito de encontrar algunas fallas por las que pasar días lloriqueando. En una familia un quejumbroso puede hacer la vida insoportable para los demás. Si trabajas con un colega o jefe gruñón, te encontrarás la mayor parte de tus horas de trabajo ideando formas de manejar tal disturbio ocupacional. Solo unos pocos trabajadores pueden sobrevivir en una atmósfera en la que se les acusa constantemente de un mal o del otro, porque tal acción matará su motivación y es posible que sean constantemente improductivos en ese entorno.

- **Tramposos:** Siempre que el engaño entra en una relación, es como si se hubiera arrojado un fuego a un arbusto: quemará todo a su paso. Los socios comenzarán a dudar de todo lo que hacen, acusándose entre sí con enojo. La mayoría de los casos de abuso doméstico en el Reino Unido se atribuyen a la infidelidad. Por eso no es sorprendente que la razón más comúnmente citada para el divorcio en el Reino Unido sea esta. Según las estadísticas de "Global Investigations", el porcentaje de mujeres casadas que admitieron ser infieles aumentó un 40 por ciento del 10,5 por ciento en 1990 al 14,7 por ciento en 2010. De la misma manera, hasta el 57 por ciento de los hombres revelaron que habían engañado al menos una vez en su relación. Aquellos que están atrapados en una relación de engaño donde los miembros se acusan mutuamente de infidelidad saben que no siempre es un lugar fácil para estar.

- **El mentiroso:** No se puede establecer una buena relación sobre falsedades. Si estás en una relación con un mentiroso, ya te estás exponiendo al abuso y la manipulación habituales. Puede resultarte difícil identificar quién es un mentiroso cuando le conoces por primera vez. Sin embargo, si puedes ser paciente y estudiarles, es probable que puedas verles como son y no como se describen a sí mismos. Una cosa acerca de permanecer en una relación que se mantiene unida mediante la mentira habitual es que nunca llegarás a saber la verdad sobre la otra persona. Hemos visto en películas cómo los estafadores toman prestados autos caros para hacerles creer a las mujeres crédulas de que son ricos. Una vez que hayan enloquecido a estas mujeres, harán todo lo que esté a su alcance para mantener sus identidades ocultas aumentando sus mentiras.

- **Relación abusiva:** En el Reino Unido, las estadísticas de relaciones abusivas pintan un panorama sombrío. Se estima que una de cada cuatro mujeres y uno de cada seis hombres son sometidos a alguna forma de abuso en las relaciones. La triste realidad es que este abuso lleva a que un promedio de que dos mujeres sean asesinadas cada semana y cerca de treinta hombres pierdan sus valiosas vidas por abuso cada año. El abuso doméstico representa el 16 por ciento de todos los delitos violentos en Inglaterra y Gales y tiene más víctimas reincidentes que cualquier otro delito. Uno de los dolores de cabeza asociados con las relaciones abusivas es que los involucrados a menudo pasan la culpa a la otra persona. Hay mucha proyección psicológica, y cada parte culpa a la otra. En este caso, será muy difícil para ellos sentarse y resolver el problema de manera amistosa ya que ninguno está aceptando la culpa por causar el abuso.

- **Una pareja insegura:** Aquellos que han estado en una

relación con una pareja insegura, a menudo se quejan de que es totalmente tóxica y manipuladora. En lugar de aceptar el hecho de que de alguna manera es insegura y hacer algo al respecto, la persona puede estar actuando de manera errática para presentarse a sí misma como alguien que no es. Se necesitan dos para bailar un tango, desafortunadamente, si uno de ellos carece de confianza para acompañar al otro, esa relación puede ser problemática.

- **Una persona exigente:** Una persona exigente es manipuladora por naturaleza. No tiene ninguna consideración por los demás. Lo único que quiere es que sus órdenes se lleven a cabo de inmediato y sin preguntas. La razón por la que muchas relaciones se vuelven amargas es que cuando le exiges demasiado a tu pareja, es probable que sienta que está siendo utilizada. En una relación en la que un socio objetiva al otro, tal alianza no puede durar mucho tiempo. Tan pronto como la persona objetivada se dé cuenta de que ha sido utilizada para satisfacer la fantasía de la otra persona, pondrá fin abruptamente a esa objetivación. Tomemos, por ejemplo, a una mujer casada a la que sólo le gusta su marido por los costosos obsequios que le está comprando. Su relación tocará fondo pronto, una vez que el hombre descubra que sólo está siendo valorado como el "Señor. Gastador". Todos quieren ser amados o apreciados incondicionalmente en una relación. Del mismo modo, no se puede retener a una mujer por mucho tiempo si ella se da cuenta de que solo se la valora por el placer sexual

- **Compañero narcisista:** Como ya sabes, una persona

narcisista es completamente egocéntrica, arrogante y desconsiderada. Una relación funciona si las personas involucradas en ella se valoran mutuamente y se respetan la una a la otra. Un amante narcisista solo se preocupa por lo que puede obtener de la relación. No le importa si la otra persona es maltratada, infravalorada y manipulada. Esto explica por qué los individuos narcisistas no son buenos para mantener relaciones.

- **Competidor indebido:** Cuando estás en una relación en la que las otras partes involucradas se involucran indebidamente en una competencia feroz contigo, habrá algunos problemas serios. Un competidor quiere ser mejor que tú a toda costa; así que, en lugar de lidiar amistosamente con las cosas dentro de la relación, la otra persona estará imponiendo sus ideas u opiniones sobre ti. Eso podría establecer un patrón peligroso que podría poner en peligro la relación porque a nadie le gusta ser manipulado o mandado.

- **Un perfeccionista:** Nadie es perfecto. Todos tenemos nuestros defectos como seres humanos. Si estás en una relación con un perfeccionista, existe la tendencia a que esa relación se derrumbe pronto. ¿Por qué? No siempre puedes tener una expectativa irracional sobre tu pareja, debes comprender que la gente comete errores. Y que nunca deberían ser rehenes por esos errores. Muchas relaciones podrían haberse salvado si las partes involucradas hubieran tenido cierta paciencia con sus compañeros.

Puedes ver por qué hay tantos problemas de relaciones en el mundo. Estamos entablando relaciones con personas con diferentes personalidades y constituciones psicológicas. Es por eso que los consejos universales nunca funcionan en todas las situaciones porque las personas son psicológicamente diferentes. Te ahorrarás algunos problemas si puedes ser lo suficientemente paciente como para estudiar a tu pareja antes de iniciar una relación con ella.

ENTRE TU FAMILIA Y AMIGOS

Existen también algunas formas de relaciones tóxicas y manipuladoras entre tu familia y amigos. Al dirigirse a sus discípulos en Mateo 10:36, Jesucristo lanzó una bomba: *"Los enemigos del hombre serán los miembros de su propia casa"*. Esta afirmación ha tenido siempre gran significado, incluso en nuestra época actual.

¿Sabes por qué? Tus familiares y amigos saben mucho sobre ti, ellos conocen tus fortalezas y debilidades. Esto les da una ventaja sobre los manipuladores externos si eligen atacarte con Psicología Oscura. Y si lo hacen, sentirás más dolor por sus ataques.

¿Qué podría hacer que tu familia y amigos sometan a alguien a la Psicología Oscura? Es posible que desees saberlo. Hay algunas razones por las que un hermano, un amigo, o conocido cercano pueden querer lastimarte o herirte:

- **Envidia:** Si tienes más éxito que algunos de tus parientes o amigos, es posible que se sientan tentado a utilizar la psicología oscura contra ti. Algunos de sus intentos pueden ser atraerte para que les des dinero o algunas posesiones costosas a las que no habrían tenido acceso si no hubieran usado hipnotismo o tácticas manipuladoras contigo. Tal vez no quieran verte morir o quedar incapacitado, pero sus expectativas iniciales podrían ser que te vuelvas tan desesperado como ellos.

- **Competencia:** Suele haber rivalidad entre hermanos. Tu hermano o hermana aspirarán a ser mejores que tú. En caso de que no puedan lograrlo de forma natural o trabajando duro, pueden verse tentados a probar la Psicología Oscura.

- **Discordias familiares:** Hay muchas razones por las que los miembros de una familia pueden convertirse en enemigos jurados. Por ejemplo, cuando están dividiendo las propiedades de su familia después de la muerte de sus padres, quienes no dejaron un testamento, pueden hacerlo de manera desproporcionada y hacer que una o más personas se sientan engañadas en el proceso. Las personas afectadas pueden recurrir a la búsqueda de justicia mediante el uso de psicología oscura sobre cualquiera de sus hermanos.

El caso es ligeramente diferente cuando se trata de amigos y conocidos. Tus amigos solo pueden tener tanta información sobre ti como tú les permitas. Y nunca olvides que el amigo de hoy podría ser el enemigo de mañana. Warren G. Harding dijo una vez: **"trata a tu amigo como si un día fuera tu enemigo, y a tu enemigo como si algún día fuera tu amigo".**

En esencia, los impactos que un amigo o conocido puede tener sobre ti dependen de cuánto te expongas a su influencia. Si eres una persona moderada que no se vuelve vulnerable a la psicología oscura iniciada por un amigo, es posible que puedas protegerte de sus malas intenciones si piensan en hacerte daño. Los seres humanos son muy impredecibles. Por lo tanto, haz todo lo posible para ponerte a ti y a tus seres queridos en una situación segura en la que los ataques psicológicos oscuros inesperados no tengan efectos graves.

Esto no significa que siempre debas sospechar de uno o más de tus amigos como posibles manipuladores. Si usas muy bien tu discreción, con el tiempo podrás detectar en quién se puede confiar y a quién debes alejar de tu vida.

EN EL TRABAJO

Puedes elegir a tus amigos y conocidos, pero no puedes, en la mayoría de las ocasiones, elegir a tus compañeros de trabajo. Y no hay nada tan difícil como trabajar con manipuladores. Al principio, pueden disfrazarse de un gerente atento que te enseña a realizar algunas de las tareas que se te asignan en el lugar de trabajo. Con el tiempo, verás que se vuelven más exigentes y manipuladores por naturaleza. Desafortunadamente, un gran número de empleadas han sido acosadas por sus superiores que querían algo más que trabajar con ellas. Y si una empleada rechaza las insinuaciones sexuales de un superior masculino, él puede hacerle la vida difícil.

Seguramente tienes algunas opciones bien definidas cuando se trata de lidiar con un manipulador en el trabajo. Aquí hay algunos enfoques probados que puedes adoptar para lidiar proactivamente con un manipulador en tu lugar de trabajo:

- **Tranquilízate:** Comprende el hecho de que ninguna empresa u oficina da la bienvenida a manipuladores desalmados. Hasta cierto punto, estás protegido por las reglas de tu empresa, independientemente de la posición del manipulador. Entonces, prepárate. Haz preguntas sensatas para aclarar lo que sea que el manipulador pueda estar preguntando. Por supuesto, un gerente masculino que quiere acostarse con su subordinada, nunca lo dirá directamente. En cambio, la acusará de vez en cuando por no hacer muy bien su trabajo. Entonces, haz preguntas relevantes para aclarar el tema en discusión. Si es necesario, involucra a otro gerente de alto rango en la discusión.
- **Mantente alejado del manipulador:** Si puedes, mantente siempre alejado del manipulador. Puedes solicitar que te reorganicen tu ubicación, para no estar siempre sentado a su lado. Cuando estés en reuniones, no intentes interrumpirle para no darle la oportunidad de arremeter contra ti o atacarte.
- **No digas "sí" a todo:** Honestamente, no tienes que decir que sí a todas las tareas que te encomiende el manipulador que continúa buscando una oportunidad para atacarte. Puedes afirmar que estás ocupado en otra cosa, para que busquen a otra persona para que lo haga. Recuerda que tus colegas no son tus amigos ni familiares; interactúa con ellos

con precaución. Si un alto ejecutivo obsesionado con el sexo te invita a tomar algo, tienes derecho a decirle que no.

- **Conoce tus derechos:** No olvides que tienes derechos en tu lugar de trabajo. Por lo tanto, si estás seguro de que alguien te está presionando demasiado para comprometer tu integridad, puedes presentar una queja al establecimiento utilizando sus procedimientos normales para registrar quejas. Es peligroso seguir soportando el acoso y la manipulación en el trabajo, pensando que el agresor cambiará. Ese es un pensamiento erróneo porque la mayoría de los manipuladores se emocionan al ver a sus víctimas sufrir.

¿PUEDEN ELLOS CAMBIAR AÚN?

Es común entre las víctimas de manipulación asumir que sus manipuladores pueden cambiar. ¿Lo harán? Bueno, hay algunos casos en los que pueden hacerlo. Estamos hablando de salvar relaciones que, en primer lugar, no deberían haberse amargado. Un esposo y una esposa pueden optar por reconciliarse después de descubrir que ambos tuvieron la culpa. Un empleado puede perdonar a un empleador que se equivoca y reconciliarse con él. Es posible que algunos parientes y amigos se hayan enterado de que sus acciones fueron incorrectas y se hayan disculpado debidamente por sus faltas.

Sin embargo, ¡ten cuidado! No todos los que se disculpan realmente lo dicen en serio. Algunos viejos amigos o socios pueden reconciliarse contigo porque se dan cuenta de que no pueden disfrutar de los beneficios similares que han tenido sin ti. Por lo tanto, usa tu discreción en cada circunstancia.

¿Pueden cambiar todos los manipuladores? La respuesta es un rotundo no. Algunas personas malvadas que se acercan a ti con el único propósito de lastimarte, despojarte de tus valiosas posesiones o incluso quitarte su preciada vida, nunca verán ninguna razón para dejarte solo. Esas son las categorías de personas manipuladoras a las que nunca debes dar una segunda oportunidad porque te lastimarán más.

DEFENDIÉNDOTE DE LOS MANIPULADORES

La mejor manera de defenderte de los manipuladores malvados es no darles acceso ilimitado a ti. Mantenlos lejos. No seas esa persona bondadosa que siempre está dispuesta a darles a todos una segunda oportunidad sin saber de antemano si van a agregar valor a tu vida o negocio. Recuerda siempre que no tienes nada que ganar con la manipulación y las relaciones tóxicas. Por lo tanto, toma las medidas necesarias para protegerte de las relaciones tóxicas:

- Sal de cualquier relación que no sirva a tu propósito.
- No dejes que tus colegas o conocidos conozcan tus debilidades, podrían usarlas para manipularte.
- Identifica los propósitos de una relación antes de iniciarla. Si tu interés no se expresa claramente en el acuerdo, sal de la relación.
- Nunca permitas que un manipulador tenga la oportunidad de entrar en tu vida sin saber si tiene algo bueno que agregar en ella.
- Utiliza tu discreción e instintos naturales para detectar a los manipuladores mucho antes de que te ataquen. Lo más

probable es que siempre tengas una forma natural de identificar a un alborotador malicioso antes de que se instale en tu vida.

- Deja de hacerte vulnerable a los ataques de los psicólogos oscuros. La forma más fácil en que las personas se exponen al peligro es cuando se presentan como emocionales y débiles.

14

CONTRA LOS ATAQUES EN LÍNEA

Los psicólogos oscuros han recurrido a una nueva plataforma para lanzar sus ataques debilitantes: Internet. En los últimos años, las vidas de algunas personas inocentes se han puesto patas para arriba debido a las actividades nefastas de los manipuladores en línea. Esta práctica maliciosa se llama acoso cibernético, por la cual un puñado de personas con malas intenciones se esconden detrás del anonimato para intimidar o intentar manipular los comportamientos de los demás.

Las estadísticas de 2020 sobre el acoso virtual son lastimosas: alrededor del 36,5 por ciento de las personas informaron haber sido intimidadas en línea en algún momento de su vida, mientras que el 17,4 por ciento confesó que les ha ocurrido en los últimos 30 días. Además, un 87 por ciento de los jóvenes se quejó de haber sido acosado principalmente en plataformas en línea.

Los impactos de estas malas prácticas también son significativos: alrededor del 64 por ciento de quienes son acosados dicen que no se sienten seguros en las escuelas. Y exhiben algunos problemas de salud social y mental si el acoso persiste más de lo esperado. Para manejar sus situaciones, muchas personas víctimas de acoso cibernético a menudo beben en exceso o abusan de sustancias. En circunstancias graves, podrían suicidarse o dañar a otras personas a su alrededor.

HECHOS Y MENTIRAS

Internet sigue siendo una plataforma abierta que está mal regulada. Esto implica que gran parte de la información en línea no está moderada. Esto les da la oportunidad a aquellos con malas intenciones de difundir fácilmente mentiras sobre los demás. La mayoría de ellos se salen con la suya con las falsedades que están difundiendo, salvo en raras ocasiones en las que se llama la atención del moderador de la plataforma sobre el contenido, que luego se esforzará por eliminar.

La idea de las noticias falsas exacerba aún más la confiabilidad de las plataformas en línea. A veces, incluso las agencias gubernamentales difunden rumores para engañar a los ciudadanos desprevenidos. Antes de que lo expulsaran de su cargo, Donald Trump y sus oficiales administrativos dominaban a los estadounidenses comunes y corrientes, lo que les dificultaba diferenciar las verdades de las mentiras. De la misma manera, otras organizaciones han publicado información falsa en línea que es citada públicamente por personas de todo el mundo que no tienen los recursos para confirmar si la información es verdadera o no.

En este momento, puedes estar confundido acerca de lo que deberías creer en Internet. Bueno, algo de decoro está llegando a la red y las empresas de redes sociales están trabajando cada vez más las 24 horas del día para eliminar noticias falsas, información destructiva y rumores no confirmados de sus plataformas.

Antes de creer en algo en línea, utiliza estos criterios que te ayudarán a separar las verdades de las verdades a medias o las mentiras:

- **Fuentes de autoridad:** Asegúrate de que la información que estás difundiendo provenga de fuentes autorizadas. Tomemos, por ejemplo, que podrías ver una marca azul (v) junto al nombre de la persona u organización que divulga esa información. Esto significa que las empresas de redes sociales han confirmado que esas fuentes son reales.
- **Experiencias / historias creíbles:** También puedes ayudar a la veracidad en línea aceptando historias creíbles. Estas son historias reales que casi siempre son ciertas. Tomemos, por ejemplo, si alguien dice que el sol sale por el este y se pone por el oeste, probablemente no necesites verificar eso porque es la verdad.
- **Información confirmada:** A veces es posible que no conozcas las fuentes de cierta información. Pero si han sido confirmadas por otras fuentes autorizadas, esa información podría ser cierta. Por ejemplo, es posible que no sepas quién dijo algo hace muchos años, pero si una persona confiable citó la misma declaración que se hizo hace tiempo atrás, la veracidad de la declaración puede atribuirse a la personalidad confiable que la confirma.

- **Hechos bien conocidos:** Es posible que no necesites verificar hechos bien conocidos. Todos entendemos que algunos datos o información religiosa son indiscutibles. En ese escenario, puedes ahorrarte algo de tiempo para aclararlos.

Dicho esto, Internet sigue siendo un lugar muy peligroso en el que uno debe navegar con cuidado, especialmente para los niños pequeños.

TEN CUIDADO CON LOS PATRONES OSCUROS

Cuando buscas cualquier servicio en línea, debes tener cuidado con quién responde a tu llamado de ayuda. El anonimato de Internet ha hecho posible que los psicólogos oscuros se escondan detrás de una pantalla y encuentren en secreto su camino en la vida de las personas.

Según el FBI, la tasa de delitos en Internet ha aumentado proporcionalmente en los últimos años. Solo en 2019, se presentaron 467,361 quejas de delitos en línea, lo que se tradujo en 1,300 quejas por día. En total, hubo pérdidas estimadas de $ 3.5 mil millones para empresas e individuos.

La naturaleza del crimen cometido en línea se vuelve más oscura cada día, desde un pedófilo que acecha en la oscuridad en busca de niños para atacar hasta psicólogos oscuros que intentan continuamente manipular a las personas con el clic de un mouse. Desde los sitios de citas, muchos amantes inconscientes se han arrojado a los brazos de manipuladores que les hacen la vida verdaderamente insoportable.

Todos los días se forman muchas relaciones manipuladoras y tóxicas, y la gente parece no haber aprendido ninguna lección.

Entonces, ¿qué deberías hacer frente a la creciente toma de poder de Internet por parte de psicólogos oscuros? Bueno, no existe una respuesta única en este sentido. Pero, como pronto descubrirás, hay pasos que puedes seguir para protegerte a ti y a tus seres queridos en línea.

Mantenerte a salvo es una batalla diaria que debes librar. Internet es un gran océano lleno de tiburones malignos. Y lo que están buscando es a ti, a tu propiedad, tu corazón o de alguna manera tu vida. Es tu responsabilidad asegurarte de que no obtengan lo que creen que están buscando.

Para que sepas cuán oscuro se está volviendo Internet, los jóvenes se enfrentan a un nivel sin precedentes de amenazas en línea. En una entrevista realizada para averiguar cómo algunos adolescentes fueron intimidados en línea, se hicieron las siguientes observaciones: Y los tipos más comunes de experiencias de acoso cibernético entre los adolescentes incluyen:

- Insultos ofensivos (42%)
- Difusión de falsos rumores (32%)
- Recibir imágenes explícitas no solicitadas (25%)
- Constantemente preguntar quiénes son, qué están haciendo y con quién están por parte de alguien que no sea un padre o madre (21%)
- Amenazas físicas (16%)
- Imágenes explícitas compartidas sin su consentimiento (7%)

INFORMACIÓN MANIPULADORA

La mayoría de las noticias o informaciones falsas en Internet están dirigidas a ciertos grupos de personas y su propósito encubierto es manipularles. Tomemos, por ejemplo, ciertas categorías de personas llamadas izquierdistas y derechistas. Estos grupos producen constantemente contenido en línea que solidifica sus creencias, convicciones e ideologías sociopolíticas. No importa si los mensajes que envían son verdaderos o falsos, lo importante para ellos es seguir controlando los pensamientos de sus seguidores, decirles exactamente lo que están esperando escuchar y lavarles el cerebro por completo.

Recientemente, la gente se está suscribiendo a sitios web que ofrecen horóscopos diarios. El aspecto más impactante de esto es que creen absolutamente todo lo que leen, ya sean Aries, Escorpio o Capricornio. A través de esta adhesión holística al horóscopo y la lectura de las cartas del tarot, algunas personas se han descuidado, y se han hecho vulnerables a los ataques de los psicólogos oscuros.

Más aún, los patrones oscuros se notan en algunas campañas de marketing y publicidad en línea. Se está manipulando a las personas para que a su pesar, gasten el dinero que tanto les ha costado ganar en cosas que no necesitan en primer lugar. Un bloguero enumera algunas de las tácticas empleadas por los vendedores oscuros para manipular a los compradores, e incluyen:

1. **Preguntas capciosas:** A los compradores se les hacen algunas preguntas capciosas para las que tal vez no tengan

respuestas. En el transcurso de eso, es posible que se sientan atraídos a pagar por productos que realmente no quieren.

2. **Colarse en la canasta:** Esta es una práctica engañosa y manipuladora mediante la cual se engaña a los compradores en línea para que compren algo porque el algoritmo les ha sugerido que será útil junto con un buen producto que están comprando.

3. **Motel de cucarachas:** Es una especie de cebo para cucarachas que se utiliza para atrapar al insecto. En este caso, un motel de cucarachas podría significar disfrazar un producto como muy atractivo solo para obligar a los compradores a hacer clic en comprar.

4. **Privacidad de azúcar:** Este es un patrón oscuro típico que ha recibido mucha atención últimamente. El comercio electrónico o las tiendas en línea a veces agregan una línea oculta a sus "términos y condiciones", que les permite vender en secreto la información privada de los clientes o compradores a un tercero.

5. **Prevención de la comparación de precios:** A veces se engaña a los compradores haciéndoles creer que están obteniendo el mejor precio por un producto. ¿Por qué? Porque los mercados de compras o los motores de búsqueda les han ocultado la comparación de precios. Por lo tanto, desconocen que existen otras tiendas en línea que ofrecen los mismos productos a un precio más económico.

6. **Desorientación:** La mayoría de las veces, los compradores son desviados mientras navegan por una tienda en línea.

Pueden recibir sugerencias sobre productos inútiles que no necesitan.

7. **Costos ocultos:** Lo que empeora la manipulación en línea, en lo que respecta a las compras, son los costos ocultos que los propietarios de tiendas a veces incluyen en las listas de precios. Si no tienes cuidado, puedes terminar pagando más por un producto que realmente no vale la pena.

8. **Cebo y cambio:** Este es un patrón oscuro publicitario que se ha estado practicando durante años. En este caso, una tienda anuncia un producto a precio de ganga. Y cuando los compradores lo adquirieron, se les envían productos falsificados de bajo valor. A veces, es posible que los compradores no puedan diferenciar el original de los productos falsificados porque se ven exactamente iguales.

9. **Confirmación de la vergüenza:** Algunas tiendas en línea avergüenzan a los compradores de confirmar su lista final de productos comprados en su carrito de compras. Hacen esto para defraudarlos intencionalmente, agregando costos ocultos al precio final pagado por la compra.

10. **Anuncios disfrazados:** Estos anuncios son disfrazados como contenido de otra fuente, mientras que el propietario de la tienda los coloca en una tienda de su propiedad. Por lo tanto, cuando un comprador potencial lo ve, puede estar emocionado de comprar en otro lugar, sin saber que la misma tienda es propietaria de los anuncios.

11. **Continuidad forzada:** Hoy en día, los propietarios de tiendas pueden utilizar algoritmos que pueden instar a los compradores a seguir comprando. Este patrón oscuro se

conoce como continuidad forzada porque si el comprador desea dejar de seguir comprando, será dirigido a otra página de listado en la tienda.

12. **Mensajes no deseados de amigos:** ¿Alguna vez has estado en una tienda y de repente ves una ventana emergente que dice: "Tu amigo ha comprado esto"? Esta práctica oscura se llama "spam de amigos", porque las tiendas te enviarán mensajes masivos en función de los productos que tus amigos hayan comprado anteriormente.

De los ejemplos proporcionados en esta sección se desprende que Internet sigue siendo un medio peligroso que está lleno de innumerables tácticas de manipulación. Desde citas, horóscopos hasta compras en línea. En este sistema, también puedes aprender sobre programación neurolingüística (PNL) en línea o unirse a una asociación de brujas, magos o satanismo directamente en Internet. Los peligros que plantean todas estas interacciones en línea son enormes.

HAZ DE LA VERIFICACIÓN DE DATOS UN HÁBITO

La verdad es que no querrás convertirte en víctima de todas estas manipulaciones en línea. Lo primero para empezar a protegerte, es no creer en todo lo que ves en Internet. Verifica todos los datos para asegurarte de que provengan de una fuente muy confiable. No sigas a la multitud para adoptar la nueva tecnología sin confirmar que tiene algo bueno que ofrecerte.

Hoy en día, hay millones de líderes de opinión e influyentes en línea. No tienes que seguir a ninguno de ellos si no predican las causas que te apasionan. Algunos de los motivadores en línea son, de hecho, manipuladores disfrazados que te obligarán a practicar sus mantras ocasionalmente. Algunos de ellos incluso llevarán la conversación contigo fuera de Internet y comenzarán a llamarte para tener un mejor control de tu vida.

Puedes evitar sumergirte en la desgracia cuestionando la veracidad de las cosas que ves en línea. Últimamente, las prostitutas no anuncian abiertamente sus servicios. Pondrán un anuncio engañoso en Internet, como "Póngase en contacto con nosotros para obtener servicios de salud corporal" ¿Servicios de salud corporal? Sí, así de astutos y poco fiables son los manipuladores. Y cuando caigas en sus manos, te controlarán como a un bebé.

Eres uno de los seres más afortunados del mundo por leer esto. Según el gran físico Galileo Galilei: "**Todas las verdades son fáciles de entender una vez que se descubren, el punto es descubrirlas**". Debes tener el deber de buscar siempre la verdad porque, como dice la Biblia, solo la verdad puede hacerte libre.

Utiliza los siguientes cuatro pasos esenciales para confirmar la veracidad de todo lo que veas en Internet:

- **Paso 1: Identifica el contenido ilegítimo o falso:** Debes estar siempre alerta. Cuando veas información que parece ser demasiado buena para ser verdad, deja que tu instinto de verificación de datos cobre vida.
- **Paso 2: Verifica la fuente de la información:** Es posible que debas mirar el enlace que contiene el mensaje,

investigar al autor de la información, la fecha en que se publicó, la información de contacto del autor y ver si quien lo escribió es una autoridad en la materia. Esta técnica puede ayudarte a filtrar contenido inútil.

- **Paso 3: Comprueba si el contenido es relevante:** Es posible que desees confirmar si el contenido es preciso, reciente y aplicable al propósito para el cual deseas utilizarlo. ¿Es un informe práctico, una sátira o una imitación?
- **Paso 4: Sopesa la veracidad de la evidencia:** ¿Es correcta la evidencia presentada en la información? ¿Existen citas similares que puedan probar que la información publicada es verdadera y no falsa?

Si sigues pacientemente los cuatro pasos resaltados anteriormente, podrás reducir la cantidad de falsedades que consumes en Internet. Esto te ayudará a concentrarse nada más que en las verdades, y a protegerte de los ataques de los psicólogos oscuros.

PROTÉGETE EN LÍNEA

Hasta cierto punto, puedes protegerte en línea. Además de marcar la mayor parte del contenido útil al que te gustaría acceder de vez en cuando, existen otras acciones para protegerte mientras estás en Internet.

A continuación, se describen diez enfoques prácticos que puedes utilizar para protegerte en línea:

- Nunca abras correos electrónicos o mensajes de extraños.

Muchas personas que se metieron en problemas con los manipuladores comenzaron a comunicarse con ellos en línea, sin primero conocerlos, o encontrarse con ellos.

- Debes asegurarte de que tus dispositivos tengan protección de seguridad actualizada. Eso te ayudará a mantener a raya los programas dañinos o espías y los piratas informáticos.

- Asegúrate de utilizar contraseñas seguras que no puedan ser puestas en riesgo fácilmente.

- Debes utilizar dos factores de autenticación en todos tus inicios de sesión en línea. Esto evitará que cualquier impostor ingrese a tus sistemas y robe tus datos privados.

- Evita hacer clic en todos los enlaces que parezcan extraños. Podrían ser un virus o un pirata informático que busca una forma de ingresar a tu sistema.

- No es recomendable que utilices WI-FI público, ya en su mayoría está desprotegido. El software malicioso o el software espía pueden ingresar a tu sistema a través de él.

- Adquiere el hábito de realizar copias de seguridad de tus datos con regularidad. Cuando tu sistema está inactivo y requiera un reinicio, es posible que tengas datos de respaldo para usar.

- Ten cuidado de no exponer tu información financiera en línea. Los delincuentes de Internet pueden obtener información valiosa de tu sistema informático y usarla en tu contra.

- Debes educar a todos los miembros de tu familia sobre cómo apostar de manera segura en Internet.

- Nunca compartas tu información personal con nadie.

Algunas personas descuidadas que brindan libremente su información privada a extraños, han terminado siendo víctimas de manipulaciones en línea.

Sobre todo, usa tu discreción y mantente seguro. La mayoría de las precauciones descritas en este libro solo son factibles si las pones en práctica.

15

MEJORANDO TU INTELIGENCIA EMOCIONAL

Lo más importante en lo que debes concentrarte es en mejorar ¡ti! ¿Por qué? Ninguna cantidad de malas intenciones que los psicólogos oscuros planeen para ti funcionará si tienes una alta inteligencia emocional.

El Diccionario de Oxford define la inteligencia emocional como: *"la capacidad de comprender las propias emociones y las de otras personas y de comportarse de manera adecuada en diferentes situaciones".* Con una buena inteligencia emocional, sabrás qué hacer en el momento adecuado para salvar tu vida. Desafortunadamente, no todo el mundo tiene una gran inteligencia emocional. Algunas personas todavía necesitan trabajar en sí mismas para mejorarla.

¿POR QUÉ MEJORAR?

Es imperativo que mejores tu inteligencia emocional para que puedas soportar cualquier truco que los psicólogos oscuros te estén jugando. ¿Por qué mejorar? Nadie puede ayudarte si no te ayudas a ti mismo primero. Y la forma principal de ayudarte es hacer todo lo que esté a tu alcance para protegerte mejor contra la psicología oscura. Y puedes lograrlo afinando tu capacidad emocional.

Las personas necesitan una alta inteligencia emocional porque:

- Necesitan manejar todas las cosas que se les presenten en la vida y deben poder desempeñarse sensatamente cuando están bajo estrés.
- Necesitan protegerse de los manipuladores potenciales que pueden estar buscando individuos emocionalmente débiles para manipular sus pensamientos y acciones.
- Pueden aplicar sus instintos a los problemas y resolverlos rápidamente sin perder mucho o nada en el proceso.
- Las personas altamente inteligentes emocionalmente están completamente a cargo de sus sentidos en cualquier circunstancia. En otras palabras, sus acciones no están influenciadas por fuerzas externas.
- Pueden identificar problemas en la distancia y hacer lo que sea necesario para evitarlos.

REALIZA UNA PRUEBA DE INTELIGENCIA EMOCIONAL (IE)

¿Cómo puedes saber tu nivel de inteligencia emocional (IE)? Debes realizar una prueba de inteligencia emocional o una combinación de pruebas de inteligencia emocional. Los resultados de estas pruebas mostrarán cuán resistente eres emocionalmente para manejar todos los problemas difíciles que la vida te presentará.

Un individuo puede medir su inteligencia emocional a través de tres técnicas únicas:

- Mediante el uso de un autoinforme o una autoevaluación
- Mediante el uso de otros informes realizados por un tercero
- Utilizando herramientas de medición de capacidad

Diferentes organizaciones han desarrollado una serie de herramientas para realizar la tarea de medir la inteligencia emocional de una persona. Incluyen cuestionarios, pruebas y escalas. Hay cuatro clases principales de inteligencia que se miden mediante diferentes pruebas que incluyen:

- Pruebas basadas en habilidades
- Pruebas basadas en rasgos (o carácter)
- Pruebas basadas en competencias
- Pruebas basadas en comportamiento

Escalas de inteligencia emocional (IE): Existen diferentes escalas desarrolladas con el propósito de medir la inteligencia emocional de las personas. La escala de IE más comúnmente aplicada es una escala de 33 ítems supuestamente diseñada a partir de estudios llevados a cabo por Schuette y colegas en 1998, que fue una adaptación de la escala de 64 ítems publicada previamente en 1990 por Salovey y Mayer.

Aquí está la escala de inteligencia emocional de 33 ítems con la que se mide la resiliencia emocional de las personas:

1. Sé cuándo hablar de mis problemas personales a los demás.
2. Cuando me enfrento a obstáculos, recuerdo momentos en los que enfrenté obstáculos similares y los superé.
3. Espero hacer las cosas bien en la mayoría de las cosas que intento.
4. A otras personas les resulta fácil confiar en mí.
5. Me cuesta entender los mensajes no verbales de otras personas.
6. Algunos de los eventos más importantes de mi vida me han llevado a reevaluar lo que es importante y lo que no es importante.
7. Cuando mi estado de ánimo cambia, veo nuevas posibilidades.
8. Las emociones son una de las cosas que hacen que valga la pena vivir mi vida.
9. Soy consciente de mis emociones cuando las experimento.
10. Espero que sucedan cosas buenas.
11. Me gusta compartir mis emociones con los demás.
12. Cuando experimento una emoción positiva, sé cómo hacer que dure.

13. Organizo eventos que otros disfrutan.

14. Busco actividades que me hagan feliz.

15. Soy consciente de los mensajes no verbales que envío a los demás.

16. Me presento de una manera que cause una buena impresión en los demás.

17. Cuando estoy de buen humor, me resulta fácil resolver problemas.

18. Al observar sus expresiones faciales, reconozco las emociones que experimenta la gente.

19. Sé por qué cambian mis emociones.

20. Cuando estoy de buen humor, puedo pensar en nuevas ideas.

21. Tengo control sobre mis emociones.

22. Reconozco fácilmente mis emociones cuando las experimento.

23. Me motivo imaginando un buen resultado en las tareas que asumo.

24. Felicito a los demás cuando han hecho algo bien.

25. Soy consciente de los mensajes no verbales que envían otras personas.

26. Cuando otra persona me habla de un evento importante en su vida, casi siento que lo he experimentado yo mismo.

27. Cuando siento un cambio en las emociones, tiendo a pensar en nuevas ideas.

28. Cuando me enfrento a un desafío, me rindo porque creo que fallaré.

29. Sé lo que sienten los demás con solo mirarlos.

30. Ayudo a otras personas a sentirse mejor cuando están deprimidas.
31. Utilizo el buen humor para ayudarme a seguir intentándolo frente a los obstáculos.
32. Puedo saber cómo se sienten las personas al escuchar el tono de su voz.
33. Es difícil para mí entender por qué la gente se siente como se siente.

Cuestionarios de inteligencia emocional (IE): Estos son cuestionarios diseñados específicamente para medir la IE de las personas. A continuación, se proporciona uno de estos cuestionarios, diseñado por Mind Tools (2019) para su uso:

Nota: Se motiva a los encuestados a ofrecer respuestas verdaderas a las siguientes afirmaciones tal como están actualmente, y no como esperan que podrían ser:

1. Pierdo los estribos cuando me siento frustrado.
2. La gente me ha dicho que soy un buen oyente.
3. Sé cómo calmarme cuando me siento ansioso o molesto.
4. Disfruto organizando grupos.
5. Me resulta difícil concentrarme en algo a largo plazo.
6. Me resulta difícil seguir adelante cuando me siento frustrado o infeliz.
7. Conozco mis fortalezas y debilidades.
8. Evito conflictos y negociaciones.
9. Siento que no disfruto mi trabajo.

10. Pido a la gente su opinión sobre lo que hago bien y cómo puedo mejorar.
11. Establezco metas a largo plazo y reviso mi progreso con regularidad.
12. Me resulta difícil leer las emociones de otras personas.
13. Lucho por establecer una buena relación con los demás.
14. Utilizo habilidades de escucha activa cuando la gente me habla.

Para cada una de estas declaraciones, los encuestados se calificarían a sí mismos de: nada, rara vez, a veces, a menudo y muy a menudo (Mind Tools, 2019).

Prueba de inteligencia emocional (IE): Las pruebas también se utilizan popularmente para medir la inteligencia de las personas. El siguiente cuestionario de muestra fue desarrollado por Instituto para la Salud y el Potencial Humano.

Declaración: No me pongo a la defensiva cuando me critican.

Posibles respuestas: Totalmente de acuerdo, de acuerdo, ni de acuerdo ni en desacuerdo, en desacuerdo y totalmente en desacuerdo.

Nota: Tu elección de la respuesta puede decir mucho sobre ti y tu temperamento. Y estas son las interpretaciones para cada respuesta seleccionada.

Totalmente de acuerdo: Utilizo la crítica y otros comentarios para crecer.

De acuerdo: Soy positivo.

Ni de acuerdo ni en desacuerdo: Mantengo el sentido del humor.

No estoy de acuerdo: Trato de ver las cosas desde la perspectiva de otra persona.

Totalmente en desacuerdo: Reconozco cómo mi comportamiento afecta a los demás.

Cuadrantes de inteligencia emocional: Comprende cuatro cuadrantes distintos que miden cada aspecto de la inteligencia humana, a saber, la autoconciencia, la conciencia social, la gestión de las relaciones y la autogestión.

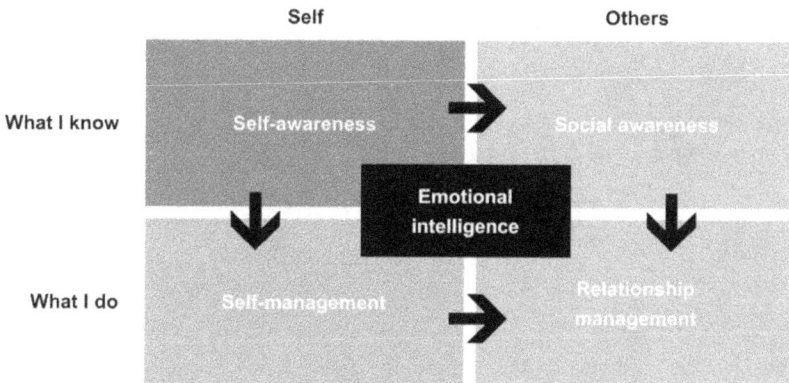

Puntuación de inteligencia emocional: Cada prueba de inteligencia emocional tiene su propio sistema de puntuación. Puedes tener una puntuación alta o baja. Cuando tu puntaje es bajo, todo lo que necesitas hacer es verificar las áreas donde tus puntajes son bajos y hacer algo para fortalecerlas o mejorarlas. Cuando trabajas en mejorarte a ti mismo durante algún tiempo, puedes volver para realizar las pruebas después de varias semanas de autodesarrollo para ver cómo te irá de nuevo.

El propósito principal de tomar una prueba de Inteligencia Emocional es hacerte saber qué aspectos de tu vida son débiles y pueden ser aprovechados por psicólogos oscuros.

CINCO SIGNOS DE ALTA INTELIGENCIA EMOCIONAL

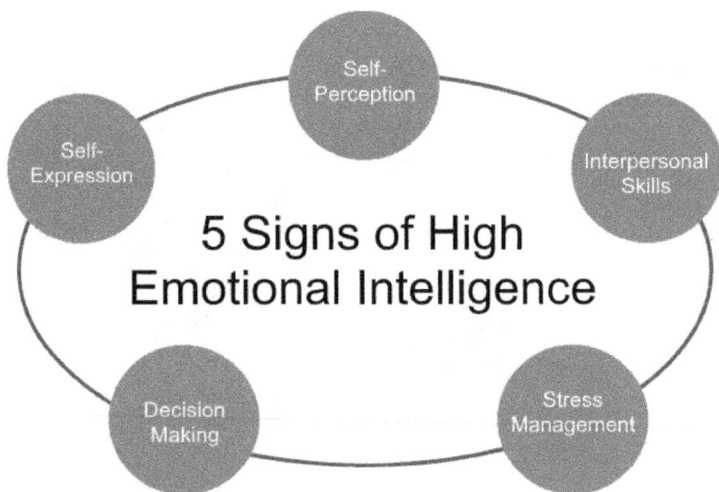

Cuando tu inteligencia emocional sea bastante alta, podrás hacer muy bien lo siguiente:

- **Buena toma de decisiones:** Tus decisiones sobre cada área de tu vida serán acertadas y poderosas.

- **Mejor manejo del estrés:** Demostrarás una alta capacidad de recuperación, que es útil para manejar el estrés de manera proactiva.
- **Habilidades interpersonales mejoradas:** Tus habilidades interpersonales mejorarán drásticamente.
- **Autopercepción:** Siempre te verás mejor a ti mismo y te tendrás en alta estima.
- **Autoexpresión:** Podrás expresarte con seguridad y determinación.

¿CÓMO MEJORAR?

Habiendo visto lo importante que es la alta inteligencia emocional, es imperativo que hagas todo lo que esté a tu alcance para mejorarla. Puedes seguir algunos de los pasos que se describen debajo. A continuación, se muestran 10 formas de aumentar tu IE

1. Comunícate con valentía:

Deja que tu comunicación con la gente sea asertiva y sensata. Si eres demasiado pasivo, las personas que te rodean pueden malinterpretar tus buenas intenciones.

2. Responde, no reacciones a los factores estresantes:

Cuando te encuentres en una situación en la que tu resolución emocional se ponga a prueba con conflictos y estrés, no reacciones, responde en consecuencia. Deja que la gente te vea como razonable y tranquilo en cualquier situación.

3. Mejores habilidades para escuchar:

Se suele decir que las personas inteligentes escuchan cuando discuten con las personas para que puedan obtener mensajes claros y responder con sensatez. Si eres conversador y nunca escuchas lo que dicen los demás, tus respuestas pueden ser inapropiadas para los temas en discusión y las personas pueden considerar que tienes poca inteligencia emocional.

4. Mantente siempre motivado:

La automotivación es la clave. No esperes hasta que la gente se acerque para motivarte. Eres tu propio salvador cuando se trata de adoptar estrategias de afrontamiento para lidiar con las incertidumbres de la vida.

5. Mantén siempre una actitud positiva:

Deja que sea parte integral de tu actitud el mantener constantemente una actitud positiva sobre las cosas. Porque ser demasiado negativo puede afectar tu salud mental y desestabilizar todo sobre ti.

6. Practica la conciencia sobre ti mismo con regularidad:

Si sabes quién eres, nadie puede subestimar tu valor. La mayoría de las personas que se convierten en víctimas de manipulaciones son aquellas que son modestas y no conocen particularmente su valor.

7. Acepta las críticas con calma:

La forma más fácil de poner a prueba la inteligencia emocional de cualquier persona es ver cómo reacciona cuando se le critica. Si eres un argumentador bullicioso que no deja que la gente se pronuncie de manera improvisada, es posible que te excluyan de muchas discusiones inteligentes porque la gente no puede manejar tu vituperación cuando te enojas.

8. Se empático.

Una de las mejores cualidades de las personas emocionalmente inteligentes es que muestran empatía con las personas que les rodean. Comparten sus debilidades y sienten que están en la misma posición desafortunada que las personas con las que simpatizan.

9. Utiliza tus habilidades de liderazgo:

Es importante que utilices tus habilidades de liderazgo dondequiera que te encuentres. No siempre serás un subordinado, así que, cuando surja un deber, actúa lo más honorablemente posible. Por ejemplo, si eres es un alto ejecutivo de una empresa, es tu responsabilidad atender con calma las necesidades de quienes trabajan a tus órdenes, mostrándoles un gran ejemplo de liderazgo. Si eres cascarrabias y siempre buscas peleas con la gente, es posible que no te perciban como alguien con una gran inteligencia emocional.

10. Se accesible y sociable:

Si eres cascarrabias y siempre buscas peleas con la gente, es posible que no te perciban como alguien con una gran inteligencia emocional.

TOMA TIEMPO Y PRÁCTICA

¿Puedes aprender a mejorar tu inteligencia emocional? Definitiva-mente. La buena noticia es que las personas no nacen con una gran inteligencia emocional, deben aprenderla, como estudiarías cualquier materia en la escuela. Sin embargo, se necesita tiempo y práctica para hacerlo bien. Requiere una práctica constante para que se desarrolle verdaderamente.

Puedes utilizar las siguientes técnicas para desarrollar tu inteligencia emocional:

- **Comprender tus emociones:** Analiza cada una de tus emociones y entiende cómo utilizarlas bien. Muchas cosas en tu vida saldrán mal si aplicas mal tus emociones. Mantente en silencio donde se supone que debes mantener la paz. Nunca te preocupes demasiado por las cosas que no importan y protégete de los manipuladores que siempre buscan a quienes son demasiado emocionales.
- **Hacer coincidir tus emociones con los escenarios correctos:** Después de analizar tus emociones, comprenderás completamente qué emoción utilizar en una determinada circunstancia. En este caso, combina tus emociones con las tareas y escenarios aplicables. Esto te ayudará a hacer lo correcto en el momento adecuado.
- **Mapea tus emociones:** A veces puede que necesites mapear tus emociones y ponerlas bajo control cuando sea necesario. Esto implica que interactúas con las personas en función de su relevancia en un momento determinado. No se

puede transferir la emoción a quienes no la merecen. Por ejemplo, no puedes utilizar la emoción de un socio comercial con tu hijo. Un uso tan inapropiado de las emociones te pondrá como inmaduro. En realidad, la gente tiene una medida de expectativa de todos. Está en tu poder decidir quién obtiene qué. Es prácticamente irrazonable estar enojado con una persona que no te ha ofendido de ninguna manera. Si eso sucede, la gente tendrá todas las razones para dudar de tu inteligencia emocional.

CONCLUSIÓN

Después de leer este libro con información detallada sobre cómo lidiar con las amenazas que enfrentamos todos los días, deberías estar realmente feliz por el profundo conocimiento que has obtenido de él. Es casi imposible encontrar un libro que trate exhaustivamente el tema de la psicología oscura tanto como lo hace este.

Nadie debería estar sujeto a las experiencias deshumanizadoras de la manipulación, el hipnotismo y la programación neurolingüística destructiva. En lugar de guardar silencio y dejar que la gente sea tratada de una manera que socave sus derechos humanos y su humanidad, me encargué de escribir este libro. Toma esto como una advertencia para ti y tus seres queridos, porque si pudieras seguir con prudencia el contenido exhaustivamente investigado en este libro, te vas a sentir mejor después de digerirlo.

Cuando alguien está enfermo, puede ir al médico para que le cure. Desafortunadamente, la mayoría de las personas que han sido o están siendo manipuladas no se dan cuenta de que son víctimas. Piensan que es una experiencia natural por la que deben pasar. Lo bueno es que este libro les abrirá los ojos a muchas víctimas que aún no saben que sus vidas podrían haber sido más beneficiadas de lo que están ahora, si hubieran aprendido acerca de los manipuladores años antes.

Este no es un libro que deba leerse una vez y tirarse en un estante. Debes consultarlo constantemente para poder comprender continuamente las maquinaciones de los psicólogos oscuros y mantenerte por delante de ellos en la curva del desarrollo personal. Debes hacer lo que sea necesario para permanecer en una posición segura, mientras ayudas a tus amigos y familiares a descubrir el mismo refugio seguro que se ofrece en este libro.

Los temas cubiertos en este libro son perdurables y siempre aplicables a nuestra supervivencia diaria en este mundo salvaje. Sigue asimilando toda la información importante sobre cómo puedes dominar tus emociones, mejorar tu inteligencia emocional, identificar manipuladores, hipnotizadores y practicantes de la PNL. La prevención es el mejor método de seguridad. Siempre que estés armado con la información convincente que se destaca en este libro, podrás alejar a los psicólogos oscuros haciendo cosas que frustrarán sus movimientos hacia ti y tus seres queridos.

Tienes mucho que perder si permites que un psicólogo oscuro entre en ti. Puede que ya sea tarde para corregir la situación. Un psicólogo oscuro promedio tiene una mala intención que desea realizar sobre sus víctimas. Muchas personas han perdido propiedades de gran valor, riquezas y, en alguna circunstancia grave, sus valiosas vidas. Solo se vive una vez. Es tu responsabilidad perpetua mantenerte a salvo y proteger a tus seres queridos.

También puedes ver este libro como páginas de orientación para la vida, sobre los peligros de los psicólogos oscuros y cómo evitarlos. Esto te ayudará a visualizar activamente la información en las páginas. Deben estar grabados en tu mente periódicamente para que puedan serte útiles.

Creo que deberías felicitarte a ti mismo. El primer paso para derrotar a la maldad es conocer, en detalle, cómo opera. Luego, utilizarás tu conocimiento sobre ella para desarmarla y frustrarla.

No dudes en compartir el conocimiento invaluable de este libro con tus amigos, seres queridos y conocidos. Si lo haces, es posible que puedas salvar la vida de alguien. La Psicología Oscura está siendo usada a gran escala en nuestro mundo. Es a través de este nivel de educación sobre su influencia que todos podremos trabajar juntos para poner fin a su amenaza.

Además, la gente seguirá siendo víctima de las personas que utilizan la psicología oscura, que se encuentran por millones en todo el mundo.

PÁGINA DE RECURSOS

Beheshti, N. (2020, 15 de mayo). "Influencia tóxica: Un promedio del 80% de los estadounidenses ha experimentado abuso emocional." (https://www.forbes.com/sites/nazbeheshti/2020/05/15/an-average-of-80-of-americans-have-experienced-emotional-abuse/?sh=565b44067b49

Birkett, A. (5 de septiembre de 2020). "Manipulación en línea: todas las formas en las que te están engañando actualmente."Online Manipulation: All The Ways You're Currently Being Deceived (cxl.com)

Britannica (2021). "Hipnosis". https://www.britannica.com/science/hypnosis

Broadband Search (2021). 51 estadísticas críticas sobre el ciberacoso en 2020. 51 Critical Cyberbullying Statistics in 2020 - BroadbandSearch

Clark, J. (2021). ¿Qué son las emociones y por qué las tenemos? https://science.howstuffworks.com/life/what-are-emotions.htm

Cohut, M. (2017, 1 de septiembre). Hipnosis: ¿Qué es y cómo funciona? https://www.medicalnewstoday.com/articles/319251

Cook, S. (7 de febrero de 2021). Datos y estadísticas del ciberacoso para 2018-2021. Cyberbullying Statistics and Facts for 2021 | Comparitech

Cowen, A. (2018, 9 de mayo). ¿Cuántos tipos diferentes de emociones hay?

http://kids.frontiersin.org/article/10.3389/frym.2018.00015

Daskal, L. (2016, 31 de marzo). "Cómo fortalecerte mentalmente este año: Estos 15 hábitos te mantendrán en tu mejor momento, sin importar lo que se te presente." https://www.inc.com/lolly-daskal/how-to-make-yourself-mentally-strong-this-year.html

Oficina Federal de Investigaciones (2020, 11 de febrero). Informe sobre delitos en Internet publicado en 2019. 2019 Internet Crime Report Released — FBI

Investigación global (2021). Estadísticas de infidelidad en el Reino Unido (Infografía).Infidelity Statistics in the UK [Infographic] – Global Investigations

GoodTherapy (2019, 26 de marzo) .Manipulación. https://www.goodtherapy.org/blog/psychpedia/manipulation

GoodTherapy (2018, 2 de diciembre). Programación Neurolingüística (PNL).https://www.goodtherapy.org/learn-about-therapy/types/neuro-linguistic-programming

Goulston, M. (2013, 19 de diciembre). "Nunca más seas manipulado." https://www.psychologytoday.com/us/blog/just-listen/201312/never-be-manipulated-again

Jones, J. (2021). "Psicología Oscura y manipulación: ¿Las estás usando sin saberlo?" https://drjasonjones.com/dark_psychology/

Kaufman, S.B. (2019, 19 de marzo). "La Tríada de la Luz frente a la Tríada oscura de la personalidad: Una nueva investigación contrasta dos perfiles diferentes de la naturaleza humana.". https://blogs.scientificamerican.com/beautiful-minds/the-light-triad-vs-dark-triad-of-personality/

Lidow, D. (2019, 11 de agosto). "Debemos reducir la manipulación en línea antes de que sea demasiado tarde: aquí hay cuatro cosas que podemos hacer."https://www.forbes.com/sites/dereklidow/2019/08/11/we-must-curtail-online-manipulation-before-its-too-late-here-are-four-things-we-can-do/?sh=44b80aa7e000

Viviendo sin abuso (2021). Estadísticas.Domestic Abuse Statistics | lwa.org.uk : LWA

Louv, J. (2021). "10 formas de protegerte del control mental de la PNL."https://ultraculture.org/blog/2014/01/16/nlp-10-ways-protect-mind-control/

Mental health.gov (28 de mayo de 2020). ¿Qué es la salud mental? https://www.mentalhealth.gov/basics/what-is-mental-health

Mind Tools (2021). "Comprensión de la Tríada oscura: Manejo de los rasgos de personalidad "oscuros".https://www.mindtools.com/pages/article/understanding-dark-triad.htm

Morgan, N. (20 de abril de 2017). "¿Por qué aprender sobre el lenguaje corporal? He aquí una razón." https://publicwords.com/2017/04/20/learn-body-language-heres-one-reason/

Naim, R. (25 de abril de 2016). "10 tipos de personas que realmente no necesitas en tu vida." https://thoughtcatalog.com/rania-naim/2016/04/10-types-of-people-you-really-dont-need-in-your-life/

Ni, P. (2014, 1 de junio). "Cómo detectar y detener a los manipuladores."https://www.psychologytoday.com/us/blog/communication-success/201406/how-spot-and-stop-manipulators

TÉCNICAS DE PNL. ORG (2021). ¿Qué es la PNL? Técnicas de PNL. Entrenamiento en PNL. Coaching de PNL.https://www.nlp-techniques.org/

Office Dynamics Internacional (8 de septiembre de 2013). "Habilidad de persuasión: lo bueno, lo malo y lo feo." https://officedynamics.com/persuasion-skills-the-good-the-bad-and-the-ugly/

Overby, S. (2019, 6 de junio). "¿Se puede aprender la inteligencia emocional? 4 técnicas para practicar. "https://enterprisersproject.com/article/2019/6/can-emotional-intelligence-be-learned-4-techniques

Parvez, H. (2015, 16 de abril). ¿Cuál es la importancia de aprender el lenguaje corporal? https://www.psychmechanics.com/importance-of-learning-body-language/

Psychologia (2021). Infografía: Manipulación psicológica. https:// psychologia.co/emotional-manipulation/

Psychology Today (2021). Test de Inteligencia Emocional. https:// www.psychologytoday.com/us/tests/personality/emotional- intelligence-test

Quora (2021). ¿Qué es la Psicología Oscura? https://www.quora.com/ Whats-dark-psychology

Quora (2021). ¿Cuándo es la persuasión una forma de manipulación perjudicial?https://www.quora.com/When-is-persuasion-a-form-of- bad-manipulation

Universidad de Minnesota (2021). "¿Cómo afectan los pensamientos y las emociones a la salud?"https://www.takingcharge.csh.umn.edu/ how-do-thoughts-and-emotions-affect-health

Villines, Z. (2019, 17 de septiembre). "Banderas rojas: ¿Estás siendo manipulado emocionalmente?" https://www.goodtherapy.org/blog/ red-flags-are-you-being-emotionally-manipulated-0917197

Wildenberg, L. (5 de mayo de 2017). "10 tipos de personas que no necesitas en tu vida." https://www.crosswalk.com/slideshows/10- types-of-people-you-don-t-need-in-your-life.html